高等卫生职业教育口腔医学、口腔医学技术专业
实用技能型系列教材

供口腔医学、口腔医学技术专业使用

口腔医学实验实训教程

KOUQIANG YIXUE SHIYAN SHIXUN JIAOCHENG

主　编　陈春英　刘君武

副主编　曹长红　魏　敏

编　委（以姓氏笔画为序）

刘　庆　长沙医学院

刘君武　菏泽单县中心医院

陈春英　荆楚理工学院

唐瑞平　荆楚理工学院

曹长红　沧州医学高等专科学校

董　伟　陕西能源职业技术学院

蒋　懿　湖南医药学院

韩小梅　赤峰学院附属医院

曾小芳　荆楚理工学院

曾晓莉　湖北三峡职业技术学院

魏　敏　湖南医药学院

U0345138

华中科技大学出版社
http://www.hustp.com
中国·武汉

内 容 提 要

　　本书是高等卫生职业教育口腔医学、口腔医学技术专业实用技能型系列教材。本书包括口腔解剖生理学、口腔组织病理学、口腔内科学、口腔颌面外科学、口腔修复学、口腔正畸学、口腔预防医学和口腔材料学的实验(实训)教学内容,是一本专业的实验(实训)教学用书。

　　本书可供高职高专口腔医学、口腔医学技术专业学生使用,教师可根据专业培养目标结合实验(实训)内容帮助学生达到要求。

图书在版编目(CIP)数据

口腔医学实验实训教程/陈春英,刘君武主编. —武汉:华中科技大学出版社,2020.8(2023.1重印)
ISBN 978-7-5680-6530-6

Ⅰ.①口… Ⅱ.①陈… ②刘… Ⅲ.①口腔科学-实验-高等职业教育-教材 Ⅳ.①R78-33

中国版本图书馆 CIP 数据核字(2020)第 151464 号

口腔医学实验实训教程　　　　　　　　　　　　　　　　　陈春英　　刘君武　主编
Kouqiang Yixue Shiyan Shixun Jiaocheng

策划编辑:蔡秀芳
责任编辑:孙基寿
封面设计:原色设计
责任校对:刘　竣
责任监印:周治超
出版发行:华中科技大学出版社(中国·武汉)　　　电话:(027)81321913
　　　　　武汉市东湖新技术开发区华工科技园　　　邮编:430223
录　　排:华中科技大学惠友文印中心
印　　刷:武汉市洪林印务有限公司
开　　本:889mm×1194mm　1/16
印　　张:15.25
字　　数:426千字
版　　次:2023年1月第1版第2次印刷
定　　价:49.80元

高等卫生职业教育口腔医学、口腔医学技术专业
实用技能型系列教材

编委会

网络增值服务使用说明

欢迎使用华中科技大学出版社医学资源网yixue.hustp.com

1.教师使用流程

（1）登录网址：http://yixue.hustp.com （注册时请选择教师用户）

（2）审核通过后，您可以在网站使用以下功能：

管理学生

建立课程　　　　　　布置作业

下载教学资源　　　教师　　　查询学生学习记录等

2.学员使用流程

建议学员在PC端完成注册、登录、完善个人信息的操作。

（1）PC端学员操作步骤

①登录网址：http://yixue.hustp.com （注册时请选择普通用户）

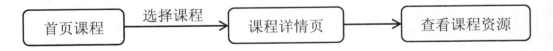

②查看课程资源

如有学习码，请在个人中心-学习码验证中先验证，再进行操作。

首页课程 ──选择课程──▶ 课程详情页 ──▶ 查看课程资源

（2）手机端扫码操作步骤

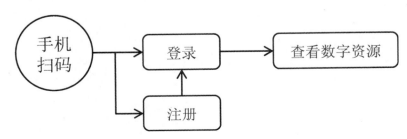

总　序

　　长期以来,口腔医学、口腔医学技术专业职业教育基本是本科的压缩版,以学科系统化课程模式为主,强调知识的完整性和系统性,各门课程虽各有关联但又都自成体系。在职业教育学制短的情况下,很难达到培养目标的要求,学生往往需要毕业后再教育才能胜任岗位要求。

　　在国家大力发展职业教育的新形势下,高职教育的指导思想不断成熟,培养目标逐渐明确。

　　为了进一步贯彻落实《国务院关于加快发展现代职业教育的决定》和《教育部关于深化职业教育教学改革全面提高人才培养质量的若干意见》等系列配套文件精神,服务"健康中国"对高素质口腔人才培养的需求,进一步强化高职口腔医学、口腔医学技术专业学生的职业技能培养,我们有必要进行教材建设,使专业教学符合当前高职教育发展的需要,以实现"以服务为宗旨,以就业为导向,以能力为本位"的课程改革目标。

　　经我社调研后,在教育部高职高专相关医学类专业教学指导委员会专家和部分高职高专示范院校领导的指导下,我们组织了全国近40所高职高专医药院校的近200位老师编写了这套高等卫生职业教育口腔医学、口腔医学技术专业实用技能型系列教材。

　　本套教材积极贯彻教育部《教育信息化"十三五"规划》要求,推进"互联网＋"行动,全面实施教育信息化2.0行动计划,打造具有时代特色的"立体化教材"。此外,本套教材充分反映了各院校的教学改革成果和研究成果,教材编写体系和内容均有所创新,在编写过程中重点突出以下特点:

　　(1)紧跟医学教育改革的发展趋势和"十三五"教材建设工作,具有鲜明的高等卫生职业教育特色。

　　(2)以基础知识点作为主体内容,适度增加新进展、新方向,并与劳动部门颁发的职业资格证书或技能鉴定标准和国家口腔执业医师资格考试有效衔接,使知识点、创新点、执业点三点结合。

　　(3)突出体现"校企合作"、"医教协同"的人才培养体系,以及教育教学改革的最新成果。

　　(4)增设技能教材,实验实训内容及相关栏目,适当增加实践教学学时数,增加学生综合运用所学知识的能力和动手能力。

　　(5)以纸质教材为载体和服务入口,综合利用数字化技术,打造纸质教材与数字服务相融合的新型立体化教材。

　　本套教材得到了专家和领导的大力支持与高度关注,我们衷心希望这套教材能在相关课程的教学中发挥积极作用,并得到读者的青睐。我们也相信这套教材在使用过程中,通过教学实践的检验和实际问题的解决,能不断得到改进、完善和提高。

高等卫生职业教育口腔医学、口腔医学技术专业实用技能型
系列教材编写委员会

前　言

本书根据高等卫生职业教育口腔医学、口腔医学技术专业教学的要求编写，包括口腔解剖生理学、口腔组织病理学、口腔内科学、口腔颌面外科学、口腔修复学、口腔正畸学、口腔预防医学和口腔材料学的实验（实训）教学内容，是一本专业的实验（实训）教学用书，突出了实验（实训）教学在口腔医学教育教学中的地位，同时响应了高等卫生职业教育培养目标，使实验（实训）教学和理论教学共同组成了完整的学科教学体系。

本书编写紧扣专业人才培养目标，充分体现基本知识必须够用，强调技能训练，配合执业医师实践技能考试的要求和特点，充分体现了高职教育的特色。本书涵盖了口腔医学课程体系中各门学科的实验（实训）操作内容，包括基础学科实验、临床前训练及学生对实验结果的分析和学生对基本技能的掌握。

本书是在本科及专科教材的实验项目基础上编写的，结合高等卫生职业教育的特点和实际，删减了一些不必要的实验，增加了已纳入专业教科书的新进展内容，丰富和完善了原有内容，增加了实验（实训）教学的临床实践教学力度。实验（实训）教学有利于理论与实践紧密结合，对于完成本学科的教学目标，逐渐熟悉和掌握临床技能有着十分重要的作用。

本书可供高职高专口腔医学、口腔医学技术专业学生使用，教师可根据专业培养目标结合实验（实训）内容帮助学生达到要求。本书所提供的内容和学时，各校可根据不同专业培养目标和教学大纲的要求，结合学校实际情况，有选择地进行实验（实训）教学。

本书编写得到了各参编院校的大力支持，在此表示衷心的谢意！由于水平有限，书中难免出现错误或遗漏，诚恳地希望广大师生和口腔医务工作者提出批评和建议。

编　者

目 录

MULU

第一章 口腔解剖生理学实验教程

第二章 口腔组织病理学实验教程

第三章 口腔内科学实训教程

第四章 口腔颌面外科学实训教程

第五章　口腔修复学实训教程

第六章　口腔正畸学实训教程

第七章　口腔预防医学实训教程

第八章　口腔材料学实验教程

实验教学管理规定

（1）指导学生每堂课实验（实训）的内容，观察和实验的方法。

（2）每次实验对实验内容进行讲解，重点内容进行示教。

（3）实验员做好对实验物品的准备、整理、保管等工作，课后及时收好实验物品。

（4）教研室教师集体确定实验（实训）内容和开展次数后，严格按照实验安排，不得随意更改实验（实训）内容和实验（实训）进度。

（5）实验（实训）课应针对实验（实训）内容进行提问，并在期末实验结束后给出学生的实验成绩。

（6）实验教师不得随意离开工作岗位，应提前 10 min 打开实验室，让学生提前进入实验室。

（7）实验（实训）中对学生纪律进行管理。

（8）期末制定并完成学生实验技能考核。

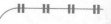

Note

实验室学生规章制度

（1）实验室是进行实验教学活动的重要场所。学生应积极参加教学计划规定的各项实验，服从实验指导教师的指导，严格遵守实验室的各项制度和操作规程，室内保持肃静、整洁，不准吸烟，不准高声谈话和乱丢纸屑杂物。

（2）学生提前 5～10 min 到达实验（实训）室，做好实验前准备。

（3）学生进入实验（实训）室时，应按规定穿戴工作衣帽，携带上课必需物品。

（4）实验前对实验内容进行认真预习，明确实验（实训）的目的、要求、方法和步骤。

（5）实验时应按要求规范操作，正确使用仪器设备；仔细观察实验现象，详细记录实验结果。

（6）实验中节约用材，按需要领取规定数量的材料，不得浪费；不得随意动用与规定实验无关的其他仪器、设备、器皿、工具、文件与材料，不得使用其他组的仪器设备及材料，不得随意做规定以外的其他实验。

（7）实验后要认真分析实验结果及内容，按时按要求完成实验报告，交指导教师批阅，不得无故不写或不交实验报告。

（8）自觉爱护室内的一切仪器设备、药品和其他财产，不得将实验室物品乱拿、乱用、乱拆、乱装或私自带出室外。损害物品，应及时向教师报告，按规定酌情处理。

（9）要注意安全，使用酒精灯时，严格按规章操作，禁止燃及周围物品；遇到事故立即切断电源、火源，并向指导教师报告，采取紧急措施。

（10）实验完毕，须经指导教师检查仪器、工具、器皿及实验记录，并整理好实验用品，安排值日生搞好桌面及室内卫生，关好门、窗、水、电、气的开关后方可离开实验室。

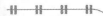

实验指导教师岗位职责

（1）实验指导教师要热爱教学工作，全面关心学生的成长，始终把培养学生的创新意识、实践能力和良好的科学素养放在首位。要在实验主讲教师主持下开展教学工作，按实验教学计划，统一安排、协调实验教学。

（2）实验指导教师要认真备课。

（3）教师通过预备实验检查模型的状况，熟悉模型。首次上岗的教师在上岗前必须在实验课任课教师指导下，预做每个实验；经指导教师检查同意后才可以担任实验课任课教师。

（4）教师应在实验前 5 min 到岗，教学期间必须坚守岗位，不得擅自找人顶替，遇有特殊情况应及早报告实验主讲教师，妥善安排好教学工作。在实验带教时，应穿白大褂。

（5）严格指导学生实验，认真讲解实验原理、内容安排及注意事项，记录学生实验情况。准确回答学生提出的问题，及时进行有针对性的个别指导，纠正不正确的操作与习惯，督促学生合理地安排实验进度，及时处理实验事故。

（6）任课教师在指导实验知识与技能的同时，注意帮助学生树立认真严谨、实事求是、爱护仪器设备、节约试剂等良好实验作风，对弄虚作假、马虎、浪费现象给予批评教育。对于责任原因引起仪器设备损坏者，要责令检讨并按规定赔偿。

（7）认真检查学生实验记录情况，签字后方可让学生离开实验室。认真负责实验过程中的实验室安全、卫生工作，检查实验结束工作与值日情况。

（8）实验指导教师应接受主讲教师对实验准备、讲解、指导等方面的检查。学期结束时应做好工作总结。

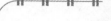

Note

第一章 口腔解剖生理学实验教程

口腔解剖生理学是一门研究人体口腔、颌面、颈部等诸部位的正常形态结构、生理功能及其临床应用为主要内容的学科,实践操作是口腔解剖生理学教学中的重要环节。实验课是按硬质材料及可塑材料牙体雕刻、口腔颌面及颈部解剖等方面进行学习,以实际操作为主,结合模型、图片、标本及教材,使学生更好地掌握本门学科的基本理论、基本知识和基本技能,以培养学生分析问题和解决问题的能力,培养学生严肃认真的工作态度,严密细心的工作方法,为临床以及生产工作打好基本技能基础。以上部分内容也是口腔医师资格以及卫生专业技术考试的必考知识。

牙体雕刻是口腔医学及口腔医学技术专业学生必须掌握的基本技能之一,是学习牙体形态、正确理解和掌握牙体外形特点及功能意义的重要途径,雕刻是做减法,塑形是做加法,雕刻前需仔细绘图,认真观察模型,掌握其形态特点;雕刻时灵活运用雕刻工具,通过空间想象构建框架并逐步完成雕刻步骤,最终精修完成。

口腔颌面颈部解剖的教学内容具有形象化的特点,在教师的指导下,学生通过对真实解剖标本的观察学习,对解剖结构的描绘,形成具体鲜明的感性认识,通过实际所见以及实践操作,对照教材,归纳成系统的知识点并牢记,同时也为后续课程如口腔内科学、口腔颌面外科学等课程的学习奠定基础。

因各院校的实际条件各有不同,可根据人才培养方案以及专业课程教学的要求,对本章节的内容、学时、方法等进行调整。

实验一　牙体观察与外形测量(2 学时)

(一)目的和要求

(1)通过观察离体牙,熟练掌握各类离体牙的解剖特点,可区分离体牙及牙位。

(2)正确认识离体牙解剖标志及对应尺寸关系,掌握游标卡尺的使用。

(二)实验内容

(1)认识与观察离体牙形态。

(2)测量离体牙。

(三)实验器械

全口离体牙模型、游标卡尺、直尺、铅笔、记录本等。

(四)方法和步骤

1. 离体牙识别　对照离体牙,根据牙的解剖形态特点以及主要解剖标志,识别各类离体牙。

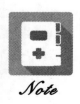

2. 游标尺的操作

（1）游标卡尺的使用　游标卡尺主要由主尺和游标尺两部分组成,右手持游标卡尺,左手持离体牙,移动游标卡尺滑动部分,从大到小分别读取每一位读数并记录。

（2）测量数值的读取（以 mm 为单位）　以 10 分格游标卡尺为例,测量值＝主尺整毫米数＋$N\times0.1$ mm,N 即游标尺上第几根线与主尺对齐（图 1-1-1）,测量值 20 mm＋6×0.1 mm＝20.6 mm。

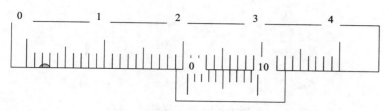

图 1-1-1　游标卡尺读数

3. 离体牙测量　具体测量的项目如下（图 1-1-2）。

（1）牙体全长:从切缘或牙尖顶至牙根尖的距离。

（2）冠长:从切缘或牙尖顶至颈缘根方最低点之间的距离（图 1-1-2(a)）。

（3）根长:从颈缘根方最低点至根尖的距离（图 1-1-2(b)）。

（4）冠宽:牙冠近中、远中面最突点（接触点）之间的距离（图 1-1-2(c)）。

（5）颈宽:唇面颈缘处与近远中缘相交点之间的距离（图 1-1-2(d)）。

（6）冠厚:牙冠唇面与舌面最突点之间的距离（图 1-1-2(e)）。

（7）颈厚:牙颈唇面与舌面颈缘上最低点的距离（图 1-1-2(f)）。

（8）近远中颈曲度:从近中面或远中面颈缘在唇侧和舌侧缘交点的连线与颈缘最高点之间的垂直距离（图 1-1-2(g)）。

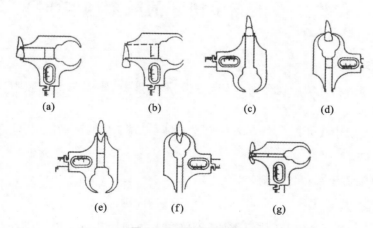

图 1-1-2　前牙测量法

4. 测量顺序　按类型对上、下、左、右不同牙位分别测量（图 1-1-3）,前后牙测量方法相同,并做好记录,如表 1-1-1 所示。

表 1-1-1　测量表距离

（单位 mm）

牙位名称	冠长	根长	冠宽	冠厚	颈宽	颈厚	近中面颈曲度	远中面颈曲度
上颌中切牙	10.5	13.0	8.5	7.0	7.0	6.0	3.5	2.5

（五）注意事项

（1）测量前首先要看清游标卡尺的精度,夹持模型时注意力度,不宜过紧或过松,避免损

Note

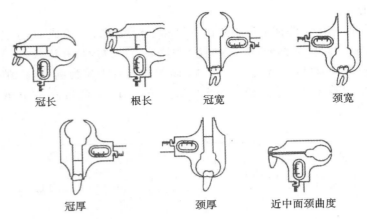

图 1-1-3　后牙测量法

坏模型。规范使用游标卡尺并注意安全。

（2）离体牙存在磨耗等现象，牙体形态及尺寸与标准模型相比有所不同，可能有所改变。

（六）思考题

（1）简述各类离体牙上下左右的区别要点。

（2）简述游标卡尺使用的注意要点。

（七）实验报告与评定

撰写实验报告，评定学生游标卡尺的操作。

实验二　上颌中切牙的雕刻（4 学时）

（一）目的和要求

（1）通过对等倍右上颌中切牙石膏牙牙冠外形的雕刻，牢固掌握上颌中切牙牙体形态及其解剖特点。

（2）熟悉右上颌中切牙的雕刻方法及步骤，掌握雕刻工具的正确使用，注意雕刻要点。

（二）实验内容

等倍右上颌中切牙石膏牙雕刻。

（三）实验器械

1.5 cm×1.5 cm 石膏棒、牙体浮雕图、等倍右上颌中切牙参考模型、游标卡尺、牙体雕刻多面体图、直尺、橡皮、石膏切刀、雕刻刀、储水盆、小毛巾、耐水铅笔、垫板、牙刷等。

（四）方法和步骤

1. 石膏框架成形　参考图 1-2-1 把牙体规格及外形高点、邻接点、冠根分界线及中轴线用耐水铅笔转移到石膏棒上，并分别从唇舌面和近远中面切削。注意：框架需平整，尺寸要准确。

2. 二面体成形

（1）描绘近远中面牙体形态　正确描绘近远中面牙体形态，注意：冠厚及颈厚尺寸要准确；外形轮廓线应粗细均匀，线条流畅；唇面外形高点及舌面舌隆突应保证其饱满度；切端位置正确；绘图后，可用浮雕图对比检查。

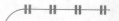

（2）二面体切削成形　采用拳握式执刀法去除轮廓线以外的石膏,均匀保留轮廓线宽度。注意:切削要平整,避免切削外形轮廓线,切削完成后用直尺检查石膏近远中面光滑度(图1-2-2)。

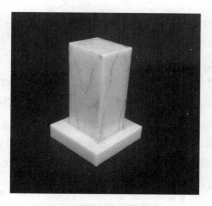

图 1-2-1　上颌中切牙框架

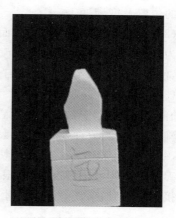

图 1-2-2　二面体

3. 四面体成形

（1）唇舌面成形　正确描绘唇舌面牙体形态。注意:同近远中面牙体形态的描绘要求,冠宽及颈宽尺寸准确,保证近远中接触区位置准确。

（2）唇舌面切削成形　同近远中面切削方法。注意:轴面外形轮廓需与线图一致,近远中邻接点不应成为悬突,切削完成后用直尺检查石膏唇舌面光滑度。

4. 多面体成形

（1）正确描绘各个轴面的多面体线条　参照外形多面体图形(图1-2-3),正确描绘多面体外形轮廓线。注意:在正确理解多面体成形的基础上,尽可能使多面体边缘线与多面体图形一致,线条流畅。

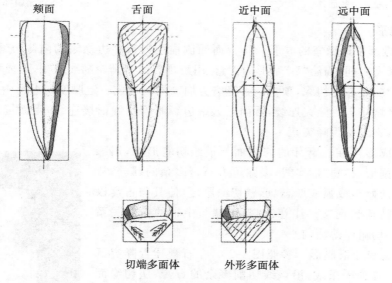

图 1-2-3　多面体线图

（2）切削多面体　按照多面体边缘线切削各面(图1-2-4)。注意:远唇轴面角由两斜面构成,在切削形成一个斜面后,恢复多面体线,再形成第二个斜面,注意唇舌面的饱满度及切缘形态。

5. 唇面成形

（1）形成唇面中 1/3 外形　在多面体石膏块上勾勒唇面近远中缘，并用雕刻刀修整唇面中 1/3 多余的石膏，使之与唇侧牙颈衔接。注意：从近远中面观察唇侧，需成三面体，注意外形高点的位置及饱满度。

（2）发育沟成形　将牙冠唇面近远中径分成三等分，分别在等分线上画出两个倒三角形，其底为切缘，顶朝向颈缘。用握笔式执刀法按画线轻轻刮去发育沟处的石膏。注意：消除雕刻痕迹，使发育沟边缘与唇面外形自然延续，发育沟不宜过深，应向颈部延伸并逐渐消失。

（3）形成唇面近远中轴面角　用小雕刻刀形成近唇、远唇轴面角及根冠衔接的特征。注意：轴面角圆钝，近中轴面角锐利，远中轴面角圆钝，唇侧近中缘高于远中缘，近远中接触区位置正确，轴面角与唇面及颈缘衔接流畅。

（4）唇面牙根成形　上颌中切牙的牙根形态为圆三角形，其底在舌面，尖向着唇面，用小雕刻刀修整唇侧牙根形态（至牙根的近远中轴面外形最突出处连线）。注意：在修整近远中冠根连接的形态时，要注意近远中牙颈部内收角度的存在，谨防牙根折断（图 1-2-5）。

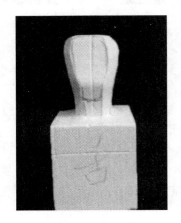
图 1-2-4　多面体

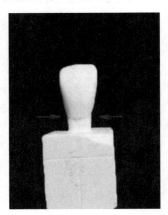
图 1-2-5　牙颈部内收

6. 舌面成形

（1）舌面近远中边缘嵴的成形　在舌面两侧描绘近远中边缘嵴的内侧边缘线，在舌面中央（切嵴与舌隆突之间）描绘"U"字形的舌窝，用雕刻刀沿舌窝轮廓线雕刻，形成深 1～1.5 mm 的倒三角形舌窝，底靠近切缘，顶指向舌隆突方向。同时形成一定厚度的近远中边缘嵴和舌隆突。注意：边缘嵴应与舌隆突连续，舌面近远中边缘嵴与切缘衔接连续，舌面近远中边缘嵴止于舌隆突之前（不到达舌隆突）。

（2）切嵴成形　在石膏牙的切缘面上描绘切嵴形态，用雕刻刀从舌侧切削形成"翅"形实线，去除下方石膏多余的部分，从实线往虚线方向修整成弧线形态，形成切缘厚度，使其与舌窝以及近远中边缘嵴流畅衔接。注意：调整切端与中轴的位置关系及切缘的走向，切嵴厚薄均匀。

（3）舌隆突和牙根成形　参照图 1-2-6，在石膏牙舌隆突下方的左右两侧，各画一条线，沿该线切削多余的石膏，从切缘面观察舌隆突的大小，正确形成舌隆突形态，边缘嵴外侧与牙冠邻面相延续，内侧与舌窝相延续，向颈部方向与舌面隆突融合，参照近远中面、舌面线图，正确形成牙根形态。注意：舌隆突需与牙根流畅衔接，舌面需与近远中面流畅衔接，舌隆突的厚度均匀，不能过厚或过薄，舌窝不宜

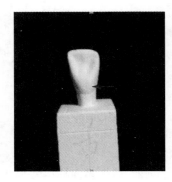
图 1-2-6　舌隆突

Note

过深。

7. 近中面成形 参照图 1-2-7,用雕刻刀从近中面切 1/3 近唇轴面角起,沿邻接点下方,向舌侧切削成形,保留近中边缘嵴长度及厚度,到达舌隆突附近,修整近中切角,使其与切缘流畅衔接。注意:切削面牙平整,保证近中邻接点的正确位置,牙根要与牙冠流畅衔接。

8. 远中面成形 参照图 1-2-8,用雕刻刀从远中面切 1/3 远唇轴面角起,沿邻接点下方,向舌侧成弧形内收,保留远中边缘嵴长度及厚度,到达舌隆突附近。要求:切削面平整,保证远中邻接点的正确位置,牙根要与牙冠流畅衔接。

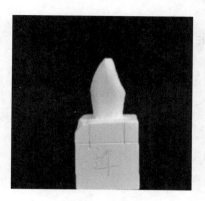

图 1-2-7 近中面

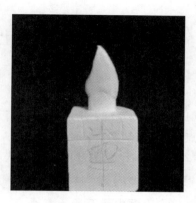

图 1-2-8 远中面

9. 牙颈线成形 参照图 1-2-9 的牙颈线与冠根分界线的位置关系,将其描绘到石膏牙上,牙颈线在唇、舌面凸向牙根,在近、远中面凸向牙冠,用雕刻刀的刀腹沿该线勾勒成形。注意:近远中颈曲度不一样,唇侧牙颈线不得低于舌侧,至少需平齐,且应清晰自然以突出牙颈部形态,牙颈线各处的宽度和深度一致,线条圆滑流畅。

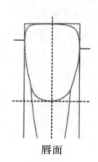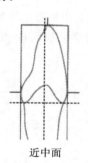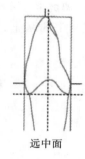

唇面　　　　　　　舌面　　　　　　　近中面　　　　　　　远中面

图 1-2-9 牙颈线

10. 切缘成形及精修 修整切缘,近中切角近似直角,远中切角较为圆钝,然后用雕刻刀修整牙冠各面,使其表面光滑、圆润,无明显棱角及深的凹陷。注意:切缘走向一致且与唇舌面连接协调,石膏表面无凹凸或刮痕,各结构自然过渡。

（五）注意事项

（1）熟悉上颌中切牙牙体解剖以及雕刻步骤。

（2）使用工具必须注意支点的掌握,避免工具滑脱误伤手和石膏牙。

（3）外形高点及邻接点位置始终保持一致,切角及轴面角角度合适,可适当雕刻釉质横纹。

（4）牙轮廓线要流畅,在石膏上画的线要尽量细,不要反复描绘。

（5）四面体成形尽量保证线条完整,或可预留 0.2 mm 石膏切削。

（6）石膏表面光滑,底座厚度均匀,注意工作桌面以及工具的清洁。

Note

（六）思考题

（1）简述上颌中切牙的解剖特征及雕刻要点。

（2）参考模型，找出雕刻的不足，思考修整方法。

（七）实验报告与评定

撰写实验报告，评定学生雕刻的右上颌中切牙。

实验三　上颌尖牙的雕刻（4学时）

（一）目的和要求

（1）通过对等倍右上颌尖牙石膏牙牙冠外形的雕刻，牢固掌握上颌尖牙牙体形态及其解剖特点。

（2）熟悉右上颌尖牙的雕刻方法及步骤，掌握雕刻工具的正确使用，注意雕刻要点。

（二）实验内容

等倍右上颌尖牙石膏牙雕刻。

（三）实验器械

1.5 cm×1.5 cm石膏棒、牙体浮雕图、等倍右上颌尖牙参考模型、游标卡尺、牙体雕刻多面体图、直尺、橡皮、石膏切刀、雕刻刀、储水盆、小毛巾、耐水铅笔、垫板、牙刷等。

（四）方法和步骤

1. 石膏框架成形　参考图1-3-1把牙体规格及外形高点、邻接点、冠根分界线及中轴线用耐水铅笔转移到石膏棒上，并分别从唇舌面和近远中面切削。注意：框架需平整，尺寸准确。

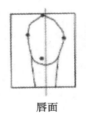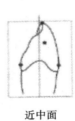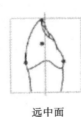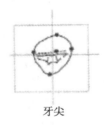

唇面　　　　　舌面　　　　近中面　　　　远中面　　　　　牙尖

图1-3-1　标记点转移

2. 二面体成形

（1）描绘近远中面牙体形态　正确描绘近远中面牙体形态。注意：冠厚及颈厚尺寸准确，外形轮廓线应粗细均匀，线条流畅，唇面外形高点及舌面舌隆突应保证其饱满度，牙尖位置正确，绘图后，可用浮雕图对比检查。

（2）二面体切削成形　采用拳握式执刀法去除轮廓线以外的石膏，均匀保留轮廓线宽度。注意：切削要平整，避免切削外形轮廓线，切削完成后用直尺检查石膏近远中面光滑度（图1-3-2）。

3. 四面体成形

（1）唇舌面成形　正确描绘唇舌面牙体形态。注意：同近远中面牙体形态的描绘要求，冠宽及颈宽尺寸准确，保证近远中接触区位置正确，牙尖与中轴线关系准确。

（2）唇舌面切削成形　同近远中面切削方法。注意：轴面外形轮廓与线图一致，近远中邻接点不应成为悬突，牙尖角度不宜过锐，唇面外形高点及舌隆突位置正确，切削完成后用直尺

Note

检查石膏唇舌面光滑度(图 1-3-3)。

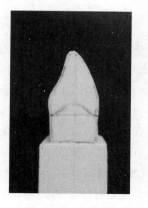

图 1-3-2　二面体

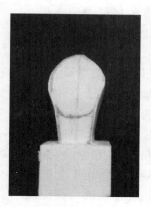

图 1-3-3　四面体

4. 多面体成形

(1) 正确描绘各个轴面的多面体线条　参照外形多面体图形(图 1-3-4),正确描绘多面体外形轮廓线。注意:在正确理解多面体成形的基础上,尽可能使多面体边缘线与多面体图形相一致,线条流畅。

(2) 切削多面体　按照多面体边缘线切削各面,如图 1-3-5 所示。注意:同一轴面角有 2 个以上的角度,可预先形成其一,再形成其二,注意唇舌面的饱满度及牙尖形态。

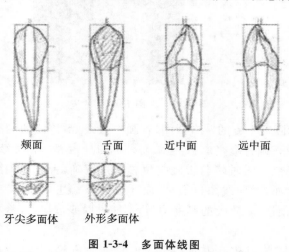

颊面　　　舌面　　　近中面　　　远中面

牙尖多面体　　外形多面体

图 1-3-4　多面体线图

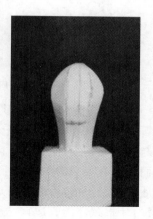

图 1-3-5　多面体

5. 唇面成形

(1) 形成唇面中 1/3 外形　在多面体石膏块上勾勒唇面近远中缘,并用雕刻刀修整唇面中 1/3 多余的石膏,使之与唇侧牙颈衔接。注意:从近远中面观察唇侧,需成三面体,注意外形高点的位置及饱满度,唇侧近远中缘应成丰满的 U 字形,唇轴嵴不宜过锐,角度不宜过大。

(2) 发育沟成形　分别在唇轴嵴两侧各画一个倒三角形,底为切缘,顶朝向颈缘,近远中发育沟形态及长度与其近远中唇斜面适应。用握笔式执刀法按画线轻轻刮去发育沟处的石膏。注意:消除雕刻痕迹,使发育沟边缘与唇面外形自然延续,发育沟不宜过深,应向颈部延伸并逐渐消失。

(3) 形成唇面近远中轴面角　观察唇面近远中缘与邻接点的位置关系及唇面近远中轴面角的角度,用雕刻刀形成近唇、远唇轴面角及根冠衔接的特征。注意:近远中接触区位置正确,轴面角与唇面及颈缘衔接流畅,唇面与近远中面所形成的线角外形应使唇面显得丰满。

(4) 唇面牙根成形　上颌尖牙的牙根形态为圆三角形,用雕刻刀修整唇侧牙根形态(至牙根的近远中轴面外形最突处连线)。注意:在修整近远中冠根连接的形态时,注意近远中牙颈部内收角度的存在(图 1-3-6)。

6. 舌面成形

(1) 舌面近远中边缘嵴的成形 画出构成舌轴嵴及边缘嵴的轮廓线,用雕刀刀腹沿轮廓线勾勒成形,使舌轴嵴及边缘嵴具有一定厚度。注意:边缘嵴应与舌隆突连续,舌面近远中边缘嵴与切缘衔接连续,舌面近远中边缘嵴止于舌隆突之前(不到达舌隆突),注意近远中舌窝大小比例及舌轴嵴的位置。

(2) 牙尖成形 参照图 1-3-7,在石膏牙上描绘牙尖形态,用雕刻刀从舌侧切削形成两个近远中舌斜面,从切缘端观察,牙尖由四个斜面构成,切削突出唇舌轴嵴,并使其与舌窝以及近远中边缘嵴流畅衔接。注意:调整牙尖与中轴的位置关系及牙尖的偏向时,牙尖厚薄要均匀,切缘观唇面弧形饱满,舌面轴嵴及舌隆突明显,近远中缘与近远中斜缘比例协调。

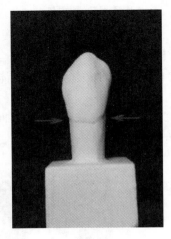
图 1-3-6 颈部内收

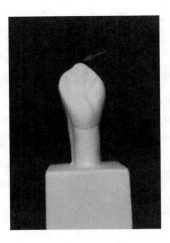
图 1-3-7 牙尖

(3) 舌隆突和牙根成形 在石膏牙舌隆突下方的左右两侧,各画一条线,沿该线切削多余的石膏,从切缘面观察舌隆突的大小,形成正确舌隆突形态,边缘嵴外侧与牙冠邻面相延续,内侧与舌窝相延续,向颈部方向与舌面隆突融合,舌轴嵴与舌隆突位置关系正确,舌面牙颈部与唇面相比有狭窄的 V 字外形,参照近远中面、舌面线图,正确形成牙根形态。注意:舌隆突需与牙根流畅衔接,舌面需与近远中面流畅衔接,舌隆突的厚度均匀,不能过厚或过薄,舌窝不宜过深,牙根颈部内收适宜,冠根分界明显。

7. 近中面成形 如图 1-3-8 所示,用雕刻刀从近中面切 1/3 近唇轴面角起,沿邻接点下方,向舌侧切削成形,保留近中边缘嵴长度及厚度,到达舌隆突附近,修整近中轴面角。注意:切削面平整,保证近中邻接点的位置正确,牙根需与牙冠流畅衔接,颈部略内收。

8. 远中面成形 参照图 1-3-9,用雕刻刀从远中面切 1/3 远唇轴面角起,沿邻接点下方,向舌侧成弧形内收,保留远中边缘嵴长度及厚度,到达舌隆突附近,修整远中轴面角。要求:切削面平整,保证远中邻接点位置正确,牙根需与牙冠流畅衔接,颈部内收较近中明显。

9. 牙颈线成形 参照图 1-3-10 的牙颈线与冠根分界线的位置关系,将其描绘到石膏牙上,牙颈线在唇、舌面凸向牙根,在近、远中面凸向牙冠,用雕刻刀的刀腹沿该线勾勒成形。注意:近远中颈曲度不一样,唇侧牙颈线不得低于舌侧,至少需平齐,且应清晰自然以突出牙颈部形态,牙颈线各处的宽度和深度一致,线条圆滑流畅。

10. 精修 参照图 1-3-11 及模型,修整牙尖以及牙冠各面,使其表面光滑、圆润,无明显棱角及深的凹陷。注意:牙尖大小比例适当且与唇舌面连接协调,石膏表面无凹凸或刮痕,各结构自然过渡。

Note

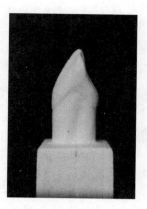

图 1-3-8 近中面

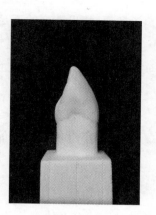

图 1-3-9 远中面

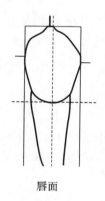 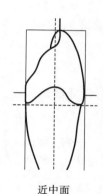 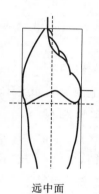

唇面 　　　　 舌面 　　　　 近中面 　　　　 远中面

图 1-3-10 牙颈线

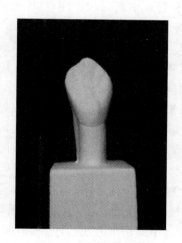

图 1-3-11 精修完成

（五）注意事项

（1）熟悉上颌尖牙牙体解剖以及雕刻步骤。

（2）使用工具必须注意支点的掌握，避免工具滑脱误伤手和石膏牙。

（3）外形高点及邻接点位置始终保持一致，牙尖及轴面角角度合适，发育沟自然。

（4）唇面弧形流畅饱满，舌侧边缘嵴厚度适中，牙尖位置正确。

（六）思考题

（1）简述上颌尖牙的解剖特征及雕刻要点。

Note

（2）参考模型，找出雕刻的不足，思考修整方法。

（七）实验报告与评定

撰写实验报告，评定学生雕刻的右上颌尖牙。

实验四　上颌第一前磨牙的雕刻（4学时）

（一）目的和要求

（1）通过对等倍右上颌第一前磨牙石膏牙牙冠外形的雕刻，牢固掌握上颌第一前磨牙牙体形态及其解剖特点。

（2）熟悉右上颌第一前磨牙的雕刻方法及步骤，掌握雕刻工具的正确使用，注意雕刻要点。

（二）实验内容

等倍右上颌第一前磨牙石膏牙雕刻。

（三）实验器械

1.5 cm×1.5 cm 石膏棒、牙体浮雕图、等倍右上颌第一前磨牙参考模型、游标卡尺、牙体雕刻多面体图、直尺、橡皮、石膏切刀、雕刻刀、储水盆、小毛巾、耐水铅笔、垫板、牙刷等。

（四）方法和步骤

1. 石膏框架成形　把牙体规格及外形高点、邻接点、冠根分界线及中轴线用耐水铅笔转移到石膏棒上，并分别从颊舌面和近远中面切削。注意：框架需平整，尺寸准确。

2. 二面体成形

（1）描绘近远中面牙体形态　正确描绘近远中面牙体形态。注意：冠厚及颈厚尺寸准确，外形轮廓线应粗细均匀，线条流畅，颊舌面外形高点应保证其饱满度，颊舌尖位置正确，绘图后，可用浮雕图对比检查，𬌗面主沟的位置无偏差，颊舌尖大小及高低比例协调，位置正确。

（2）二面体切削成形　采用拳握式执刀法去除轮廓线以外的石膏，均匀保留轮廓线宽度。注意：切削要平整，避免切削外形轮廓线，切削完成后用直尺检查石膏近远中面光滑度（图1-4-1）。

3. 四面体成形

（1）颊舌面成形　正确描绘颊舌面牙体形态。注意：同近远中面牙体形态的描绘要求，冠宽及颈宽尺寸准确，保证近远中接触区位置准确，颊舌尖位置与中轴线的关系正确。

（2）颊舌面切削成形　同近远中面切削方法。注意：轴面外形轮廓需与线图一致，近远中邻接点不应成为悬突，切削完成后用直尺检查石膏颊舌面光滑度（图1-4-2），颊舌尖角度适宜，厚度不宜过小或过大，颊面略大于舌面。

4. 多面体成形

（1）正确描绘各个轴面的多面体线条　参照外形多面体图形（图1-4-3），1个轴面角为2个斜面，正确描绘多面体外形轮廓线。注意：在正确理解多面体成形的基础上，尽可能使多面体边缘线与多面体图形相一致，线条流畅。

（2）切削多面体　按照多面体边缘线切削各面，如图1-4-4所示。注意：𬌗面牙尖及主沟的位置与模型一致，不得损坏颊侧牙颈的突度，近远中邻接点位置正确，注意颊舌面的饱满度及牙尖形态。

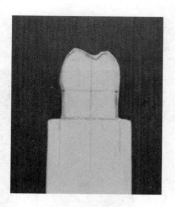

图 1-4-1 二面体

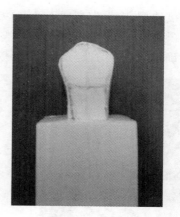

图 1-4-2 四面体

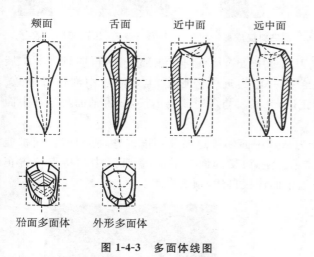

颊面　　　　舌面　　　　近中面　　　　远中面

殆面多面体　　　外形多面体

图 1-4-3 多面体线图

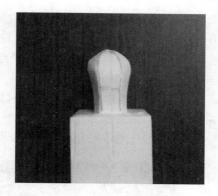

图 1-4-4 多面体

5. 颊面成形

（1）修整颊轴嵴　画出颊面颊轴嵴，从颊轴嵴向近远中面弧形切削，突出颊轴嵴角度。注意：从近远中面观察颊面，可看到平缓的颊轴嵴以及颊面弧度，注意外形高点的位置及饱满度，颊轴嵴角度不宜过大或过于尖锐，且与牙长轴平行。

（2）发育沟成形　按上颌尖牙的雕刻方法修整颊轴嵴两侧的发育沟，用握笔式执刀法按画线轻轻刮去发育沟处的石膏，形成 2 个浅碟状的凹面。注意：消除雕刻痕迹，使发育沟边缘与颊面外形自然延续，发育沟不宜过深，应向颈部延伸并逐渐消失，近远中发育沟深浅及比例应协调。

（3）形成颊尖斜度　用雕刻刀形成颊面近远中牙尖嵴和牙尖斜度，牙尖嵴向近远中方向延伸，修整近远中轴面角。注意：颊尖与中轴的位置关系，近远中牙尖嵴的走向及长度比例，上颌第一前磨牙形态的特征略有不同，近颊轴面角为钝角，远颊轴面角为锐角。

（4）颊根成形　上颌第一前磨牙为双根，用雕刻刀修整颊根形态。注意：颊根与颊面颈部的连接流畅，根分叉处位置正确，近远中牙颈部适当内收，谨防牙根折断（图 1-4-5）。

6. 舌面成形

（1）舌面近远轴面角成形　观察舌面形态，用雕刻刀形成舌面近舌、远舌轴面角。注意：近舌、远舌轴面角与近远中面流畅衔接，并与舌根相协调，舌面略小于颊面，舌轴嵴较圆钝。

（2）形成舌尖斜度　参照图 1-4-6，用雕刻刀形成舌面近远中牙尖嵴和牙尖斜度，牙尖嵴向近远中方向延伸，修整近远中轴面角。注意：舌尖与中轴的位置关系，近远中牙尖嵴的走向

Note

15

及长度比例,颊舌尖高度正确,颊尖长而锐利,舌尖短而圆钝。

(3)舌根成形　用雕刻刀修整舌根形态。注意:舌根与舌面颈部的连接流畅,根分叉处位置准确,近远中牙颈部适当内收,颊舌根长度比例适当,颊根宽而粗长,舌根较细短(图1-4-7)。

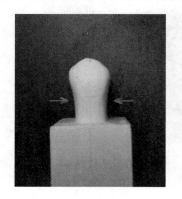
图1-4-5　颊面颈部内收

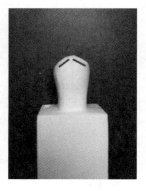
图1-4-6　舌尖斜度成形

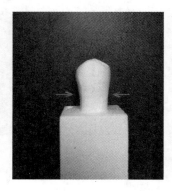
图1-4-7　舌面颈部内收

7. 近中面成形　参照图1-4-8,用雕刻刀从近中面邻接点向牙颈部修整,再向颊舌面扩展并流畅衔接,最后在邻接点上方修整近中𬌗缘,并画出近中沟形态,与𬌗面近中沟位置一致。注意:切削面要平整,保证近中邻接点位置正确,牙根需与牙冠流畅衔接,颊舌轴面角与近中面连接自然,近颈部凹陷。

8. 远中面成形　参照图1-4-9,用雕刻刀从远中面邻接点向牙颈部修整,再向颊舌面扩展并流畅衔接,最后在邻接点上方修整远中𬌗缘。注意:切削面要平整,保证远中邻接点位置正确,牙根需与牙冠流畅衔接,颊舌轴面角与远中面连接自然,颈部平坦。

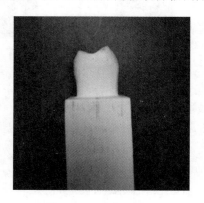
图1-4-8　近中面成形

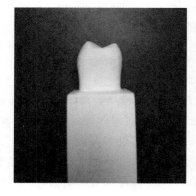
图1-4-9　远中面成形

9. 𬌗面成形

(1)确定𬌗面近远中边缘嵴高度　描绘𬌗缘。用雕刻刀按描绘的𬌗缘线进行修整,确定近远中边缘嵴高度,切削多余石膏。注意:高度应协调并与颊舌面牙尖嵴延续,𬌗缘轮廓清晰。

(2)确定牙尖斜度　准确观察模型的牙尖斜度并进行测量,在颊舌两牙尖上定点并描绘牙尖形态,按画线部分切削多余石膏。注意:牙尖斜度不宜过大或过小,切削过程中应注意与各轴面衔接流畅,保持牙尖高度。

(3)确定三角嵴及副沟的位置及走向　描绘颊舌尖三角嵴的正确走向,用较细的铅笔描绘三角嵴旁的副沟,并用雕刻刀沿画线轻刮出副沟的痕迹。注意:副沟深度适宜,不宜过深,颊舌尖三角嵴的起止正确,在𬌗面中央相连形成中央沟。

(4)形成三角嵴　用雕刻刀刀腹沿画线两侧切削,形成由两个饱满斜面构成的三角嵴,也可用刀勺沿画线部位掏出弧形轮廓,形成中间凸起的三角嵴。注意:从邻面观可明显看到凸起

Note

的三角嵴高出殆缘,且从牙尖到殆面中央有凹凸不平的层次感。用雕刻刀锐化三角嵴,用刀勺钝化三角嵴的两翼及副沟。每个三角嵴都由带曲度的斜面构成,副沟可略弯曲,以表现三角嵴乃至殆面形态的自然。

（5）形成副三角嵴 用铅笔在石膏牙上描绘副三角嵴的走向,可略带弧形弯曲以显现更加自然,起止略短于主三角嵴,从高处向低处走向且深度逐渐加深。注意:副三角嵴及其锐利度均较主三角嵴弱,其走向及比例根据殆面形态调整,需具备一定宽度。

（6）形成近远中窝 准确观察模型近远中窝并进行测量,在殆面上定点并大致描绘出近远中窝轮廓位置,用雕刻刀旋转式雕刻近远中窝,近中窝略深于远中窝。注意:近远中窝大小比例以及位置正确。

（7）形成主沟 参照图1-4-10,用较细的铅笔描绘主沟形态,向近中方向延伸,与近中沟连接并跨过近中边缘嵴到达近中面,用雕刻刀的刀尖向画线两侧轻推形成主沟,保持深度协调,在边缘嵴的近中沟两侧形成凹陷。注意:主沟不宜过深,并与近中沟流畅衔接,勿损伤邻近结构。

（8）形成副沟 用较细的铅笔描绘副沟形态,其起源于主沟、近远中窝,然后用刀尖轻勾出副沟。注意:副沟的起止应短于主沟,且从主沟起源后逐渐变浅,在殆缘附近形成凹陷,并与殆缘流畅衔接,副沟深度不宜大于主沟,勿损伤邻近结构。副沟与主沟应相互协调,使殆面形态清晰。

10. 牙颈线成形 用铅笔在石膏牙各轴面描绘各颈曲线,用雕刻刀沿画线轻刮出牙颈线,雕刻刀与牙面成45°角并流畅衔接,牙颈线以下的石膏略微切削,调整牙颈部冠根形态,尤其是邻面牙颈部形态。注意:牙颈线流畅并与模型一致,且应清晰自然以突出牙颈部形态,牙颈线各处的宽度和深度一致,线条圆滑流畅。

11. 精修 参照图1-4-11及模型,用雕刻刀或刀勺润饰殆面,使其更加自然协调,并与各轴面连接流畅,各轴面过渡无明显痕迹,牙根形态自然,颊舌根区分度明显,牙尖形态与模型一致。注意:牙尖及根尖位置正确,三角嵴、副嵴、主沟、副沟等走向协调准确,石膏表面无凹凸或刮痕,各结构自然连接。

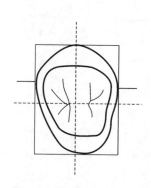

图 1-4-10 主沟(面沟)

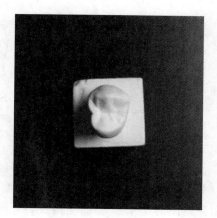

图 1-4-11 殆面成形

（五）注意事项

（1）熟悉上颌第一前磨牙牙体解剖以及雕刻步骤。

（2）颊轴嵴较上颌尖牙相比不明显,舌轴嵴较颊轴嵴不明显。

（3）外形高点及邻接点位置始终保持一致,轴面角角度合适,雕刻时参照模型进行比对。

（4）殆面窝沟点隙深度把握适当,三角嵴突度均匀,边缘嵴高度准确,殆缘清晰。

（六）思考题

（1）简述上颌第一前磨牙的解剖特征及雕刻要点。

（2）简述上颌第一前磨牙的颊舌尖及颊舌根的雕刻的注意要点。

（3）参考模型，找出雕刻的不足，思考修整方法。

（七）实验报告与评定

撰写实验报告，评定学生雕刻的上颌第一前磨牙。

实验五　上颌第一磨牙的雕刻（6 学时）

（一）目的和要求

（1）通过对等倍右上颌第一磨牙石膏牙牙冠外形的雕刻，牢固掌握上颌第一磨牙牙体形态及其解剖特点。

（2）熟悉右上颌第一磨牙的雕刻方法及步骤，掌握雕刻工具的正确使用，注意雕刻要点。

（二）实验内容

等倍右上颌第一磨牙石膏牙雕刻。

（三）实验器械

1.5 cm×1.5 cm 石膏棒、牙体浮雕图、等倍右上颌第一磨牙参考模型、游标卡尺、牙体雕刻多面体图、直尺、橡皮、石膏切刀、雕刻刀、储水盆、小毛巾、耐水铅笔、垫板、牙刷等。

（四）方法和步骤

1. 石膏框架成形　参考图 1-5-1 把牙体规格及外形高点、邻接点、冠根分界线及中轴线用耐水铅笔转移到石膏棒上，并分别从颊舌面和近远中面切削。注意：框架需平整，尺寸准确。

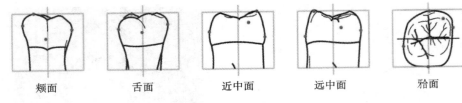

颊面　　　　舌面　　　　近中面　　　　远中面　　　　船面

图 1-5-1　标记点转移

2. 二面体成形

（1）描绘近远中面牙体形态　正确描绘近远中面牙体形态。注意：冠厚及颈厚尺寸准确，外形轮廓线应粗细均匀，线条流畅，颊舌面外形高点应保证其饱满度，颊舌尖位置正确，绘图后，可用浮雕图对比检查，船面主沟及四个牙尖的位置无偏差，颊舌尖大小及高低比例协调，位置正确。

（2）二面体切削成形　采用拳握式执刀法去除轮廓线以外的石膏，均匀保留轮廓线宽度。注意：切削要平整，避免切削外形轮廓线，切削完成后用直尺检查石膏近远中面光滑度（图 1-5-2）。

3. 四面体成形

（1）颊舌面成形　正确描绘颊舌面牙体形态，正确描绘船面的主沟形态，定点四个牙尖的位置，注意：同近远中面牙体形态的描绘要求，冠宽及颈宽尺寸准确，保证近远中接触区位置准

Note

确,颊舌尖位置与中轴线的关系正确。

（2）颊舌面切削成形　同近远中面切削方法,按照画线切削外形轮廓,用雕刻刀沿𬌗面主沟形态,在四个轴面形成正确的牙尖斜度。注意:轴面外形轮廓需与线图一致,近远中邻接点不应成为悬突,切削完成后用直尺检查石膏颊舌面光滑度(图 1-5-3),颊舌尖位置准确,𬌗面主沟位置与模型一致,根分叉起止正确,颊舌根初步形态可与浮雕图对比修整,颊面略大于舌面。

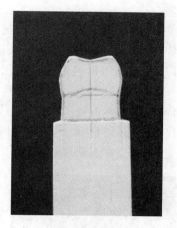

图 1-5-2　二面体

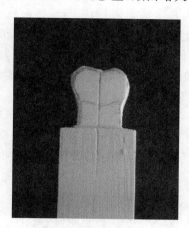

图 1-5-3　四面体

4. 多面体成形

（1）正确描绘各个轴面的多面体线条　参照外形多面体线(图 1-5-4),1 个轴面角为 2 个斜面,正确描绘多面体外形轮廓线。注意:在正确理解多面体成形的基础上,尽可能使多面体边缘线与多面体图形相一致,线条流畅,切削斜面时应注意角度及重叠,使其𬌗面观为斜方形。

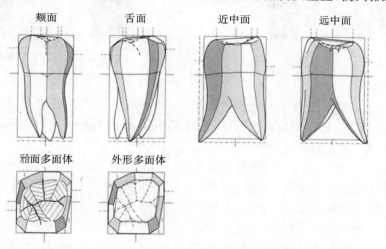

颊面　　　舌面　　　近中面　　　远中面

𬌗面多面体　　外形多面体

图 1-5-4　多面体线图

（2）切削多面体　如图 1-5-5 所示,按照多面体边缘线切削各面。注意:𬌗面牙尖及主沟的位置与模型一致,不得损坏颊舌侧牙颈的突度,近远中邻接点位置正确,注意颊舌面的饱满度及牙尖形态。

5. 颊面成形

（1）修整颊轴嵴　画出颊面两条颊轴嵴,分别从颊轴嵴向近远中方向弧形切削,突出颊轴嵴角度,描绘颊沟,在成形颊轴嵴的同时修整颊沟,颊沟与石膏棒颊侧中轴的位置一致。注意:从近远中面观察颊面,可看到平缓的颊轴嵴以及颊面弧度,注意外形高点的位置及饱满度,颊轴嵴角度不宜过大或过于尖锐,且与牙长轴平行,颊沟不宜过深,向牙根方向渐浅。

（2）形成远颊轴面角　远颊轴面角为钝角，用雕刻刀修整远颊轴面角，使其与远中面、颊面近中衔接流畅，𬌗面观远颊尖位置正确，且与其自然连接。注意：远颊轴面角的成形需从颊面观、近远中面观以及𬌗面观多角度观察修整，保证与模型一致。

（3）形成颊沟　观察模型，用铅笔描绘出颊沟，并与牙长轴平行，用雕刻刀沿画线轻刮出沟状凹陷。注意：颊沟起止位置正确，末端有点隙，颊沟与两侧颊轴嵴自然衔接，无明显刀痕，其弧度与长度适当，邻面观与模型一致，可突出颊面层次感。

（4）形成颊尖斜度　用雕刻刀形成颊面近远中牙尖嵴和牙尖斜度，牙尖嵴向近远中方向延伸，并修整近远中轴面角。注意：颊尖与中轴的位置关系，近远中牙尖嵴的走向及长度比例，不得改变牙尖的位置及𬌗面形态，注意𬌗面大小，牙尖嵴可呈现凹凸不平的形态以突出其自然状态，近远中颊尖比例保持1∶1。

（5）颊根成形　上颌第一磨牙为三根，颊侧有双根，用雕刻刀修整近远中颊根形态，两根位置有前后层次感，且颊根在颊面有明显纵向突起，且与牙冠颊面颊轴嵴协调。注意：颊根与颊面颈部的连接流畅，近远中牙颈部适当内收，根分叉与中轴位置正确，层次鲜明（图1-5-6）。

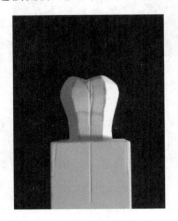

图 1-5-5　多面体

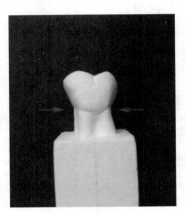

图 1-5-6　牙颈部内收

6. 舌面成形

（1）舌面近远中轴面角成形　观察舌面形态，用雕刻刀形成舌面近舌、远舌轴面角。注意：近舌、远舌轴面角与近远中面流畅衔接，并与舌根相协调，舌面略小于颊面，舌轴嵴较圆钝。近舌轴面角为钝角，远舌轴面角为锐角。

（2）形成舌尖斜度及舌沟　用雕刻刀形成舌面近远中牙尖嵴和牙尖斜度，牙尖嵴向近远中方向延伸，修整近远中轴面角。用铅笔描绘舌沟，并用雕刀沿画线轻刮出舌沟，方法同颊沟。注意：舌尖与中轴的位置关系，近远中牙尖嵴的走向及长度比例，颊舌尖高度正确，舌尖位置与模型一致，注意舌沟的位置及起止点，偏向远中。

（3）舌根成形　用雕刻刀修整舌根形态，舌根无分根，注意：舌根与舌面颈部的连接流畅，根分叉处位置准确，近远中牙颈部适当内收，颊舌根长度比例适当，从舌面观可看到颊根，根尖偏远中（图1-5-7）。

7. 近中面成形　参照图1-5-8，用雕刻刀从近中面邻接点向牙颈部修整，再向颊舌面扩展并流畅衔接，最后在邻接点上方修整近中𬌗缘，与模型一致，近中面凹陷不宜过深。用铅笔描绘近中分根并用雕刻刀切削。注意：切削面要平整，保证近中邻接点的位置正确，牙根需与牙冠流畅衔接，颊舌轴面角与近中面连接自然，颊舌根根分叉呈现自然形态，不宜过深，并有一定的层次感。近中面舌根轴面突度不宜超过近中颊根的突度。

8. 远中面成形　参照图1-5-9，用雕刻刀从远中面邻接点向牙颈部修整，再向颊舌面扩展并流畅衔接，舌侧𬌗缘为弧线，远颊尖与远中面自然连接，最后在邻接点上方修整远中𬌗缘，注意：切削面要平整，保证远中邻接点位置正确，牙根需与牙冠流畅衔接，颊舌轴面角与远中面连接自然，牙冠及牙根连接处凹陷明显。远中面舌根外形突度不宜超过远颊根突度。

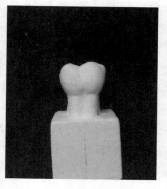

图1-5-7　舌根成形

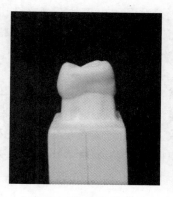

图1-5-8　近中面

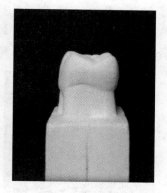

图1-5-9　远中面

9. 𬌗面成形

（1）确定𬌗面近远中边缘嵴高度　描绘𬌗缘，𬌗面为斜方形，结构复杂，用雕刻刀按描绘的𬌗缘线进行修整，确定近远中边缘嵴高度，并与浮雕图一致，切削多余石膏。注意：高度应协调并与颊舌面牙尖嵴延续，𬌗缘轮廓清晰。近远中边缘嵴呈弧线形式，凹凸起伏呈现自然状态。

（2）确定牙尖斜度　准确观察模型的牙尖斜度并进行测量，在颊舌四个牙尖上定点并描绘牙尖形态，按画线部分切削多余石膏。注意：牙尖斜度不宜过大或过小，切削过程中应注意与各轴面衔接流畅，保持牙尖高度。

（3）确定三角嵴及副沟的位置及走向　描绘颊舌尖三角嵴的正确走向，近中舌尖三角嵴与远中颊尖三角嵴斜形相连构成斜嵴。用较细的铅笔描绘三角嵴旁的副沟，并用雕刻刀沿画线轻刮出副沟的痕迹。注意：一个三角嵴由两个斜面构成，副沟深度适宜，不宜过深，颊舌尖三角嵴的起止正确，三角嵴形态饱满。

（4）形成三角嵴　用雕刻刀刀腹沿画线两侧切削，形成由两个饱满斜面构成的三角嵴，也可用刀勺沿画线部位掏出弧形轮廓，形成中间凸起的三角嵴。注意：从邻面观可明显看到凸起的三角嵴高出𬌗缘，且从牙尖到𬌗面中央有凹凸不平的层次感。用雕刻刀锐化三角嵴，用刀勺钝化三角嵴的两翼及副沟。每个三角嵴都由带曲度的斜面构成，副沟可略微弯曲，以表现三角嵴乃至𬌗面形态的自然，不得损伤牙尖斜度及𬌗缘。

（5）形成副三角嵴　用铅笔在石膏牙上描绘副三角嵴的走向，可略带弧形弯曲以显现更加自然，起止略短于主三角嵴，从高处向低处走向且深度逐渐加深。注意：副三角嵴饱满度及其锐利度均较主三角嵴弱，其走向及比例根据𬌗面形态调整，需具备一定宽度。

（6）形成𬌗面窝　准确观察模型𬌗面窝和点隙并进行测量，在𬌗面上定点并大致描绘中央窝、远中窝、近中点隙轮廓位置，其位置的确定应与颊舌沟连接一致，并与三角嵴及副三角嵴的走向协调，近中点隙成为近中颊尖近中内斜面、近中舌尖近中舌斜面、近中边缘嵴斜面的中心点，用雕刻刀旋转式雕刻并注意窝的深度。注意：近中点隙的成形决定近中边缘嵴的厚度，远中窝的成形决定远中边缘嵴的厚度，远中边缘嵴厚大于近中边缘嵴。以上均应保证𬌗缘形态的完整。

（7）形成主沟　用较细的铅笔描绘主沟形态，向近远中方向和颊舌方向延伸，用雕刻刀的刀刃向画线两侧轻推形成主沟，保持深度协调。注意：画线需流畅，主沟不宜过深，向边缘扩展可适当减轻力量，以免深度过大，勿损伤邻近结构。

（8）形成副沟　用较细的铅笔描绘副沟形态，其起源于主沟，然后用刀尖轻勾出副沟，靠近𬌗缘处可用刀勺轻掏出与边缘嵴衔接的凹陷，作为副沟在此处的止点。注意：副沟的长度不超过邻近主沟长度的1/2，且从主沟起源后逐渐变浅，在𬌗缘附近形成凹陷，并与𬌗缘流畅衔接,副沟深度不宜大于主沟,勿损伤邻近结构。副沟与主沟应相互协调,形成𬌗面清晰形态。

10. 牙颈线成形 用铅笔在石膏牙各轴面描绘各颈曲线,用雕刻刀沿画线轻刮出牙颈线,雕刻刀与牙面成 45°角并流畅衔接,牙颈线以下的石膏略微切削,调整牙颈部冠根形态,尤其是邻面牙颈部形态。注意:牙颈线流畅并与模型一致,且应清晰自然以突出牙颈部形态,牙颈线各处的宽度和深度一致,线条圆滑流畅。

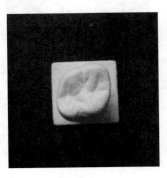

图 1-5-10 面成形

11. 精修 参照图 1-5-10 及模型,用雕刻刀或刀勺润饰𬌗面,使其更加自然协调,并与各轴面连接流畅,各轴面过渡无明显痕迹,牙根形态自然,颊舌根区分度明显,牙尖形态与模型一致。注意:牙尖及根尖位置正确,三角嵴、副嵴、主沟、副沟等走向协调准确,石膏表面无凹凸或刮痕,各结构自然连接。

(五)注意事项

(1)熟悉上颌第一磨牙牙体解剖以及雕刻步骤。

(2)斜嵴的位置不在远中颊尖顶与近中舌尖顶的连线上,而是在两三角嵴的连接处偏向远中。

(3)𬌗面窝沟点隙深度把握适当,三角嵴突度均匀,边缘嵴高度准确,𬌗缘清晰。

(4)牙尖三角嵴的方向以及各主沟副沟的方向与起止可参考模型。

(六)思考题

(1)简述上颌第一磨牙的解剖特征及雕刻要点。

(2)简述上颌第一磨牙𬌗面窝沟的特点及雕刻时的注意事项。

(3)简述上颌第一磨牙𬌗面斜嵴的雕刻技巧。

(七)实验报告与评定

撰写实验报告,评定学生雕刻的上颌第一磨牙。

实验六 髓腔形态观察与绘制(2 学时)

(一)目的和要求

(1)通过对各种离体牙髓腔标本的观察,掌握髓腔的形态特征;掌握牙冠外形与髓室、根管的关系。

(2)了解髓腔的几种观察方法。

(二)实验内容

观察离体牙髓腔标本并绘制。

(三)实验器械

乳牙恒牙剖面标本、髓腔铸型标本、透明牙标本、各类牙的 X 线片、牙剖面模型、挂图、游标卡尺、直尺、铅笔。

(四)方法和步骤

1. 髓腔的观察方法

(1)髓腔剖面观察法 用金刚砂片将牙体从近远中向、颊舌向及横切面剖开观察髓腔形态,从各个方向均可显示髓腔的大小、位置及其与牙体外形的关系,此方法简便易行,且应用较多,但仅观察平面形态,不能观察到髓腔的全貌以及立体形态。

（2）髓腔铸型观察法　可观察髓腔全貌,但破坏了牙体外形,不能将牙体外形与髓腔形态结合观察。方法:去除牙髓组织后用甲基丙烯酸树脂等合成树脂注入充满髓腔,树脂固化后将牙浸入40％氢氧化钠溶液中,使牙体硬组织腐蚀溶解,余留下来的即是髓腔的铸型。

（3）透明标本观察法　可观察到髓腔立体形态及其与牙体外形的关系。方法:向髓腔内注入墨汁或合成树脂后,5％硝酸脱钙,冲洗后酒精脱水,再浸入二甲苯溶液中使其透明,最后放入松节油中保存、观察。

（4）X线片观察法　拍摄X线牙片,观察髓腔平面形态,或通过电脑图像处理软件,进行定量分析。

2. 观察恒牙髓腔的剖面标本、透明标本　通过对恒牙髓腔的剖面标本、透明标本观察,进一步掌握各类牙的髓腔解剖形态特点。

3. 乳牙髓腔的剖面标本、透明标本观察　通过对乳牙髓腔的剖面标本、透明标本观察,进一步掌握乳牙的髓腔解剖形态特点。

4. 描绘上颌中切牙髓腔形态

（1）近远中剖面的绘制　用游标卡尺测量离体上颌中切牙的冠长、根长、冠厚、颈厚并画出框架,描绘上颌中切牙邻面冠根外形,根据所观察的近远中剖面髓腔形态特点以及髓腔与牙体外形的关系,画出近远中剖面髓腔形态。注意:髓室顶的高度及位置正确,根管形态及根尖孔的位置与牙根的比例关系。

（2）唇舌剖面的绘制　用游标卡尺测量离体上颌中切牙的冠长、根长、冠宽、颈宽并画出框架,描绘上颌中切牙唇面冠根外形,根据所观察的唇舌剖面髓腔形态特点以及髓腔与牙体外形的关系,画出唇舌剖面髓腔形态。注意:髓室顶及髓室底的高度和位置准确,根管形态及根尖孔的位置与牙根的比例关系。

（五）注意事项

（1）游标卡尺测量离体牙尺寸准确,勿损伤牙体形态,依据测量尺寸描绘牙冠外形。

（2）后牙髓腔形态与牙冠外形的关系需把握准确,尤其是各髓角的高度。

（3）单根牙与多根牙的根管形态特点不同,观察时应注意其区别。

（六）思考题

（1）简述各类恒牙的髓腔解剖形态特点。

（2）简述乳牙和恒牙髓腔形态的区别。

（七）实验报告与评定

撰写实验报告,绘制髓腔形态。

实验七　标准蜡牙的雕刻(4学时)

（一）目的和要求

（1）通过对等倍右上颌中切牙蜡牙冠外形的雕刻,牢固掌握牙体形态及其解剖特点。

（2）熟悉雕刻方法及步骤,掌握雕刻工具的正确使用,注意雕刻要点。

（二）实验内容

等倍右上颌中切牙蜡牙冠雕刻。

（三）实验器械

基托蜡、全口牙列石膏模型、参考模型、酒精灯、石膏切刀、雕刻刀、红蓝铅笔、酒精喷灯、棉花等。

（四）方法和步骤

1. 准备 了解上颌中切牙各部位尺寸,准备石膏模型,画出咬殆标志线,准备缺牙牙位,用雕刻刀沿上颌中切牙的牙颈线垂直延伸 0.5～1.0 mm,再切削各轴面石膏,保留牙冠中心 1/3 部分,不要损伤两侧邻牙接触区,唇舌面及两邻面形成的颈部断面要与龈缘一致。将牙冠长的 1/2 处至切端的模型石膏削去。最终形成居于牙位中部的固位桩,固位桩周围应呈一圆滑连续且宽度一致的弧形凹面,并要求固位桩与牙体长轴平行,便于蜡牙冠固位和在操作中随时取下。

2. 用基托蜡雕刻冠部形态

（1）安插蜡块 取约 15 mm×15 mm 的基托蜡条,在酒精灯上加热均匀烤软,捏成与上颌中切牙相似的蜡块,插入缺隙内,使之与固位桩颈部断面及邻牙密切接触(图 1-7-1)。待蜡尚软时,按模型上牙尖咬殆标记,将上下模型对准咬紧,冷却后打开模型,切削多余的蜡。

（2）确定冠长、冠宽、冠厚以及邻间隙 以缺隙的近远中径及龈乳头为界,削去多余的蜡,定出冠宽,对比对侧同名牙,以其唇、舌面外形高点为界,削去多余的蜡,定出冠厚;以对侧同名牙切端为参照,削去高出切端以外的多余蜡,定出冠长(图 1-7-2)。然后用雕刻刀初步形成切楔状隙和邻间隙,再形成唇楔状隙和舌楔状隙。

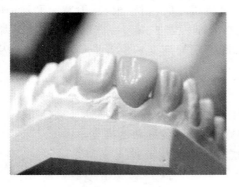

图 1-7-1 安插蜡块

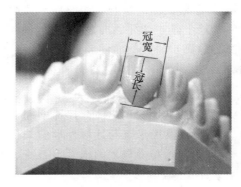

图 1-7-2 确定冠长

（3）初步雕刻出蜡牙形态 根据咬殆标记,结合石膏雕刻方法,并参照对侧上颌中切牙形态,初步雕刻牙冠各轴面及切缘。

（4）完成蜡牙的雕刻 在此基础上完成唇舌面及近远中面的雕刻,同时削去唇、舌、近中和远中侧多余的蜡。将各面相交的线角刮圆钝,并完成各轴面的合适外形高度及接触点,完成中切牙的雏形。精确雕刻出牙冠解剖标志,与对侧同名牙对比,与邻牙位置协调、比例一致,颈缘线位置正确且与邻牙一致。

（5）修整完成 最后比较所刻中切牙外形是否与所对侧同名中切牙解剖外形相似,是否突出各轴面的特征,用酒精灯抛光牙冠表面,或用棉花擦出光泽。

（五）注意事项

（1）在整个雕刻过程中要注意牙体的形态及尺寸,恢复两侧接触区及外展隙。

（2）颈缘曲线的雕刻不可操之过急,在雕刻过程中要保留牙冠的长度,颈曲线的雕刻应在轴面的雏形完成后,注意与牙颈部的流畅衔接。

（3）雕刻的蜡型应可取出且不变形,与石膏模型接触紧密。

（六）思考题

（1）简述石膏牙模型的预备方法。

（2）简述上颌中切牙的切缘雕刻技巧。

（七）实验报告与评定

撰写实验报告,完成右上颌中切牙的蜡牙冠雕刻。

实验八　滴蜡塑形(2 学时)

（一）目的和要求

（1）通过后牙的滴蜡塑形,进一步掌握各类牙的解剖形态。

（2）熟悉各类牙滴蜡塑形的方法和步骤。

（3）熟悉各类塑形工具的使用方法。

（4）了解嵌体蜡的性能及使用方法。

（二）实验内容

上颌第一磨牙的滴蜡塑形。

（三）实验器械

滴蜡器、刮刀、软毛刷、煤气灯或酒精灯或能控温的浸蜡器等、石膏牙模型、红蜡片、嵌体蜡、红蓝铅笔、酒精灯、雕刻刀、蜡成型器、蜡勺、酒精、蜡型分离剂、酒精喷灯、棉花、手术刀片等。

（四）方法和步骤

1. 堆蜡温度控制及基本训练

1）堆蜡温度控制　将滴蜡器在火焰上加热,黏上蜡后再放到火焰上,获得一定的温度。合适的温度:蜡在滴蜡器尖端形成小蜡滴,当滴蜡器尖端接触到待滴点时,蜡可以流下去而且当滴蜡器尖端移动时,蜡滴还会被适当拉伸变形,如果温度过高,蜡会不受控制地从滴蜡器上流下;如果温度过低,则蜡不会融化或滴下来。

2）基本训练

（1）线状堆蜡练习　将滴蜡器放在火焰上加热,蘸上适量的蜡,在纸板或玻璃板上滴蜡成三角形、圆形、曲线等形态,以便在牙根上形成缘、沟、嵴。

（2）直立堆练习　将滴蜡器放在火焰上加热,灌上适量的蜡液,然后将滴蜡器竖直,使蜡液缓缓地往尖端流成水滴状,此时立刻置于纸板或玻璃板上,同时在蜡凝固前轻轻做小圆圈提升运动,形成类似牙尖的锥体形蜡堆。

2. 模型预备　进行上颌第一磨牙的牙体预备,并按要求制作可摘代型,涂布表面封闭硬化剂增加代模强度,再涂布间隙保持器,待干后再涂分离剂。

3. 上颌第一磨牙滴蜡塑形

（1）加蜡　把已预备的代模用浸蜡法或滴蜡法均匀地加蜡,形成内层蜡冠,通常厚度为0.3～0.5 mm。

（2）轴面塑形　用嵌体蜡从颊轴线角、舌轴线角、近远中边缘嵴添加蜡,然后形成轴面和邻面,以达到恢复与邻牙协调的外形突度、邻接关系以及外展隙,修整外形及颈缘。注意:颊面的外形高点在颈1/3处,舌面的外形高点在中 1/3处,并确定牙尖、边缘嵴、三角嵴的位置

（图1-8-1）。

（3）牙尖　在已确定的牙尖位置上，用嵌体蜡直立法堆出形似圆锥体的牙尖，分别按近中颊尖、远中颊尖、近中舌尖、远中舌尖滴堆，堆完后用对颌模型确定咬合高度与平衡性，添加或修整多余部分完成牙尖的形态。注意：牙尖的大小及高低应有区别，位置正确（图1-8-2）。

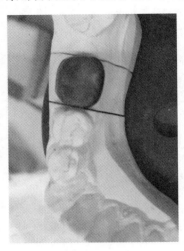

图1-8-1　确定牙尖、边缘嵴、三角嵴的位置

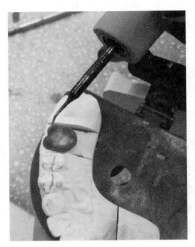

图1-8-2　滴加牙尖

（4）边缘嵴　同上颌第一前磨牙，沿所确定的边缘嵴的位置，从近中颊尖的近中边缘嵴开始，按近中、舌侧、远中、远中颊侧边缘加蜡，最终连接并形成𬌗缘，再参考同名牙边缘嵴特点修正完成其外形。

（5）三角嵴　按同名牙颊舌尖三角嵴的高度、方向和形态，结合已形成的牙尖、边缘嵴，从尖顶开始沿确定的三角嵴方向和位置向窝的方向滴蜡，形成三角嵴，添加或修整多余部分，完成三角嵴和斜嵴的形态，并进一步修整形成𬌗面呈斜方形（图1-8-3）。

（6）窝和沟　加热滴蜡器并蘸取少量蜡，使其缓缓滴流到窝、沟的正确位置，形成近中窝和远中窝，参照同名牙窝、沟的方向，修整完成颊沟、远舌沟、近中沟和远中沟的外形，完成沟的雕塑（图1-8-4）。

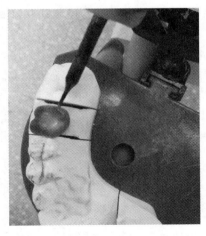

图1-8-3　滴加边缘嵴、三角嵴、斜嵴

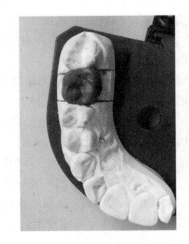

图1-8-4　形成窝沟

（7）修整外形　参照同名牙的形态特点用嵌体蜡滴加，完成各面的外形堆塑，再用雕刻刀修整形态，使其完全符合该牙的解剖特点。

（8）颈缘修整　将蜡型边缘2 mm用手术刀削去，然后用边缘蜡重新恢复边缘外形，同时可以用手指加压。取出,检查其是否完整,如有裂纹或缺损,将蜡定型后软化修整。取出后邻面接触点区追加少量蜡。

（9）修整完成　参照对侧同名牙的形态特点,反复检查修整,使其完全符合该牙的解剖特点,并与对颌石膏模型的咬合关系紧密,无咬合高点,近远中邻接点位置正确。取出蜡型,检查各面是否光滑,是否与牙体组织密合。最后完成各面的外形雕刻,并吹光(图1-8-5)。

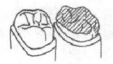

图 1-8-5　精修完成

（五）注意事项

（1）提前预备好牙体模型,熟悉各牙的解剖形态,并结合图谱熟悉实验步骤,学习使用滴蜡及雕刻工具。

（2）注意滴蜡器的加热,控制加热时间,注意用刀的方向和力的大小,以免在修形时造成蜡型移动、变形、脱落。

（3）取出蜡型时,要顺势戴入相反方向,以避免折断;拿捏时切勿用力,取出后可浸泡在清水中。

（4）蜡牙冠完成后用酒精喷灯吹光时,火焰不能太靠近蜡牙冠,否则将会因为过高的温度而导致蜡牙冠的融化。

（5）完成后的牙冠形态应与前后邻牙、对侧同名牙相协调,与对颌牙无咬合高点。

（六）思考题

（1）简述𬌗面滴蜡堆塑的要点。

（2）简述上颌第一磨牙的解剖特点及塑形技巧。

（七）实验报告与评定

撰写实验报告,完成上颌第一磨牙的堆塑。

实验九　上下颌骨及相关颅骨标本观察(4学时)

（一）目的和要求

（1）掌握上下颌骨、颧骨的外形、结构特点,表面重要解剖标志的位置,了解其临床意义。

（2）掌握颅底骨结构特点、内容及临床意义。

（3）掌握颞下颌关节的组成,各部分的结构特点以及主要作用。

（二）实验内容

（1）观察上颌骨的形态结构特征。

（2）观察下颌骨的形态结构特征。

（3）观察颞下颌关节相关结构及其关节负重面的所在位置。

（4）观察颅底有关解剖结构的位置、内容及临床意义。

（三）实验器械

口腔解剖生理学挂图、照片、上颌骨、下颌骨以及颞下颌关节的尸体标本和模型、腭骨、蝶骨及颞骨的尸体标本或模型。

（四）方法和步骤

巩固上、下颌骨及相关的颅骨解剖知识,分组对尸体标本和模型进行观察。

（1）观察上颌骨的形态结构，理解其临床意义。观察上颌体的四个面、上颌窦的形态位置，明确上颌骨额突、颧突、腭突牙槽突的位置，明确眶下孔、眶下缘、眶下沟、眶下裂、眶下管、尖牙窝、颧牙槽嵴、上颌结节、后上牙槽孔、鼻道、翼腭管、腭大孔、切牙孔、鼻腭孔、切牙管、腭中缝、牙槽嵴、牙槽间隔、牙根间隔的位置，并了解其走行以及内容物，结合临床解剖标志及临床意义记忆。

（2）观察下颌骨的形态结构，理解其临床意义。观察颏隆凸、颏结节、外斜线、颏孔、上颏棘、下颏棘、二腹肌窝、内斜线、舌下腺窝、下颌下腺窝、咬肌粗隆、下颌角、翼肌粗隆、下颌孔、下颌小舌、下颌舌骨沟、下颌下缘、喙突、髁突及前后斜面髁突颈部、乙状切迹、关节翼肌窝、牙槽缘、下颌切迹、下颌隆凸磨牙后三角的位置，观察下颌管的位置，并了解其走行以及内容物，结合临床解剖标志及临床意义记忆。观察下颌骨薄弱部位：正中联合、颏孔区、下颌角以及髁突颈部的位置。

（3）观察颞下颌关节的结构。关节窝、髁突、关节盘、关节腔及关节韧带，熟悉其临床意义，观察颞下颌关节负重面的所在位置。

（4）观察颅底有关解剖结构的位置，了解其内容物及临床意义。观察翼突、翼内板、翼外板、翼切迹、锥突、翼突窝、翼突钩、翼突上颌裂、颞下嵴、翼腭窝、圆孔、卵圆孔、棘孔、眶下裂、破裂孔、内耳门、颈静脉孔、舌下神经管、茎突、茎乳突、颞下颌关节窝、乳突、乳突切迹。

（五）注意事项

（1）按照一定顺序观察模型，注意勿损伤模型。

（2）注意区分骨性隆突及凹陷，并联系相关解剖意义加强记忆。

（3）仔细观察后可描绘各颌骨的形态并标记其走行和内容物。

（六）思考题

（1）简述上颌骨各面的主要结构。

（2）简述下颌骨的结构特点及其与周围骨的关系。

（3）简述颞下颌关节的组成部分及临床意义。

（七）实验报告与评定

撰写实验报告，可适当描绘各颅骨形态。

实验十　颌面部浅层结构、腮腺及面神经解剖关系（2 学时）

（一）目的和要求

（1）掌握面部主要表情肌的位置、分布特点，了解其附着部位及临床意义。

（2）掌握面部动静脉的走行，了解其分布范围。

（3）重点掌握面神经和其分支、走行及分布，观察面神经与腮腺的关系。

（二）实验内容

（1）观察颌面部主要表情肌位置及附着特点。

（2）观察面部面动脉、面静脉的走行及分支。

（3）观察腮腺位置、解剖层次、内容物及外形。

（4）观察面神经主干、分支及出腮腺时的位置。

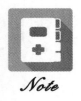

（三）实验器械

头颈部尸体标本、教材及相关图谱及标本、面部表情肌、面动脉及面静脉、面神经、腮腺及腮腺导管、下颌后静脉。

（四）方法和步骤

1. 面部表情肌观察 观察面部表情肌的走行、位置。在口角周围注意口轮匝肌纤维及颊肌的走行方向,观察口周肌群上组(笑肌、颧大肌、颧小肌、提上唇肌、提上唇鼻翼肌和提口角肌)口周肌群下组(降口角肌、降下唇肌、颏肌)的起止(结合标本和图片)。

2. 面动脉及面静脉观察 在咬肌前下角,自后向前可分离出面静脉和面动脉。注意面神经下颌缘支在其浅面越过。结合标本观察血管走行。在口角水平,注意面动脉在口角上方和平口角处分别发出上、下唇动脉。结合标本观察血管吻合和走行于唇黏膜下组织时的位置。将丰富的口唇血管与伤口愈合、手术和侧支循环上的意义联系起来。结合观察标本,注意面静脉有一支穿颊脂体与翼静脉丛相通。联系面部感染的蔓延,如危险三角区等。

3. 面神经与腮腺的观察

(1) 腮腺的观察 在体表投影为腮腺前缘的位置上,也就是在耳垂(或耳屏)至鼻翼与口角间中点连线的中 1/3 段上找出腮腺导管(开口于上颌第二磨牙牙冠颊面相对的颊黏膜上),注意导管穿入颊肌的角度以及腮腺管上下方的重要结构,联系临床意义。

(2) 面神经主干在腮腺内的分支 面神经进入腮腺后,在腮腺深、浅两叶之间前经颈外动脉和下颌后静脉外侧,走行一段后分叉,沿腮腺前缘相当于腮腺导管的平面向上、下寻找面神经分支,在导管上、下方咬肌表面找出面神经的上、下颊支;在腮腺前上缘、沿颧弓下缘找出面神经颧支;在腮腺上缘和耳屏前 1.5 cm 处寻找面神经颞支;在下颌骨下缘的咬肌前下角处找到面神经下颌缘支;自腮腺下端寻找颈支。注意面神经主干与下颌后静脉、颈外动脉在腮腺内的排列关系。

（五）注意事项

(1) 按照一定顺序观察标本,注意勿损伤组织。

(2) 注意区分各肌肉、神经、血管的走行及起止,并联系相关解剖意义加强记忆。

(3) 仔细观察后可描绘各肌肉、神经、血管的走行。

(4) 描绘腮腺与面神经的关系图。

（六）思考题

(1) 简述面部表情肌的分布及其功能。

(2) 简述面动脉及面静脉在面部的走行,与面神经下颌缘支的关系。

(3) 描绘腮腺与面神经的关系。

（七）实验报告与评定

撰写实验报告,可适当描绘各结构走行。

实验十一 口腔局部解剖结构、颞下颌关节解剖结构(2 学时)

（一）目的和要求

(1) 掌握口腔中唇、舌和腭等器官表面解剖标志的识别。

(2) 掌握口腔颌面部表面解剖标志的识别和测量点定位。

（3）掌握颞下颌关节的解剖特点,毗邻关系及其临床意义。

（二）实验内容

（1）观察软腭肌肉标本。

（2）观察舌的剖面标本。

（3）观察颞下颌关节的标本。

（4）观察舌下腺、下颌下腺的位置。

（三）实验器械

头颈部尸体标本、教材及相关图谱及标本、组织解剖模型。

（四）方法和步骤

1. 观察口腔局部解剖标志

（1）观察颌面部的解剖标志 确认下列结构:鼻根、鼻尖、鼻背、鼻底、鼻孔、鼻小柱、鼻翼、鼻面沟、唇面沟、鼻唇沟、口裂、口角颏唇沟、眉间点、鼻下点、颏前点、颏下点、耳屏、眶下孔和颏孔等。讨论口腔颌面部解剖标志与口腔颌面外科手术的相关性。

（2）观察口腔的解剖标志 确认下列结构:口腔前庭沟、上下唇系带、颊系带、腮腺导管乳头、磨牙后三角、磨牙后垫、翼下颌皱襞、颊脂垫尖。

（3）观察唇的解剖标志 确认唇的境界、上唇、下唇、红唇、红唇缘、唇弓、唇峰、唇珠、人中、人中穴和人中嵴等。讨论唇部解剖标志与口腔颌面外科手术的相关性。

（4）观察舌的解剖标志 确认舌背、舌根、界沟、舌盲孔、舌尖、舌腹、舌系带、伞襞、丝状乳头菌状乳头、轮廓乳头和叶状乳头等。讨论舌系带的临床意义。

（5）观察腭的解剖标志 确认硬腭、腭中缝、切牙乳头、腭皱襞、上颌硬区、上颌隆凸、腭大孔、翼钩、软腭、腭凹、腭帆、腭垂、腭舌弓、腭咽弓、咽门。

（6）观察舌下区的解剖标志 明确舌下区的境界,确认以下结构:舌下阜和舌下襞等。观察舌下区重要结构:舌下腺、下颌下腺导管、舌神经、舌下神经、舌动脉,观察其排列顺序及走行关系。

2. 观察颞下颌关节 观察颞下颌关节以下结构:颞下颌韧带和关节囊,在其上做 T 形切割,髁状突,识别关节盘外侧面,结合标本观察关节囊、关节盘、上下关节腔的结构特点及其附丽、关节韧带等。观察颞下颌关节与腮腺、面神经颞面支、颞支、外耳道、中耳、翼外肌的毗邻关系。

（五）注意事项

（1）按照一定顺序观察标本,注意勿损伤组织。

（2）注意各表面解剖标志的特点并联系相关临床意义加强记忆。

（六）思考题

（1）简述舌下区的境界、层次内容、交通、舌下腺及导管结构特点。

（2）仔细观察模型及标本,描绘舌下腺与下颌下腺导管、舌神经、舌下神经及舌下动脉的毗邻关系。

（3）抢救昏迷患者时,口腔颌面部常用的按压穴位有哪些? 应该如何正确取穴?

（七）实验报告与评定

撰写实验报告,可适当描绘口腔局部解剖标志。

（曾晓莉）

第二章　口腔组织病理学实验教程

口腔组织病理学是口腔医学课程中的重要基础学科之一，是口腔专业临床与基础医学之间的桥梁课，它在口腔医学教育中占有重要地位。除了理论课的学习之外，实验课的学习也尤为重要。在实验课中通过对正常和病理状态下组织或器官进行大体形态、光学显微镜、模型、图谱等观察，可增强学习者的感官印象，加深对理论知识的理解和验证，从而达到对理论知识的掌握及培养学生分析问题和解决问题的能力的目的。当然，随着科技水平的日新月异，上述口腔组织病理学的实验方法只是最基本的学习和研究手段，电子显微镜技术、组织化学技术、免疫学技术、分子生物学技术等都已用于口腔组织病理学的研究之中，它们将对口腔组织病理学的发展起到巨大的推动作用。

在口腔组织病理学实验课的学习中，应特别注意以下关系：①局部和整体的关系：在实验课上观察的切片是某种口腔组织或器官的一部分，但有时并不能代表此组织或器官的全貌，如一张取自部分多形性腺瘤的切片，镜下可见肿瘤有被膜，但这并不代表整个肿瘤被膜完整。②形态与功能的关系：组织的形态结构是功能活动的物质基础，而功能状态也能对形态结构产生影响。在观察过程中通过形态联系其功能可以增强学习兴趣和效果。③理论和实践的关系：通过实验可以进一步验证理论课知识，加深对理论知识的理解，同时注意理论对实践的指导作用，如釉柱排列方向与牙体备洞的关系。

为了取得理想的实验效果，每次实验课后都必须完成课堂作业，主要是绘制组织切片的镜下图，应绘在实验报告纸上，并标出镜下结构的名称。通过实验作业，可以培养学生严格的科学态度、实事求是的科学工作作风，同时也可使教师了解学生掌握实验内容、基本理论和基本知识的程度，便于教师及时发现教学过程中存在的问题，进行辅导。因各院校的实际条件有所不同，可根据人才培养方案以及专业课程教学的要求，对本章节的内容、学时、方法等进行调整。

实验一　釉质（2 学时）

（一）目的和要求

（1）掌握釉质在牙体组织中的分布部位、厚度、表面形态结构；牙釉质磨片的各种断面，牙釉质磨片在光学显微镜下的组织结构。

（2）熟悉釉质生长线、釉板、釉丛、釉梭的成因。

（3）了解釉质的超微结构及临床意义。

（二）实验内容

（1）观察釉质的纵断磨片、横断磨片。

（2）观察釉质图谱。

Note

31

（三）实验器材

光学显微镜、前牙及后牙的釉质纵断磨片、牙齿横断磨片、牙体组织图谱。

（四）方法和步骤

1. 前牙及后牙的釉质纵断磨片（图 2-1-1）

（1）肉眼观察　磨片中央为牙髓腔，在牙髓腔外面为牙本质，冠部牙本质外覆盖着釉质。釉质在牙体组织的分布部位、厚度及表面形态。注意釉质与其他牙体组织的关系。

（2）低倍镜观察　釉质生长线，呈棕褐色条纹，在牙尖处呈环行排列包绕牙尖，在接近牙颈处渐呈斜行线直达釉质表面；后牙窝沟形态；釉牙本质界，呈扇状弧线连接而成，其扇状的凹面向着牙本质；釉板形态及贯穿深度。

（3）高倍镜观察　①观察釉柱。釉柱，呈柱状，从釉牙本质界呈放射状伸向表面；在牙颈部，釉柱几乎成水平状态；在窝沟处，釉柱从釉牙本质界向窝沟底部集中；在牙尖处，釉柱自釉牙本质界向表面放射。釉柱横纹，每一根釉柱的纵剖面上都可见到有规律间隔的横纹，横纹之间的距离约为 4 μm。直釉、绞釉，釉柱自釉牙本质界至牙表面的行程并不完全呈直线，近表面1/3 较直，而内 2/3 弯曲。②观察釉板的结构、釉梭的形态。

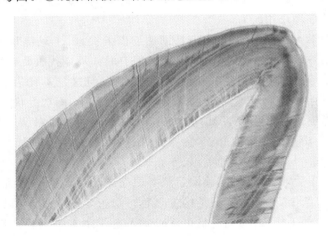

图 2-1-1　釉质纵断磨片

2. 釉质横断磨片（图 2-1-2）

（1）低倍镜观察　釉质生长线，呈同心环状排列；釉板，为釉质钙化较差、含有机质较多的部分，由釉质表面伸入，直达釉牙本质界，有些甚至伸入牙本质，呈裂隙状，灰褐色；釉丛，呈扇状，形状好似一丛草，从釉牙本质界伸入釉质 1/5～1/4 处，是钙化较差的釉柱；釉梭，牙尖部多见，呈纺锤状，黑色，从釉牙本质界伸向釉质内。

（2）高倍镜观察　釉柱横剖面的形态特点（呈鱼鳞状）；釉柱、釉板、釉丛、釉梭的形态。

3. 图谱　观察釉质超微结构图谱。

（五）思考题

（1）釉柱的形态、走行方向及其意义。

（2）釉质中有机物含量较多的区域有哪些？各有何形态特点？

（六）实验报告与评定

（1）在釉质纵断面低倍镜及横断面高倍镜下绘图。

（2）评定学生对牙釉质磨片在光学显微镜下的组织结构的掌握程度。

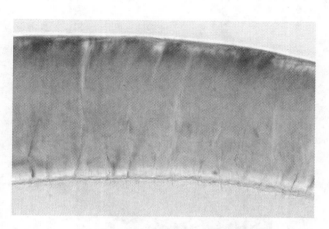

图 2-1-2 釉质横断磨片

实验二 牙本质、牙骨质、牙髓(2 学时)

（一）目的和要求

（1）掌握牙本质、牙骨质、牙髓的组织学结构；牙本质的反应性变化。

（2）熟悉牙本质的超微结构。

（3）了解牙本质、牙骨质、牙髓的理化特性和临床意义。

（二）实验内容

（1）观察牙齿纵断、横断磨片。

（2）观察牙体组织切片。

（3）观察牙本质、牙髓组织学图谱。

（4）观察示教片（牙髓嗜银染色切片）。

（三）实验器材

光学显微镜、牙体组织纵断及横断磨片、牙体组织切片、牙髓 HE 和嗜银染色切片、牙体组织学图谱。

（四）方法和步骤

1. 前牙和后牙纵断磨片（图 2-2-1）

（1）肉眼观察 磨片中央为牙髓腔，在牙髓腔外面为牙本质，牙本质的冠部覆盖釉质，牙本质的根部覆盖着牙骨质，注意牙本质的厚度。

（2）低倍镜观察 釉牙本质界；牙本质小管及其走行方向；球间牙本质、继发性牙本质、修复性牙本质、牙本质死区、托姆氏粒层等的分布位置及形态；牙本质层板；细胞性牙骨质和无细胞性牙骨质的分布特点；釉牙骨质界的形态并注意牙骨质与牙釉质的连接特点；部分牙齿可观察到牙本质生长线。

（3）高倍镜观察 牙本质小管形态及方向；球间牙本质、修复性牙本质的形态；牙骨质层板、牙骨质陷窝及小管的形态和分布特点。

2. 牙齿横断磨片

（1）低倍镜观察 牙本质小管及釉牙本质界，牙本质生长线的形态及走行特点。

Note

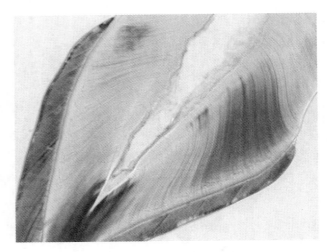

图 2-2-1　牙本质纵断磨片

（2）高倍镜观察　牙本质小管、球间牙本质、牙本质小管横断时的管间牙本质和管周牙本质。

3. 牙体组织脱钙切片

（1）低倍镜观察　釉质是否存在；牙本质生长线、球间牙本质、牙本质小管、继发性牙本质、前期牙本质的分布及形态；髓室、髓角、根管的形态；成牙本质细胞、牙髓细胞的分布，牙髓的血管；牙骨质层板及细胞。

（2）高倍镜观察　牙本质小管及其方向；球间牙本质、继发性牙本质、前期牙本质的部位及形态；成牙本质细胞的分布和形态；牙髓细胞的分布和形态；牙髓中血管和神经的分布；牙骨质层板及细胞。

4. 图谱　观察牙本质、牙骨质、牙髓组织学图谱。

5. 示教　牙髓嗜银染色切片。

（五）思考题

（1）解释下列名词：球间牙本质、前期牙本质、修复性牙本质、继发性牙本质、管间牙本质、罩牙本质、透明牙本质、（牙本质）透明层、托姆斯颗粒层、死区。

（2）简述牙髓神经分布特点及其临床意义。

（六）实验报告与评定

（1）在牙本质纵断磨片低倍镜下绘图。

（2）评定学生对球间牙本质、修复性牙本质等概念掌握的程度。

实验三　牙周组织(2 学时)

（一）目的和要求

（1）掌握：牙龈的组织结构特点；牙龈和牙体附着的关系；牙周膜主纤维束排列及走行特点。

（2）熟悉：牙龈纤维束的排列及走行方向；龈谷的结构特点；牙周膜中各种细胞的分布及形态；固有牙槽骨的形态；骨新生和骨吸收的形态特点。

(3) 了解牙龈、牙周膜的生物学特性。

（二）实验内容

(1) 观察前牙唇舌向牙体、牙周组织切片。

(2) 观察磨牙近远中向牙体、牙周组织切片。

(3) 观察牙周组织图谱。

（三）实验器材

光学显微镜、牙体、牙周组织联合切片、牙周组织图谱。

（四）方法和步骤

1. 前牙唇舌向牙体、牙周组织切片

(1) 肉眼观察　龈沟的位置,牙周膜的厚度,固有牙槽骨的位置。

(2) 低倍镜观察　牙龈上皮的分布;龈沟底的位置;牙龈及牙周膜主纤维束的排列和分布方向,注意有无越隔纤维;固有牙槽骨中的束状骨、层状骨及哈弗系统的结构;牙周上皮剩余的形态。

(3) 高倍镜观察　牙龈上皮、沟内上皮、结合上皮,注意这三者结构特点的不同;牙周上皮剩余的形态;各组牙周膜纤维,包括牙槽嵴组、水平组、斜行组、根尖组;牙周膜中的其他细胞成分如成纤维细胞、成牙骨质细胞等;固有牙槽骨中的穿通纤维及束状骨的形态,有无牙槽骨的新生组织及吸收组织。

2. 磨牙近远中向牙体、牙周组织切片

(1) 肉眼观察　牙周膜的位置、牙槽嵴与越隔纤维、牙槽骨的轮廓。

(2) 低倍镜和高倍镜观察　越隔纤维和牙周膜纤维的根间组,其他组纤维同前牙唇舌向切片。

3. 图谱　观察牙周组织图谱。

（五）思考题

(1) 牙龈、牙周膜各有哪几组主纤维束? 名称及功能是什么?

(2) 结合上皮的形态特点及其与牙齿结合的方式是什么? 有何临床意义?

(3) 简述牙周膜中的细胞种类及其功能。

(4) 简述龈谷的所在部位及其病理意义。

（六）实验报告与评定

(1) 在牙周组织镜下绘制结构综合示意图。

(2) 评定学生对牙龈的组织结构特点的掌握程度。

实验四　口腔黏膜、唾液腺及颌面部发育(2 学时)

（一）目的和要求

(1) 掌握口腔黏膜及唾液腺的基本组织学结构;被覆黏膜、咀嚼黏膜和特殊黏膜的结构特点;各种腺泡和导管的结构特点;颌面部常见的发育畸形的发生背景。

(2) 熟悉口腔黏膜的功能;各大小唾液腺组织结构的特点。

(3) 了解唾液腺的功能;面部、腭、舌的发育过程。

（二）实验内容

（1）观察唇、舌、腭等口腔黏膜切片。

（2）观察腮腺、颌下腺切片。

（3）观察口腔黏膜和唾液腺的组织学图谱。

（4）观察口腔颌面部发育模型、发育异常的图片。

（三）实验器材

光学显微镜，口腔黏膜及唾液腺组织切片，口腔黏膜、唾液腺组织图谱，口腔颌面部发育及发育异常图片。

（四）方法和步骤

1. 唇黏膜切片（图 2-4-1）

（1）皮肤　观察皮肤表皮的细胞层次，真皮的乳头层和网状层，皮下组织及皮肤附属器的分布。

（2）唇红部　唇红的上皮有角化，固有层乳头狭长，几乎达上皮表面，乳头中含许多毛细血管祥。注意唇红与皮肤的过渡，其黏膜下层无小唾液腺或皮肤附属器。

（3）唇黏膜　上皮为无角化复层鳞状上皮，中间层较厚，黏膜下层含小唾液腺。

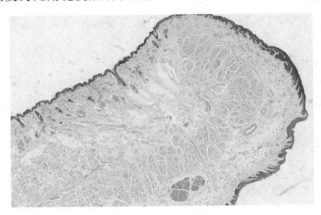

图 2-4-1　唇黏膜

2. 软硬腭黏膜切片（图 2-4-2）

观察软硬腭组织学上的异同点（角化层、上皮钉突、固有层及黏膜下层），注意咀嚼黏膜与被覆黏膜之间的区别。

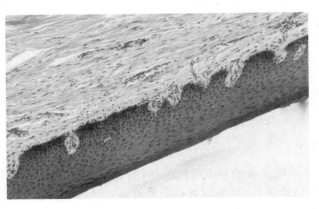

图 2-4-2　硬腭黏膜

3. 舌背黏膜切片

（1）舌背黏膜上皮 注意上皮为复层鳞状上皮，有无角化，有无黏膜下层，丝状乳头和菌状乳头的形态特点。

（2）轮廓乳头 该乳头的形态特点，环形沟，味蕾，味腺的开口及味腺的形态、腺泡性质及分布位置。

4. 腮腺切片 低倍镜观察腺小叶轮廓，腺泡和导管的分布；高倍镜观察腺泡的结构、形态特点，腺泡细胞（浆液细胞）的形态，胞浆内有无分泌颗粒，闰管、分泌管及小叶间排泄管的组织结构。

5. 下颌下腺切片 低倍镜观察腺小叶，腺泡和导管的分布；高倍镜观察腺泡、导管的结构，注意腺泡的种类，混合性腺泡主要由何种腺泡细胞构成，半月板由何种腺泡细胞构成，半月板的形态特点及位置。

6. 其他 观察口腔黏膜和唾液腺的组织学图谱。观察口腔颌面部发育模型、发育异常的图片。

（五）思考题

（1）简述口腔上皮细胞的种类及部位分布、排列特点。

（2）简述口腔黏膜的功能。

（3）口腔黏膜与皮肤在组织学结构上有何区别？

（4）简述唾液腺肌上皮细胞的形态特点及功能。

（5）唾液腺导管系统的构成及功能如何？

（6）颌面部常见发育畸形有哪些，其形成背景如何？

（六）实验报告与评定

（1）绘唇或腭黏膜高倍镜下图。

（2）评定唾液腺腺泡的基本结构、腺泡的种类及分泌物的性质掌握程度。

实验五 牙齿发育（2 学时）

（一）目的和要求

（1）掌握牙齿发育的全过程，牙齿发育的蕾状期、帽状期和钟状期形态分化和细胞分化特征。

（2）熟悉牙齿发育早期原发性上皮板的形态。

（3）了解乳牙、恒牙替换及牙齿萌出的次序和时间。

（二）实验内容

（1）观察牙齿发育模型。

（2）观察牙齿发育各阶段切片。

（3）观察牙齿发育图谱。

（4）观察示教牙根发育切片。

（三）实验器材

光学显微镜、牙齿发育切片、牙根发育切片、牙齿发育模型、牙齿发育图谱。

（四）方法和步骤

1. 牙齿发育的早期征象（原发性上皮板，人胚第 5 周）（图 2-5-1）

（1）低倍镜观察　观察原发性上皮板的部位、形态、上皮的特点及其与其他部位口腔黏膜的关系。

（2）高倍镜观察　原发性上皮板处上皮细胞的层次、细胞形态及排列密度，注意上皮板下方的结缔组织有何变化。

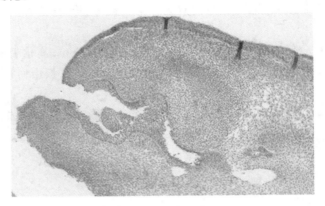

图 2-5-1　原发性上皮板

2. 牙齿发育的蕾状期切片（图 2-5-2）

（1）低倍镜观察蕾状期成釉器的外形似花蕾，注意成釉器深面结缔组织的变化，成釉器与牙板及口腔黏膜的关系。

（2）高倍镜观察蕾状期成釉器的细胞形态，细胞分裂情况，深面结缔组织细胞有无排列上的变化。

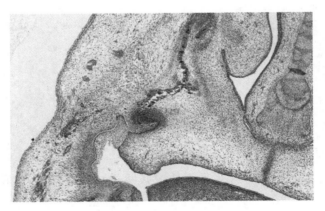

图 2-5-2　蕾状期成釉器

3. 牙胚帽状期切片（图 2-5-3）

（1）低倍镜观察　成釉器的形态如帽子，牙齿胚胎发育的各部分如牙板、成釉器、牙乳头、牙囊的特点，牙胚与周围组织的关系等。

（2）高倍镜观察　成釉器的形态及构成，外釉上皮、内釉上皮、星网状层的位置及细胞形态；牙乳头的位置及细胞构成、细胞形态特点、纤维成分的多少等；牙囊的位置及形态特点。注意在牙发育的这一阶段，已能见到形成牙及其支持组织的成分。成釉器、牙乳头和牙囊共同形成牙胚。

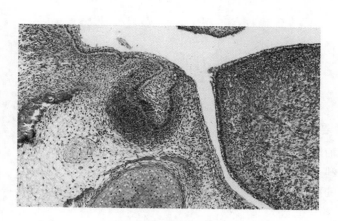

图 2-5-3　帽状期成釉器

4. 牙胚钟状期或牙齿硬组织形成早期切片（图 2-5-4）

（1）低倍镜观察　成釉器的形态、内釉上皮（或成釉细胞）的排列及形态、外釉上皮的排列、星网状层细胞、牙乳头（注意其中的血管及纤维）、牙囊。如观察的切片为乳牙胚，注意观察恒牙胚的位置及其与乳牙胚的关系；如观察的切片为牙齿硬组织形成期，则注意观察牙釉质基质、牙本质基质、前期牙本质特点。

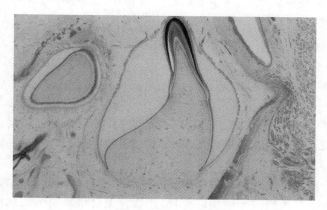

图 2-5-4　钟状期成釉器

（2）高倍镜观察　先观察构成成釉器的内釉上皮、外釉上皮、星网状层和中间层分布及细胞形态，如有硬组织形成，再观察成釉细胞的形态、釉质基质的形态；牙乳头的细胞形态特点，硬组织形成者注意观察成牙本质细胞的分布及形态、牙髓的血管及纤维；牙囊的细胞形态；牙板的形态，注意与帽状期牙胚时的牙板比较有无形态变化。

5. 图谱　观察牙齿发育图谱。

6. 示教　牙根发育切片。

（五）思考题

（1）以乳中切牙为例，试述牙齿发育的全过程。

（2）牙胚包括哪几部分，各形成哪种牙体组织？

（六）实验报告与评定

（1）绘唇或腭黏膜高倍镜下图。

（2）评定钟状期成釉器的中间层细胞有哪些功能。

Note

实验六　龋(2 学时)

(一) 目的和要求

(1) 掌握早期釉质龋的病理变化,牙本质龋的病理变化。

(2) 熟悉釉质龋及牙本质龋的病变进展过程。

(3) 了解龋病的病因和发病机制,牙骨质龋,龋病的超微结构变化,龋病的牙髓反应及转归。

(二) 实验内容

(1) 观察早期釉质平滑面龋、窝沟龋磨片。

(2) 观察牙本质龋磨片及切片。

(3) 观察龋病图谱。

(三) 实验器材

光学显微镜、早期釉质龋磨片、牙本质龋磨片及切片、龋病图谱。

(四) 方法和步骤

1. 早期釉质平滑面龋磨片

(1) 肉眼观察　注意龋的位置、外形、颜色。

(2) 低倍镜观察　龋病的轮廓,病损区呈三角形,三角形的基底部向着釉质表面,顶部向着釉牙本质界。

(3) 高倍镜观察　典型病变的体部变化(纹理清楚,较为透明),暗层、表层及透明层的变化。注意有的病变无透明层,有的病变分层不典型,病变中色素沉着的特点。

2. 早期釉质窝沟龋磨片

(1) 肉眼观察　龋的位置、外形、颜色变化。注意牙本质有无改变。

(2) 低倍镜观察　窝沟周围牙釉质的变化,注意有无典型早期釉质龋的变化;釉柱及釉柱横纹、生长线有无变化,有无暗带、透明层,其外形与平滑面龋有何不同(三角形的龋损区,但基底部向着釉牙本质界,顶部围绕着窝沟壁);窝沟底部及深部牙本质有无变化;龋与釉板的关系。

(3) 高倍镜观察　同平滑面龋。

3. 牙本质龋磨片(龋洞形成后磨片)

(1) 肉眼观察　龋洞的形态,龋洞周围牙体组织的颜色改变。

(2) 低倍镜观察　龋洞处牙本质的颜色改变,裂隙形成。观察深部有无透明牙本质形成,髓腔有无修复性牙本质形成。

4. 牙本质龋切片

(1) 低倍镜观察　龋洞的外形,细菌侵入层的病理变化如牙本质小管扩张、串珠样结构、坏死灶的形态,裂隙的方向。

(2) 高倍镜观察　观察扩张牙本质小管中的细菌;牙髓有无变化,有无修复性牙本质的形成,其位置与龋病的关系。

5. 图谱　观察釉质龋和牙本质龋的超微结构图谱(包括扫描电镜和透射电镜照片)。

(五) 思考题

(1) 简述龋病病理变化的临床意义。

（2）简述牙本质龋中透明层形成机制及作用。

（3）简述釉质龋和牙本质龋的超微结构特点。

（六）实验报告与评定

（1）绘早期釉质龋磨片高倍镜图。

（2）评定学生对早期釉质龋的发展过程与镜下所见的关系掌握程度。

实验七　牙髓病、根尖周病（2 学时）

（一）目的和要求

（1）掌握各型牙髓炎和根尖周炎的病理变化。

（2）熟悉牙髓变性和坏死、牙体吸收的病理变化；牙髓病及根尖周病的发展过程。

（3）了解牙髓病及根尖周病的病因和临床表现。

（二）实验内容

（1）观察各型牙髓炎和牙髓变性的切片。

（2）观察各型根尖周炎的切片。

（3）观察牙髓病、根尖周病的病理图谱。

（4）观察示教片。

（三）实验器材

光学显微镜、各型牙髓炎和牙髓变性的切片、各型根尖周炎的切片、牙髓病和根尖周病的病理图谱。

（四）方法和步骤

1. 急性浆液性牙髓炎切片

（1）低倍镜观察　有无牙本质龋，龋洞是否已与牙髓相通，龋洞底部或穿髓孔附近有无修复性牙本质；牙髓中有无炎症细胞浸润，炎症细胞浸润是局部性的还是全部牙髓都有炎症细胞浸润，有无血管扩张、充血。

（2）高倍镜观察　牙本质龋的部位，牙本质小管扩张、裂隙等。牙髓组织炎症的部位及性质，炎症细胞的种类及形态；邻近炎症区的成牙本质细胞有无改变；牙髓与龋洞相对应的部位有无修复性牙本质形成；炎症区的血管及牙髓细胞的改变；根髓有无变化。

2. 急性化脓性牙髓炎切片

镜下观察内容基本同急性浆液性牙髓炎，不同的是牙髓中出现化脓灶。注意观察该部位有大量中性粒白细胞浸润，有时因切片制作时脓液流出而形成空腔。

3. 慢性溃疡性牙髓炎切片

（1）低倍镜观察　牙本质龋已穿髓。注意穿髓孔处有无修复性牙本质，龋洞周围有无牙本质龋的改变；牙髓组织发生了哪些改变，注意观察暴露于穿髓孔处的表面牙髓的形态及深部牙髓组织的病理变化，炎症细胞浸润情况；根髓有无改变。

（2）高倍镜观察　牙髓组织中有无成纤维细胞及毛细血管的增生；炎症细胞的种类及分布特点；穿髓孔附近有无成牙本质细胞的变化，修复性牙本质的形成；根髓有无变性改变。

4. 慢性增生性牙髓炎切片

（1）低倍镜观察　龋洞的大小；牙髓是否已经暴露，暴露牙髓与龋洞的关系，有无牙髓息肉形成。

（2）高倍镜观察　增生牙髓中有无慢性炎症细胞浸润及细胞的种类；有无增生、扩张的毛细血管；增生的牙髓表面有无上皮覆盖；髓室底及根髓有无病理性改变；根尖部有无改变。

5. 慢性化脓性根尖周炎切片

（1）低倍镜观察　有无龋病，牙体组织丧失情况，是否残冠或残根；根尖周围有无炎症细胞浸润；有无瘘管形成及瘘管的开口位置；根尖处牙周膜的厚度有无变化；有无牙槽骨吸收。如标本为上颌磨牙，注意上颌窦与根尖周病变的关系。

（2）高倍镜观察　根尖周围慢性脓肿的位置、形态结构、炎症细胞的种类；脓液排出途径即瘘管的走行及开口，开口处或瘘管内有无上皮覆盖；脓肿周围有无纤维组织增生和包绕；牙周膜中炎症细胞浸润及牙槽骨有无吸收或新生。

6. 根尖肉芽肿切片　镜下观察：根尖附近肉芽肿中有无上皮增生；成纤维细胞增生程度；炎症细胞浸润的种类与分布；血管是否扩张及增生；肉芽肿周围纤维包绕情况；牙周膜与牙槽骨的病理改变。

7. 根尖囊肿切片

（1）低倍镜观察　牙体组织的情况；根尖周围的牙周膜和牙槽骨的病理改变；囊肿的位置及构成特点，有否内容物。

（2）高倍镜观察　囊肿壁的构成（纤维组织囊壁及上皮衬里），注意纤维性囊壁的厚度，内有无炎症细胞浸润，有无胆固醇结晶形成；囊肿内衬上皮的类型，有无增生，有无透明小体形成，上皮的延续性如何；囊腔内容物的特点，有无细胞及细胞种类。

8. 图谱　观察牙髓病、根尖周病的病理图谱。

9. 示教　牙髓空泡性变和钙变切片。

（五）思考题

（1）龋病是怎样发展至根尖周病的？可能有哪些结果？

（2）简述牙髓炎及根尖周炎的组织学分类。

（六）实验报告与评定

（1）绘慢性化脓性根尖周炎或根尖肉芽肿低倍镜下图。

（2）测评学生对根尖脓肿、根尖肉芽肿、根尖囊肿三者的关系掌握程度。

实验八　牙周病(2 学时)

（一）目的和要求

（1）掌握牙周炎的病理变化（牙周袋形成、牙槽骨吸收）。

（2）熟悉边缘性牙龈炎、增生性龈炎的病理变化。

（3）了解牙周组织病的病因、发病机制和临床表现。

（二）实验内容

（1）观察牙龈病切片。

（2）观察牙周炎切片。

（3）观察牙周病病理图谱。

（三）实验器材

光学显微镜、牙体牙周组织联合切片、牙周病病理图谱。

（四）方法和步骤

1. 边缘性龈炎（牙体牙周组织切片）

（1）低倍镜观察　唇侧及舌（颊）侧牙龈炎症的部位及范围；牙龈沟沟内上皮和结合上皮增生情况；结缔组织固有层炎症细胞浸润情况。

（2）高倍镜观察　牙龈沟沟内上皮增生程度，表面上皮是否完整，是否有上皮钉突增生，是否出现网眼状增生，上皮内及网眼内有无炎症细胞浸润，炎症细胞的种类；结合上皮在牙齿组织上附着的位置有无改变，有无钉突增生，上皮内有无炎症细胞浸润；固有层结缔组织的变化，有无炎症细胞浸润及细胞种类，浸润的深度，牙龈中的胶原纤维束有无变化；牙槽嵴顶有无变化。

2. 慢性增生性牙龈炎切片

（1）低倍镜观察　区分牙龈上皮和沟内上皮；牙龈上皮有无点彩，上皮有无增生；沟内上皮形态变化；固有层的病理变化。

（2）高倍镜观察　牙龈上皮和沟内上皮的增生情况，上皮细胞有无核分裂，上皮内炎症细胞浸润情况；结缔组织固有层炎症细胞浸润及细胞种类，结缔组织有无水肿，胶原纤维有无变化。

3. 牙周炎（牙体牙周组织切片）

（1）低倍镜观察　有无牙石及牙石所在部位、范围；牙周袋的深浅；结合上皮的改变；牙周袋周围炎症的范围；牙槽嵴的吸收情况。

（2）高倍镜观察　牙周袋内衬上皮的破坏和增生，钉突延长相互交织成网状，上皮内炎症细胞浸润及种类；结合上皮的附着部位，有无增生，是否出现钉突；上皮深部结缔组织内炎症细胞浸润情况，胶原纤维的变化，炎症细胞浸润范围及炎症细胞的种类、分布；牙槽嵴有无吸收（有无吸收陷窝及骨细胞）；牙周膜厚度有无变化，主纤维束有无破坏。注意炎症区周围有无修复现象，牙周膜中有无变性如出血、钙化等。

4. 图谱　观察牙周病病理图谱。

（五）思考题

（1）牙龈炎与牙周炎有何不同？

（2）慢性牙周炎的基本病理变化是什么？

（六）实验报告与评定

（1）绘慢性牙周炎低倍镜下图。

（2）评定学生从组织病理学的角度叙述慢性牙周炎的发生发展过程、临床症状。

实验九　口腔黏膜病（2 学时）

（一）目的和要求

（1）掌握常见口腔黏膜病如白斑、扁平苔藓、寻常性天疱疮、慢性红斑狼疮的基本病理变化。

（2）熟悉其他常见口腔黏膜病如复发性口腔溃疡的病理变化。

（3）了解常见口腔黏膜病的临床表现。

（二）实验内容

（1）观察常见口腔黏膜病的切片。

（2）观察口腔黏膜病病理图谱。

（3）观察示教片。

（三）实验器材

光学显微镜、口腔黏膜白斑切片、口腔黏膜扁平苔藓切片、寻常性天疱疮切片、慢性盘状红斑狼疮切片、口腔黏膜病图谱。

（四）方法和步骤

1．口腔黏膜白斑（不伴上皮异常增生及伴上皮异常增生）切片

（1）低倍镜观察　上皮表面是否平坦，有无过度角化，是过度正角化还是过度不全角化；粒层细胞是否明显；细胞层次有否增加；棘层是否增生；基底层是否完整；基底膜能否见到；上皮钉突是否延长；固有层有无炎症细胞浸润。

（2）高倍镜观察　角化的性质；颗粒细胞是否明显（透明角质颗粒的多少）；棘细胞有无细胞间桥，细胞大小是否一致；基底细胞有无分裂象及分裂象在上皮中的位置；基底膜是否完整；固有层炎症细胞浸润的范围和细胞种类。注意观察有无上皮异常增生及上皮异常增生的程度。

2．口腔黏膜扁平苔藓切片

（1）低倍镜观察　上皮表面有无过度角化及角化类型；粒层是否明显；棘层是否增生；上皮钉突是否延长；基底细胞是否明显；固有层有无炎症细胞浸润带。

（2）高倍镜观察　基底细胞有无空泡性变，有无液化变性，基底膜是否清楚，上皮内有无炎症细胞浸润；固有层炎症细胞浸润带的细胞种类，近上皮处有无胶样小体，血管有无变化，固有层有无色素。

3．寻常性天疱疮切片

（1）低倍镜观察　组织中有无疱形成，疱的位置在上皮内还是上皮下，疱内有无内容物，疱与周围组织的界线是否清楚；固有层有无变化。

（2）高倍镜观察　棘细胞之间所形成的疱或裂隙所在位置；疱底（近基底膜处）有无基底细胞附着在基底膜上；疱或裂隙与棘细胞的关系如何，周围的棘细胞有无松解，疱或裂隙内有无脱落的棘细胞，形态怎样；固有层有无炎症细胞浸润，炎症细胞的种类是什么。

4．图谱　观察口腔黏膜病病理图谱。

5．示教

（1）白斑癌变切片。

（2）复发性口腔溃疡切片。

（五）思考题

（1）口腔黏膜白斑，扁平苔藓在病理表现上有何异同？

（2）口腔黏膜常见的疱性疾病有哪些？各有哪些病理学特点？

（3）口腔有哪些常见癌前病变？癌前病变的组织学依据是什么？

（六）实验报告与评定

（1）绘白斑伴上皮异常增生高倍镜下图。

（2）评定学生对癌前病变的概念的掌握程度。

实验十　口腔颌面部囊肿（2 学时）

（一）目的和要求

（1）掌握口腔颌面部囊肿的一般病理学特点，常见口腔颌面部囊肿如含牙囊肿、黏液囊肿的病理变化。

（2）熟悉其他口腔颌面部囊肿的病理特点。

（二）实验内容

（1）观察口腔颌面部囊肿大体标本。

（2）观察口腔颌面部囊肿切片。

（3）观察口腔颌面部囊肿病理图谱。

（三）实验器材

光学显微镜、口腔颌面部囊肿大体标本、含牙囊肿切片、黏液囊肿、口腔颌面部囊肿病理图谱。

（四）方法和步骤

1. 含牙囊肿切片 镜下观察：囊壁上皮衬里的上皮类型，上皮的厚度，有无钉突，构成上皮的细胞层次有多少，是否在不同部位有不同上皮类型；结缔组织囊壁部分有无炎症细胞浸润，浸润细胞的种类，近上皮处炎症明显时上皮有无变化。

2. 黏液囊肿切片 镜下观察：组织中有无囊腔形成，是否内含囊液、囊壁及囊液中是否有炎症细胞，囊腔有无上皮衬里，囊肿邻近有无小唾液腺组织，囊壁中血管是否丰富，囊壁上有哪些细胞成分，有无吞噬黏液细胞。

3. 图谱 观察口腔囊肿病理图谱。

（五）思考题

（1）简述口腔颌面部囊肿的一般组织学特征。

（2）简述口腔颌面部囊肿的分类。

（六）实验报告与评定

（1）绘含牙囊肿高倍镜下图。

（2）评定学生对口腔颌面部囊肿的镜下临床病理学特点的掌握情况。

实验十一 口腔肿瘤（2 学时）

（一）目的和要求

（1）掌握常见牙源性肿瘤如成釉细胞瘤、牙源性角化囊性瘤、牙源性腺样瘤的组织学特征；掌握常见唾液腺肿瘤如多形性腺瘤、黏液表皮样癌、腺样囊性癌的组织学特征及口腔其他常见肿瘤如牙龈瘤的组织学特征。

（2）熟悉鳞状细胞癌的组织学特点。

（3）了解口腔常见肿瘤的临床特点、组织学发生及生物学特性。

（二）实验内容

（1）观察口腔常见口腔肿瘤的病理切片。

（2）观察口腔常见肿瘤病理图谱。

（3）观察其他口腔常见肿瘤的示教片。

（三）实验器材

光学显微镜、成釉细胞瘤切片、牙源性角化囊性瘤切片、牙源性腺样瘤切片、唾液腺多形性腺瘤切片、腺样囊性癌切片、黏液表皮样癌切片、牙龈瘤切片、常见口腔肿瘤病理图谱。

（四）方法和步骤

1. 成釉细胞瘤切片(不同组织学类型)

（1）低倍镜观察　肿瘤由上皮性团块或条索构成,其间有多少不等的纤维结缔组织。注意上皮团块或条索的周围细胞形态及排列的方式,中心细胞的形态及排列的方式以及中心细胞的形态学变化如鳞状化生、颗粒细胞变、囊性变等;结缔组织中的变化如囊性变,血管扩张等。

（2）高倍镜观察　肿瘤性上皮团块或条索外周细胞的形态,是否为柱状或立方状,细胞核的位置是否为远离基底膜,中心细胞的形态,有无突起,细胞间距,排列特点,有无鳞状化生或颗粒细胞变,注意颗粒细胞浆颗粒及细胞核的形态及位置,与上皮团块或条索邻近的结缔组织有无均质化,间质中有无炎症细胞浸润,有无血管扩张,有无残留的骨小梁。

2. 牙源性角化囊性瘤切片

（1）低倍镜观察　镜下标本一般是囊肿的一部分囊壁组织。首先观察囊壁有上皮衬里的部分,再观察上皮的厚度,上皮表面是直线形还是波浪状,有无角化,上皮有无钉突;囊壁结缔组织中有无蕾状上皮团及子囊,有无炎症细胞浸润,如果有明显炎症细胞浸润,其上皮的形态与无炎症区上皮有何不同。

（2）高倍镜观察　观察无炎症区囊壁上皮表面有无角化,角化类型,表面有无波浪状表现,有无粒层细胞,棘层是否明显,细胞形态有无变化,基底细胞形态、排列特点,细胞核染色特点,上皮中有无细胞分裂及分裂细胞在上皮中的位置;炎症区上皮延续性有无破坏,上皮及上皮细胞形态有无变化,炎症细胞种类;结缔组织中有无蕾状细胞团,构成蕾状细胞团的细胞形态、排列特点,有无子囊及子囊内衬上皮的特点。

3. 牙源性腺样瘤切片

（1）低倍镜观察　肿瘤由片状排列的上皮细胞构成,注意肿瘤细胞的排列方式的多样性,如腺管状、花瓣状、条索状、团块状等。注意肿瘤细胞之间有无嗜酸性均质物及钙化物沉积;肿瘤间质的多少;肿瘤有无被膜。

（2）高倍镜观察　肿瘤中腺管样结构的形态特点,构成腺管样结构的细胞形态,注意其细胞核的位置,腺管样结构中的腺腔是否为真正的腺腔,内有无分泌物,有无其他组织。其他区域的肿瘤细胞形态及排列特点;注意花瓣样结构中细胞的排列及嗜酸性均质物的分布;肿瘤中的钙化物的形态及染色特点;间质的量及分布。

4. 唾液腺多形性腺瘤切片

（1）低倍镜观察　注意肿瘤的多形性表现,区分上皮成分、黏液样组织及软骨样组织及各种成分的镜下特点。注意上皮成分的细胞肿瘤及排列方式;肿瘤有无被膜,被膜中有无肿瘤细胞生长。

（2）高倍镜观察　肿瘤中上皮成分的形态特点,注意腺管样结构的细胞内层细胞的形态与外层细胞形态的区别,导管结构以外的细胞(肌上皮细胞)形态特点及细胞排列方式;导管细胞及肌上皮细胞有无鳞状化生;黏液样组织及软骨样组织的形态特点及二者的区别;肿瘤间质的组织类型;肿瘤被膜中有无肿瘤细胞生长。

5. 黏液表皮样癌切片(高分化或中分化)

（1）低倍镜观察　观察肿瘤范围,有无被膜;肿瘤细胞排列方式,注意肿瘤细胞团块中有无囊腔样结构,囊腔内面有无细胞衬里,囊腔内有无肿瘤细胞构成的乳头样结构突入腔内,细胞形态如何;肿瘤的生长方式如何,肿瘤间质的多少。

（2）高倍镜观察　观察囊腔样结构,囊腔的大小,内衬黏液细胞的形态,胞浆是否丰富,染色是否透明,胞核的位置、形态;囊腔内壁有无乳头突入囊腔,乳头表面衬覆的肿瘤细胞的层次和形态,囊腔内有无黏液样物质及脱落的肿瘤细胞,观察囊腔外围的肿瘤细胞如表皮样细胞的形态及排列,在可能的情况下分辨中间细胞。根据细胞成分及形态确定肿瘤的分化程度。

6. 腺样囊性癌切片

(1)低倍镜观察 肿瘤有无被膜,肿瘤组织的生长方式,有无浸润神经,肿瘤细胞的排列方式(筛孔状,条索状,腺管状或实性型),间质的多少。

(2)高倍镜观察 筛孔状结构的细胞形态特点,筛孔内容物的结构,注意筛孔之间有无小导管样结构,管状结构的内层细胞与外层细胞形态有何不同;浸润神经的肿瘤细胞的形态及排列特点;肿瘤中有无实性团块,团块中心有无坏死。注意肿瘤细胞有无异型性,核分裂是否常见。

7. 牙龈瘤切片

(1)低倍镜观察 肿物表面上皮是否完整,有无溃疡,肿物内主要组织成分如何(肉芽组织性,纤维性,血管性),组织间有无炎症细胞浸润。

(2)高倍镜观察 肿物组织中的肉芽组织(增生的毛细血管,成纤维细胞)或纤维组织的形态特点,血管是否丰富,炎症细胞的种类及分布;表面上皮有无增生。根据切片确定牙龈瘤的组织类型。

8. 图谱 观察口腔常见肿瘤的病理图谱。

9. 示教 腺淋巴瘤切片。

(五)思考题

(1)什么是成釉细胞瘤的基本组织学类型?在此基础上可能有哪些变异?

(2)简述牙源性肿瘤的组织学发生与牙齿发育的关系。

(3)牙源性腺样瘤的组织学特点如何?

(4)试述各种牙源性肿瘤的生物学特点。

(5)简述唾液腺多形性腺瘤中上皮成分的形态特点。

(6)腺样囊性癌的组织分型与生物学特性的关系如何?

(六)实验报告与评定

(1)绘成釉细胞瘤或多形性腺瘤的镜下图。

(2)评定学生对黏液表皮样癌的分化程度及成釉细胞瘤的组织学特征掌握情况。

(唐瑞平 陈春英)

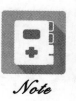

第三章 口腔内科学实训教程

口腔内科学实训,是在口腔内科学理论指导下进行的实践技能训练。通过实训使学生初步掌握口腔内科常见疾病的诊疗方法,培养学生认真、务实的工作作风,严谨求是的科学态度,提高分析问题和解决问题的能力,树立良好的职业道德,为临床实习、医师资格考试以及上岗就业奠定良好的基础。

本实训教程的内容设计遵循高职高专院校学生的认知规律,充分考虑实训项目的实用性、可操作性及拓展性等,编写22项实训项目。其中口腔内科基本知识、临床常用基本操作技能等作为重点掌握的实训项目;根尖手术、手术显微镜在牙髓治疗中的应用等项目,则需熟悉其操作过程及注意事项。另外,各校可根据不同的专业培养目标和实际情况,实训教程内容可适当调整或取舍,仅供参考。

实训一 口腔内科常用器械及其使用(2 学时)

(一) 目的和要求

(1) 初步掌握口腔内科常用器械的名称、结构、用途及使用方法。

(2) 熟悉口腔内科常用器械的保养方法及注意事项。

(二) 实训内容

(1) 口腔内科常用器械的名称、结构、用途及使用方法。

(2) 口腔内科常用器械的保养方法。

(三) 实训器材

教科书、一次性口腔检查盘、牙周探针、各类手持器械、各类钻针、银汞输送器、银汞调拌器、成形片夹与成形片、根管治疗器械、龈上洁治器、龈下刮治器等。

(四) 方法与步骤

1. 口腔检查器械

1) 口镜

(1) 结构　口镜有金属口镜和塑料口镜两种,由口镜柄及口镜头两部分组成。头端有平面镜和凹面镜两种,还有一种特殊的称为前面镜。

(2) 用途　可以反射光线并聚光,增加局部亮度;还可牵拉或推压唇、颊、口角、舌等软组织,扩大视野,并保护软组织;平面镜能真实反映被检查部位的影像,凹面镜能放大影像,前面镜不产生重影,视野更清晰,主要在显微镜下检查及治疗时使用;金属口镜的柄端还可以用于叩诊。

(3) 保养　保持镜面的洁净,避免镜面出现磨损;口镜头不可以用高温、高压消毒,避免损

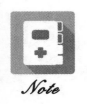
Note

48

坏镜背面的水银涂膜;不可任意改变口镜头与柄端相交的角度。

2)探针

(1)结构　分一般检查用的尖锐探针和钝头且带刻度的牙周探针。尖锐探针由手柄与两个尖锐的工作端组成,一端为大弯,另一端为双弯。

(2)用途　尖探针主要用于探查牙体缺损的范围、深度及硬度等;探查发现牙体组织敏感点及穿髓孔等;探查根分叉病变及悬突等;牙周探针主要用于探测牙周袋、窦道等。

(3)保养　保持探针尖端的锐利及特定的弯曲度,避免过度用力探诊而损坏锐尖;切忌加热烧灼工作端。

3)镊子

(1)结构　口腔科专用的镊子由柄和两个双弯头镊尖构成,镊子的喙端细长、尖锐,闭合紧密。

(2)用途　可用于夹除腐败组织和异物,夹取敷料或药物等;可用于测定牙齿的松动度;镊子柄端可以叩诊。

(3)保养　保持镊子的尖锐及闭合时的密合度,不能烧灼镊子尖;不要用力掰开镊瓣,避免损坏镊子的弹性。

2. 牙体修复治疗常用器械

1)手持器械　均由柄部、连接部和工作端三部分构成,连接部有一定的弯曲度,弯曲方向常有右弯(R)和左弯(F),以便在口腔中灵活使用。

(1)挖匙　由柄和两个锐利边缘的匙形工作端组成。有大、中、小三种型号。用于去除腐质、肉芽组织、暂时性充填物及切髓等。注意保持匙内的清洁和匙缘的锐利,若边缘变钝,可用油石等打磨。

(2)粘固粉调拌刀和调板　调拌刀有不锈钢和塑料两种,塑料调刀用于牙色材料的调配。不锈钢调拌刀有双头,一头平,用于取粉,将粉、液调成一定稠度的糊剂;调板为玻璃板,应注意使用时保持清洁和消毒。

(3)粘固粉充填器　形态多样,一般具有双头,一头扁平,用于采糊剂,另一头为光滑面钝头,用于充填粘固剂。

(4)乳钵和杵　用于手工调拌银汞合金。

(5)银汞合金调拌器　用于调制银汞合金胶囊。

(6)银汞充填器　工作端有大、中、小三种型号,端面为光滑面或条纹网格的圆柱状,用于充填银汞合金。

(7)银汞雕刻器　工作端为卵圆形或圆分叉形。用于雕刻银汞充填体外形。注意保持工作端的角度及边缘的光滑。

(8)银汞光滑器　有多种形态的工作端,常为圆形或梨形,表面光滑。用于修整充填后的银汞合金充填体,使充填体边缘与洞壁密合。

(9)银汞输送器　由推压手柄、一定弯曲度的输送套筒和弹簧栓头三部分组成。将调制好的银汞合金分份置于输送套筒口内,通过推压手柄压缩弹簧栓头,将银汞合金推送到窝洞中。

(10)成形片及成形片夹　成形片是用金属或其他材料制成的薄片。金属成形片多由不锈钢制成,其中间突出部为贴紧龈壁深入龈沟的部分,有大、小两种类型,两侧各有2或3个固定小孔,分别用于磨牙和前磨牙邻𬌗面洞充填。形成临时洞壁,以利于恢复牙齿外形及与邻牙的接触。成型片夹由不锈钢的手柄螺丝和两个固定臂组成,其作用是固定成形片。

(11)锲子　有木制和塑料制两种,呈三棱柱形或长锥形,适应后牙的邻间隙形态,配合成形片使用,使成形片紧贴牙面,防止形成充填体悬突。

手持器械可采用高温高压消毒,亦可以浸泡消毒。每次用完后,都应将器械洗净擦干后再

49

消毒。每两周上油一次，保持器械的润滑，避免生锈。

2）钻针　一般由工作端、颈部、柄部组成。钻针工作端按材料不同分为钢钻和金刚砂钻；依功能不同分为切割钻和磨光钻；按形状和功能不同分为裂钻、球钻和倒锥钻。

钻针必须安装在机头上使用，用时应注意保持工作端刃部的锐利和清洁，刃缘变钝后不宜再使用，消毒钻针用的消毒剂要求具有防生锈的功能。

（1）裂钻　钻针工作端为平头圆柱状或尖头锥柱形。刃口有互相平行的直刀或锯齿形。可用于去龋、开扩洞形、修整洞壁、开髓等。

（2）球钻　亦称为圆钻，工作端为多刃缘的球体，用于去龋、修整洞角、揭髓室顶等。

（3）倒锥钻　工作端为倒锥形，用于修整洞底、扩展洞形及制备倒凹等。

3. 根管治疗常用器械

1）开髓器械　包括高速和低速手机、裂钻和球钻等。

2）根管预备器械

（1）光滑髓针　又称为棉花针，为表面光滑而有弹性的长锥形针状器械，由工作端和杆部两部分组成，工作端横断面为圆形或三角形。光滑髓针主要用于探查根管，制作棉捻吸干根管以及根管内封药等。

（2）拔髓针　工作端表面有许多细小倒刺，主要用于拔髓、除去根管内的棉捻或纸尖。

（3）根管长度测量尺　长度为 35～40 mm 的不锈钢尺，每刻度间隔为 1 mm，精确度为 0.5 mm。用于测量根管锉、牙胶尖等的工作长度。

（4）根管长度测量仪　由唇夹、主机和夹持器三部分组成。测量时，唇夹连口角黏膜，夹持器夹住根管锉颈部。当根管锉尖端到达根尖孔时，其仪表盘显示电阻值达恒定值。频率型电测仪准确率超过 90%，是临床上较好的确定工作长度的方法。

（5）根管冲洗器　临床常用 27 号弯针头的注射器进入根管冲洗。或用安全冲洗器针头，其针头尖端封闭，旁侧开若干小孔，冲洗液自小孔喷出而不向根尖孔注射，冲洗效果更好更安全，减少了术后不适。

（6）根管切削器械　分手用和机用两大类，由不锈钢和镍钛合金两种材料制成。手用器械均由手柄、颈部和工作端三部分组成，根据工作端的螺纹不同分为 K 形锉、H 形锉、R 形锉。每个器械颈部有一个硅橡胶标记片，用于标记工作长度。根管锉的 ISO 规格尺寸如图所示（图 3-1-1）。

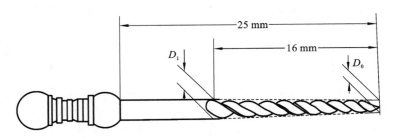

图 3-1-1　根管预备器械标准化

器械的总长度从尖端到柄的距离可分别为 21、25、28、31 mm，但工作端长度均为 16 mm，保持恒定不变。所有器械刃部的锥度均为 0.02。即长度每增加 1 mm，直径增加 0.02 mm。每一器械的标准化号码以器械尖端直径乘以 100 来表示。如尖端直径 D_0 为 0.25 mm。0.25 乘以 100 等于 25，该器械即定为 25 号，依此类推。

手柄颜色除 06、08、10 号外，从 15 号起分别以白、黄、红、蓝、绿、黑六种颜色标记为一组，装于一个包装盒内。45～80 号和 90～140 号则为另外两组，分别重复上述六种颜色标记（表 3-1-1）。

表 3-1-1 根管锉和根管扩大针的型号规格

型 号	D_0/mm	D_1/mm	柄部颜色
6	0.06	0.38	粉红
8	0.08	0.40	灰色
10	0.10	0.42	紫色
15	0.15	0.47	白色
20	0.20	0.52	黄色
25	0.25	0.57	红色
30	0.30	0.62	蓝色
35	0.35	0.67	绿色
40	0.40	0.72	黑色
45	0.45	0.77	白色
50	0.50	0.82	黄色
55	0.55	0.87	红色
60	0.60	0.92	蓝色
70	0.70	1.02	绿色
80	0.80	1.12	黑色
90	0.90	1.22	白色
100	1.00	1.32	黄色
110	1.10	1.42	红色
120	1.20	1.52	蓝色
130	1.30	1.62	绿色
140	1.40	1.72	黑色

机用器械包括回旋手机、G 钻、P 钻和镍钛机动旋转器械。

3）根管充填器械

（1）螺旋充填器 有手动和机用两种，由螺旋状钢丝工作端和柄部构成。柄部可连接在弯机头上，用于导入根管充填粘固剂，临床上也可用扩孔钻代替。

（2）根管充填加压器 包括侧压充填器和垂直加压充填器。有短柄和长柄两种，工作端为光滑的圆锥形，锥度与根管锉的规格相同，常用型号为 15～40 号。侧压充填器的末端尖锐呈针形，用于侧向加压向侧壁挤压牙胶尖；垂直加压器的末端为平面，用于垂直加压向根尖方向压紧牙胶尖。

根管治疗器械主要采用化学浸泡消毒法，钻针常需要用牙钻盒保存。

4. 牙周治疗常用器械

1）龈上洁治器 洁治器由柄、颈和工作端组成。常用洁治器工作端的形状为镰形和锄形，共 6 把。

（1）镰形洁治器 前、后牙各 2 把。工作端的断面为等腰三角形，有两个切割刃，顶端呈三角形。前牙镰形器有直角形和大弯形，其工作端、颈、柄在同一平面上。后牙镰形器为颊、舌成对的大弯镰形，其颈部形成一定角度，使工作端适应后牙的外形，也称牛角形洁治器。龈上镰形洁治器主要用于刮除牙邻面牙间隙的龈上菌斑和牙石。

Note

51

（2）锄形洁治器　左右成对，工作端为斜方形，呈线形刀口，一端为锐角，一端为钝角。多用于刮除唇（颊）、舌（腭）面的龈上菌斑和牙石等。

2）龈下刮治器　包括匙形刮治器、龈下锄形器和根面锉，共 12 把。

（1）匙形刮治器　工作端为匙形，头端为圆形，工作刃位于工作端的一侧或两侧，横断面为半圆形。刮治器颈部的弯曲设计适应牙根的外形，便于进入深牙周袋，对软组织的损伤小。

（2）龈下锄形器　喙部薄而窄小，刃与颈部成 100°角，末端呈线形刀口，分近远中和颊舌面 2 对，用于刮除深牙周袋内的根面上的牙石。

（3）根面锉　工作端扁平，一面有精细的锉齿，另一面光滑，头端圆钝，分近远中和颊舌面 2 对，用于将根面锉平和锉光滑。

（五）注意事项

（1）细小器械使用时，注意用力方向和大小，避免器械折断或无法取出。

（2）器械使用前都应先检查有无变形或生锈。

（3）注意保持各类器械工作端最高效率的要点。

（六）思考题

口腔内科常用器械的名称、结构及用途？

（七）实训报告与评定

（1）书写实训报告。

（2）评定学生对口腔内科常用器械及其使用的掌握程度。

实训二　口腔科医生的术式、支点与钻针切割硬物练习（2 学时）

（一）目的和要求

（1）初步掌握口腔科医生工作的正确术式。

（2）初步掌握口腔综合实习台的正确使用。

（3）初步掌握手机的正确握法和支点的应用。

（4）初步掌握用钻针切割硬物的正确操作方法。

（二）实训内容

（1）口腔综合实习台的使用及其保养。

（2）示教口腔科医生工作的各种术式。

（3）医生的体位及其术式、手机和口镜的握持姿势和支点的应用；在预成形硬材料块上按要求切割且制备一定洞形。

（三）实训器材

口腔综合实习台、手机、各类钻针、预成形硬材料块（可以是超硬石膏块、光固化树脂块等材料，尺寸约为 4 mm×2 mm×1 mm 的长方体，其一末端为圆柱状）、铅笔、尺子、刻度探针、橡皮等。

（四）方法与步骤

1. 口腔综合实习台的各部位名称及功能

（1）仿头模及其颌架的使用方法。

（2）涡轮手机和电动手机的正常使用程序，以及日常维护和保养方法。

2. 口腔科医生的体位和术式

（1）医生体位　医生坐于医生椅位上，两脚底平踩地面，两腿平行分开使大腿下缘和双肩与地面平行，头、颈、腰背部呈自然直立体位，前臂稍弯曲，双肘关节向腰部贴近，其高度应与仿头模（患者）口腔高度在同一水平面上。术者的视线与患者的口腔应保持适当的距离，为 20～30 cm。医生活动的范围，用时钟的字码表示应在 7～13 点之间。

（2）患者体位　半卧位或平卧位。调节适当的头托位置，使头部自然放于头托上，与术者的肘部在同一水平面，头沿矢状位可左右移动。治疗其上颌牙时，使上颌平面与地面成 90°角；治疗其下颌牙时，使下颌平面与地面尽可能平行。

3. 手机的握法与支点应用　牙体牙髓科及儿科治疗时使用握笔法握持手机，一般用无名指作为支点，但在某些狭小部位进行精确而用力的工作时，如使用挖匙刮除腐质，常用握住工具的中指作为支点。由于支点支持并且限制了器械的运动幅度，可以施用较大的力而不轻易滑脱损伤邻近组织；有了支点，工作时手指才能感觉灵敏，动作才能更加精细准确。

4. 在预成硬材料块上按下列要求练习制备一定形状的洞形

1）图形的设计要求

（1）预备长 5 mm、宽 2 mm、深 2 mm 且两端为弧形的沟，要求线角清楚，底平，侧壁相平行。

（2）预备长 5 mm、宽 2 mm、深 2 mm 的盒状洞形，要求点线角清楚，底平壁直。

（3）预备直径 5 mm、深 2 mm 的半圆形洞，要求底平壁直，线角清楚。

（4）预备边长 5 mm、深 2 mm 的等边三角形洞，要求各线角清楚。

（5）预备与（1）相似的沟，并使沟的一端达到预成材料的一个侧面上。

（6）预备与（2）相似的沟，并使沟的一端达到预成材料的一个侧面上。

（7）预备与（5）相似的沟，并在侧面上预备一个深 3 mm，长 2 mm 的台阶。

（8）预备与（7）相似的洞，俯视成鸠尾形，鸠尾膨大部宽 3 mm，峡部宽 2 mm，在侧面形成梯形，梯形的底边长 3 mm。注意鸠尾的峡部不应与台阶重叠。

（9）在预成材料的弧形面上预备一个长 5 mm、宽 2 mm、深 1.5 mm 的沟，沟的两端为弧形，沟底与表面的曲度相一致。

（10）在预成材料的弧形面上预备一个长约 5 mm、宽 2 mm、深 1.5 mm 的似肾形的沟，向上方弯曲，两端为弧形，沟底面曲度与表面保持一致。

2）操作步骤

（1）画出轮廓线并将各种洞形的位置摆放设计好。

（2）用裂钻在轮廓线内下钻，注意支点。

（3）扩展洞形　按设计好的洞形选用适当裂钻扩展，钻针方向垂直表面，深浅要均匀一致。

（4）修整洞形　使用倒锥钻将洞修整底平壁直，点线角要清楚。

（五）注意事项

（1）严格按照操作规程使用口腔综合实习台。

（2）无论使用哪种手机，都要求在钻针停转时进出口腔，在钻针转动时出入牙齿。要求右手握持手机，左脚踩脚闸。

（3）用手机和钻针切割硬材料时，必须有支点。

（六）思考题

（1）口腔医生及患者的正确体位与术式是什么？

（2）使用手机在硬物上制备洞形都有哪些注意事项？

（七）实训报告与评定

（1）书写实训报告。

（2）评定学生对口腔科医生的术式、支点与钻针切割硬物掌握程度。

实训三　龋病的认识及洞形分类（2 学时）

（一）目的和要求

（1）初步掌握各类龋病损害的特征。

（2）初步掌握浅龋、中龋和深龋的鉴别。

（3）初步掌握窝洞的分类、结构和各部位的名称。

（二）实训内容

（1）龋病的认识。

（2）窝洞分类、结构和命名。

（三）实训器材

教科书、挂图、各类龋病损害离体牙标本、各类标准洞形模型等。

（四）方法与步骤

1. 龋病的认识　在各类龋病损害离体牙标本上观察龋病色、形、质的特征，以及龋病的好发部位，各类型龋的临床特点（图 3-3-1）。

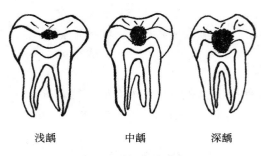

浅龋　　　　中龋　　　　深龋

图 3-3-1　龋病的分类

（1）浅龋　龋损仅限于牙釉质层或牙骨质层，未达到牙本质层的龋，包括平滑面浅龋、点隙裂沟浅龋和牙骨质浅龋。平滑面浅龋容易发生在邻面接触点的根方，早期浅龋形成白垩色或深浅不一的黄褐色、无光泽、不透明的点或斑，逐渐发展形成龋洞。点隙裂沟浅龋开始呈墨浸状，探诊有粗糙感，且有卡住探针尖端的情况，呈口小底大的潜行破坏。牙骨质浅龋多见于发生牙根暴露的老年人，呈肾形损害，表面呈棕色，质软，表面探诊粗糙。一般浅龋的患者很少有自觉症状，亦很少有刺激性反应，多在常规口腔检查时被发现。

（2）中龋　龋损达牙本质的浅层的龋病。出现明显的龋洞，常通过视诊、探诊或 X 线片检查出来，龋洞内有变性坏死的牙本质，病损区一般呈棕色、黑棕色或黑色。冷、热、酸、甜等刺激时患牙出现敏感，有时会出现反应性酸痛，尤其是冷刺激，刺激去除后，敏感症状会立即消失，患牙无其他任何不适。

（3）深龋　龋损达牙本质的深层，产生大而深的龋洞，或在窝沟处产生口小底大的隐匿性

Note

龋洞,着色深,探诊敏感,洞内有细菌、软化的牙本质和食物残渣等。对冷、热、酸、甜等刺激比中龋更加敏感,有时引起明显的反应性酸痛,特别是洞内有食物嵌入后,洞内压力增加,出现更明显的疼痛,去除刺激后,症状会立即消失,无自发性疼痛。

2. 窝洞分类、命名和结构

1）窝洞的分类

（1）G. V. Black 分类　目前国际上普遍采用的窝洞分类方法。G. V. Black（1908 年）根据龋损发生的部位将窝洞分为如下几种。

Ⅰ类洞:为发生在所有牙面上的点、隙、裂、沟处的龋损所制备的窝洞,包括磨牙和前磨牙的𬌗面洞、上前牙舌面洞、磨牙颊面 2/3 的颊面洞及颊𬌗面洞、上颌磨牙腭面 2/3 的腭面洞和腭𬌗面洞（图 3-3-2）。

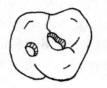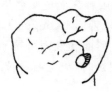

图 3-3-2　Ⅰ类洞

Ⅱ类洞:为发生在前磨牙和磨牙邻面龋损所制备的窝洞,包括后牙的邻面洞、邻𬌗面洞、邻颊面洞、邻舌面洞和邻𬌗邻洞（图 3-3-3）。

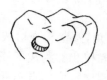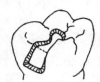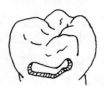

图 3-3-3　Ⅱ类洞

Ⅲ类洞:为发生在切牙和尖牙邻面未累及切角的龋损所制备的窝洞,包括切牙和尖牙的邻面洞、邻舌面洞和邻唇面洞（图 3-3-4）。

Ⅳ类洞:为发生在切牙和尖牙邻面累及切角的龋损所制备的窝洞,包括切牙和尖牙的邻切洞,可损及一个或两个切角（图 3-3-5）。

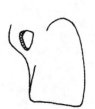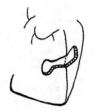　　　　　　　　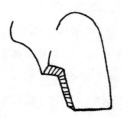

图 3-3-4　Ⅲ类洞　　　　　　　　图 3-3-5　Ⅳ类洞

Ⅴ类洞:为发生在所有牙的唇（颊）、舌（腭）颈 1/3 处的龋损所制备的窝洞,包括所有牙的唇（颊）、舌（腭）颈 1/3 洞（图 3-3-6）。

Ⅵ类洞:因为龋损部位的多样化,Black 分类法未能把临床上所有的龋损部位包括在内,后来有学者又提出将为发生在前牙切嵴和后牙牙尖等自洁区的龋损所制备的窝洞列为Ⅵ类洞（图 3-3-7）。

（2）按窝洞涉及的牙面数分类　分为单面洞、双面洞和复杂洞。仅涉及一个牙面的洞为

Note

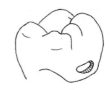

图 3-3-6　Ⅴ类洞

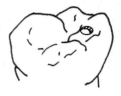

图 3-3-7　Ⅵ类洞

单面洞,涉及两个牙面的洞为双面洞,涉及两个以上牙面的洞为复杂洞。

2) 窝洞的命名　窝洞的名称以其所在牙面名称而命名。如位于颊面的洞称为颊面洞,位于舌面的洞称为舌面洞,位于𬌗面的洞称为𬌗面洞,位于邻面和𬌗面的双面洞称为邻𬌗面洞。

为了便于记录,临床上常用各牙面英文名称的第一个字母的大写表示:切缘 I(incisal),唇面 La(labial),颊面 B(buccal),舌面 L(lingual),腭面 P(palatal),近中面 M(mesial),远中面为 D(distal),𬌗面 O(occlusal)。唇面和颊面可统一用 F(facial)表示。如唇面洞记录为 La,近中邻𬌗面洞记录为 MO。临床记录时,英文字母位于牙位符号的右上方,如第一磨牙远中邻𬌗面洞记录为 6DO。

3) 窝洞的结构　窝洞由洞壁、洞角和洞缘三部分组成。

（1）洞壁　为窝洞的内壁,分侧壁和底壁。与牙面垂直的洞壁为侧壁,以所在的牙面来命名。如位于唇面的壁为唇壁,位于近中面的壁为近中壁,位于近龈缘的壁为龈壁。位于洞底覆盖牙髓的洞壁为底壁,包括髓壁和轴壁,垂直于牙体长轴的底壁为髓壁,平行于牙体长轴的底壁为轴壁。

（2）洞角　为洞壁相交而形成的角。分为线角和点角,两壁相交形成线角,三壁相交形成点角。洞角的名称以构成它的各壁联合命名,如舌壁与髓壁相交构成的线角称为舌髓线角,龈壁与轴壁相交构成的线角称为龈轴线角,舌、轴、龈三壁相交构成的点角称为舌轴龈点角等。

（3）洞缘　侧壁与牙面相交形成的窝洞边缘,即洞缘。实际上它是由洞侧壁与牙面相交形成的线角,即洞缘角或洞面角。

（五）注意事项

（1）深龋患牙做牙髓活力测验时反应同对照牙,在冷热刺激入洞时才出现不适或疼痛。

（2）窝洞的 G. V. Black 分类是按照龋损发生的部位来分的。

（六）思考题

浅龋、中龋和深龋的区别是什么?

（七）实训报告与评定

（1）书写实训报告。

（2）评定学生对龋病的认识及洞形分类的掌握程度。

实训四　磨牙𬌗面Ⅰ类洞洞形预备(6学时)

（一）目的和要求

（1）初步掌握磨牙𬌗面Ⅰ类洞洞形预备的方法和要点。

（2）初步掌握正确的备洞操作姿势。

（3）熟悉制备洞形的各种器械名称及其使用方法。

（二）实训内容

（1）放大 3 倍的石膏磨牙𬌗面上设计及雕刻Ⅰ类洞。

（2）离体磨牙𬌗面Ⅰ类洞洞形预备。

（3）仿头模离体磨牙𬌗面Ⅰ类洞洞形预备。

（三）实训器材

教科书、石膏牙Ⅰ类洞模型、挂图、放大 3 倍的石膏制下颌磨牙、各种雕刻刀、小尺、铅笔、牙科模拟实验台、装有离体磨牙的石膏模型、弯手机、倒锥钻、球钻、裂钻、气枪等。

（四）方法与步骤

1. 放大 3 倍的石膏磨牙𬌗面上设计及雕刻Ⅰ类洞（图 3-4-1）

（1）设计外形：用铅笔在放大 3 倍的石膏磨牙的𬌗面上设计窝洞的外形，要求外形线内包括沟裂，尽量避让牙尖和边缘嵴，形成圆缓的曲线。

（2）雕刻洞侧壁：在外形线内约 0.5 mm 处入雕刻刀，保持刀柄与牙体长轴平行，依次雕刻窝洞的颊侧壁、远中侧壁、舌侧壁及近中侧壁，洞深 6～7 mm，要求侧壁直，互相平行。

（3）雕刻洞底：沿一侧洞壁雕刻窝洞洞底，要求底平。

（4）修整洞形：要求底平、壁直，点、线角清晰圆钝，在牙尖下的侧髓线角处做倒凹。

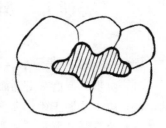

图 3-4-1　Ⅰ类洞外形

2. 离体磨牙𬌗面Ⅰ类洞洞形预备

（1）设计洞形：用铅笔沿所选磨牙𬌗面画出设计洞形（要求外形线内包括所有窝沟）。

（2）开扩洞口：用小球钻或裂钻垂直于牙面自𬌗面中央窝处钻入牙体组织，达釉牙本质界下 0.2～0.5 mm。

（3）扩展并制备洞的外形：钻到达牙本质层后，换用较大的裂钻，保持钻针的方向与深度，顺着沟、裂向近远中和颊舌向扩大洞口，按Ⅰ类洞洞形的要求完成制洞。扩展时应注意只向侧方加压，不向深部加压，避免加深窝洞。窝洞的外形应呈圆缓曲线，并避让牙尖和嵴。钻磨时应有支点，注意断续切割，即点磨，同时要有冷水冷却，以免摩擦产热过多，刺激到牙髓。洞深应均匀一致，为 1.5～2 mm。

（4）修整洞形：用倒锥钻和裂钻修整窝洞外形、洞底及点、线角，要求底平，侧壁直而光滑，侧壁与洞底垂直，点、线角清晰圆钝，最后用倒锥钻在牙尖下的侧髓线角处做倒凹。

3. 仿头模离体磨牙𬌗面Ⅰ类洞洞形预备

（1）在仿头模上安装带有离体磨牙的牙列。

（2）采取正确的体位，调整好仿头模的高度和倾斜度。

（3）开扩洞口：左手持口镜，右手持弯手机，无名指和小指找好支点，用小球钻或裂钻垂直于牙面自𬌗面中央窝处钻入牙体组织，达釉牙本质界下 0.2～0.5 mm。

（4）扩展并制备洞的外形：（同离体磨牙Ⅰ类洞洞形预备）。

（5）修整洞形：（同离体磨牙Ⅰ类洞洞形预备）。

（五）注意事项

（1）按照Ⅰ类洞洞形的要求完成制洞。

（2）雕刻窝洞时应在外形线以内入刀，避免扩大洞形。

（3）雕刻时应注意选用合适的支点，用力方向与磨牙𬌗面相垂直。

（4）仿头模上进行磨牙备洞过程中，应始终保持正确的体位、术式及支点。

（5）用手机钻磨时，应间断磨除，冷水冷却。

（6）尽量保留健康的牙体组织。

（六）思考题

Ⅰ类洞洞形的要求有哪些？

（七）实训报告与评定

（1）书写实训报告。

（2）评定学生对磨牙𬌗面Ⅰ类洞洞形制备的掌握程度。

实训五　磨牙邻𬌗面Ⅱ类洞洞形预备（6 学时）

（一）目的和要求

（1）初步掌握磨牙邻𬌗面Ⅱ类洞洞形预备的方法和要点。

（2）初步掌握正确的备洞操作姿势。

（3）熟悉制备洞形的各种器械名称及其使用方法。

（二）实训内容

（1）放大 3 倍的石膏磨牙上设计及雕刻邻𬌗面Ⅱ类洞。

（2）离体磨牙邻𬌗面Ⅱ类洞洞形预备。

（3）仿头模离体磨牙邻𬌗面Ⅱ类洞洞形预备。

（三）实训器材

教科书、石膏牙邻𬌗面Ⅱ类洞模型、挂图、放大 3 倍的石膏制磨牙、各种雕刻刀、小尺、铅笔、牙科模拟实验台、装有离体磨牙的石膏模型、弯手机、倒锥钻、球钻、裂钻、气枪等。

（四）方法与步骤

1. 石膏牙邻𬌗面Ⅱ类洞洞形的设计及雕刻方法

（1）设计外形：用铅笔在放大 3 倍的石膏磨牙上画出邻𬌗面Ⅱ类洞的外形线（图 3-5-1）。在邻面颈缘上 5 mm 处画一与𬌗面相平行的龈壁，其长度约为颊、舌径宽度的 2/3，邻面洞的颊、舌侧壁均位于自洁区，且略向𬌗方聚合，形成龈方大于𬌗方的梯形。越过边缘嵴，在𬌗面上画出鸠尾形，鸠尾的大小要与邻面洞相匹配。将鸠尾的膨大部分置于𬌗面近中窝内，画外形线要尽量避开斜嵴及近中颊、舌尖。鸠尾峡位于颊、舌二尖之间的髓壁的上方，鸠尾宽度为颊、舌二尖间距的 1/4～1/3。

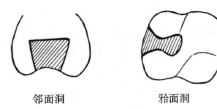

邻面洞　　　　　𬌗面洞

图 3-5-1　Ⅱ类洞外形

（2）雕刻邻面洞部分：用雕刻刀在邻面外形线内侧 0.5 mm 处开始入刀，逐一雕刻邻面洞的龈壁、颊、舌侧壁、轴壁。要求龈壁平,龈壁宽度(邻面洞的深度)约为 4 mm。轴壁与邻面外形相平行,颊、舌侧壁与釉柱的排列方向一致,略外敞。侧龈线角小于直角且圆钝,龈轴线角清晰,约成直角。

(3)制备𬌗面部分:用雕刻刀沿𬌗面外形线内侧 0.5 mm 处雕刻,形成鸠尾形。要求底平,侧壁与髓壁垂直,洞深均匀一致,约为 6 mm,侧髓线角圆钝,髓壁与龈壁平行。髓壁与轴壁相交形成阶梯,近垂直,轴髓线角应圆钝。

(4)修整洞形:要求底平、壁直,点、线角清晰圆钝,在𬌗面牙尖下的侧髓线角处制备倒凹。

2. 离体磨牙邻𬌗面Ⅱ类洞洞形预备

(1)设计洞形:在所选离体磨牙的远中面及𬌗面设计邻𬌗面Ⅱ类洞的外形。

(2)开扩洞口及制备邻面洞形:左手持口镜,右手持弯手机,无名指和小指找好支点,在𬌗面远中边缘嵴近中份处用球钻向龈方钻入,钻针方向与邻面外形相一致,深度达龈缘上 1 mm 处,然后保持深度用裂钻向颊、舌方向进行扩展,轴壁外形与牙面外形相一致,颊、舌侧壁与釉柱的排列方向一致,略外敞并达自洁区,同时颊、舌二壁应略向𬌗方聚合,使邻面洞部分形成龈方大于𬌗方的梯形。龈壁平直,宽度为 1~1.5 mm,龈轴线角近似直角。

(3)制备𬌗面洞部分:自邻面釉牙本质界下 0.2~0.5 mm 处用裂钻或倒锥钻先向中央窝处拉一条沟,然后在从中央窝处进行扩展形成𬌗面的鸠尾洞形,要求底平、壁直,洞深均匀一致,为 1.5~2 mm。鸠尾膨大部分应在中央窝处,包括中央窝邻近的深窝沟。鸠尾峡位于颊、舌二尖之间的髓壁的上方,鸠尾宽度为颊、舌二尖间距的 1/4~1/3。髓壁与轴壁相交形成阶梯,近垂直,轴髓线角应圆钝。

(4)修整洞形:用裂钻及倒锥钻修整窝洞外形、洞底和点、线角,达到底平、壁直,点、线角清晰而圆钝。

3. 仿头模离体磨牙邻𬌗面Ⅱ类洞洞形预备

(1)在仿头模上安装带有离体磨牙的牙列。

(2)采取正确的体位,调整好仿头模的高度和倾斜度,装好弯手机。

(3)开扩洞口及制备邻面洞形:(同离体磨牙邻𬌗面Ⅱ类洞洞形预备)。

(4)制备𬌗面洞部分:(同离体磨牙邻𬌗面Ⅱ类洞洞形预备)。

(5)修整洞形:(同离体磨牙邻𬌗面Ⅱ类洞洞形预备)。

(五)注意事项

(1)按照邻𬌗面Ⅱ类洞洞形的要求完成制洞。

(2)𬌗面鸠尾注意鸠尾峡的宽度和位置。

(3)雕刻窝洞时应在外形线以内入刀,避免扩大洞形。

(4)雕刻时应注意选用合适的支点,用力方向与磨牙𬌗面相垂直。

(5)仿头模上进行磨牙备洞过程中,应始终保持正确的体位、术式及支点。

(6)先制备邻面洞部分,再制备𬌗面洞部分。

(7)用手机钻磨时,应间断磨除,冷水冷却。

(六)思考题

邻𬌗面Ⅱ类洞洞形的要求有哪些?

(七)实训报告与评定

(1)书写实训报告。

(2)评定学生对磨牙邻𬌗面Ⅱ类洞洞形制备的掌握程度。

实训六　切牙邻舌面Ⅲ类洞洞形预备（6 学时）

（一）目的和要求

（1）初步掌握切牙邻舌面Ⅲ类洞洞形预备的方法和要点。

（2）初步掌握正确的备洞操作姿势。

（3）熟悉制备洞形的各种器械名称及其使用方法。

（二）实训内容

（1）放大 3 倍的石膏切牙上设计及雕刻邻舌面Ⅲ类洞。

（2）离体切牙邻舌面Ⅲ类洞洞形预备。

（3）仿头模离体切牙邻舌面Ⅲ类洞洞形预备。

（三）实训器材

石膏牙邻舌面Ⅲ类洞模型、挂图、放大 3 倍的石膏制中切牙、各种雕刻刀、小尺、铅笔、牙科模拟实验台、装有离体切牙的石膏模型、弯手机、倒锥钻、球钻、裂钻、气枪等。

（四）方法与步骤

1. 石膏牙邻舌面Ⅲ类洞洞形的设计及雕刻方法

（1）设计外形：用铅笔在放大 3 倍的石膏中切牙上画出近中邻舌Ⅲ类洞的外形线。邻面唇侧缘与唇面弧度平行，切壁和龈壁略向舌侧聚合，形成唇方略大于舌方的梯形邻面洞外形。越过舌面近中边缘嵴，在舌面设计鸠尾形。鸠尾不宜过大，鸠尾的膨大部位于舌面窝内，注意避开舌隆突，不越过舌面中线，还应避免至舌面的切 1/3 处。鸠尾大小与邻面洞要协调一致，鸠尾峡宽度为邻面洞舌方宽度的 1/3～1/2，鸠尾峡位于轴髓线角的内侧，髓壁的上方。（图 3-6-1）

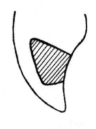
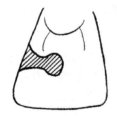

邻面洞　　　　　　舌面洞

图 3-6-1　Ⅲ类洞外形

（2）雕刻邻面洞部分：用雕刻刀在邻面外形线内侧 0.5 mm 处入刀，使龈壁、唇壁、切壁垂直于轴壁，轴壁与牙的邻面外形相一致，洞深均匀一致，深约 4 mm。

（3）雕刻舌面洞部分：用雕刻刀在舌面外形线内侧 0.5 mm 处入刀，从近中边缘嵴中份向舌面雕刻鸠尾洞形。髓壁与舌面外形相平行，切壁、龈壁、远中壁与髓壁垂直，洞深均匀一致，深约 4 mm。轴壁与髓壁相交形成阶梯，近似垂直，轴髓线角应圆钝。外形线成圆缓的曲线，鸠尾峡位于轴髓线角的内侧，髓壁的上方。

（4）修整洞形：使侧壁直，点、线角清晰圆钝，邻面洞底与邻面平行，舌面洞底与舌面平行。在邻面洞的唇轴龈点角及唇轴切点线角处做倒凹。

2. 离体切牙邻舌面Ⅲ类洞洞形预备

（1）设计洞形：在所选上颌前牙的近中邻面和舌面窝画出邻舌面Ⅲ类洞洞形的外形线。

（2）开扩洞口及制备邻面洞形：左手持口镜，右手持弯手机，无名指和小指找好支点，用裂钻自舌侧近中边缘嵴的内侧中份向邻面钻入，沿邻面洞外形，向唇方加深，并向切、龈侧扩展，形成切壁、龈壁和唇壁，完成邻面洞形。注意轴壁与邻面外形相一致，唇壁与唇面外形相一致，切壁、龈壁略向舌侧聚合，最后形成唇方大于舌方的梯形邻面洞，洞深 1～1.5 mm。

（3）制备舌面洞：用裂钻或小倒锥钻从舌面近中边缘嵴中份，釉牙质界下约 0.2 mm 处钻入，保持钻针方向垂直于舌面，朝向远中水平拉至舌侧窝，形成一条达中线的沟。然后从中线向切、龈方向扩展，形成鸠尾的膨大部分。鸠尾形尽量不越过舌面切 1/3，尽量避免损伤舌隆突，向远中不越过舌面中线。鸠尾峡宽度为邻面洞舌方宽度的 1/3～1/2，鸠尾峡位于轴髓线角的内侧，髓壁的上方。舌面洞深均匀一致，为 1～1.5 mm。

（4）修整洞形：用裂钻及倒锥钻修整洞形，使邻面轴壁与邻面外形一致，舌面髓壁与舌面外形一致，侧壁与洞底垂直，轴髓线角圆钝，最后用小球钻在邻面点角处做倒凹。

3. 仿头模离体切牙邻舌面Ⅲ类洞洞形预备

（1）在仿头模上安装带有离体中切牙的牙列。

（2）采取正确的体位，调整好仿头模的高度和倾斜度，装好弯手机。

（3）开扩洞口及制备邻面洞形：（同离体切牙邻舌面Ⅲ类洞洞形预备）。

（4）制备舌面洞：（同离体切牙邻舌面Ⅲ类洞洞形预备）。

（5）修整洞形：（同离体切牙邻舌面Ⅲ类洞洞形预备）。

（五）注意事项

（1）按照邻舌面Ⅲ类洞洞形的要求完成制洞。

（2）舌面鸠尾注意鸠尾峡的宽度和位置。

（3）雕刻窝洞时应在外形线以内入刀，避免扩大洞形。

（4）仿头模上进行备洞过程中，应始终保持正确的体位、术式及支点。

（5）先制备邻面洞部分，再制备舌面洞部分。

（6）用手机钻磨时，应间断磨除，冷水冷却。

（六）思考题

邻舌面Ⅲ类洞洞形的要求有哪些？

（七）实训报告与评定

（1）书写实训报告。

（2）评定学生对切牙邻舌面Ⅲ类洞洞形制备的掌握程度。

实训七　前磨牙颊面Ⅴ类洞洞形预备（6 学时）

（一）目的和要求

（1）初步掌握前磨牙颊面Ⅴ类洞洞形预备的方法和要点。

（2）初步掌握正确的备洞操作姿势。

（3）熟悉制备洞形的各种器械名称及其使用方法。

（二）实训内容

（1）放大 3 倍的石膏前磨牙颊面上设计及雕刻Ⅴ类洞。

Note

（2）离体前磨牙颊面Ⅴ类洞洞形预备。

（3）仿头模离体前磨牙颊面Ⅴ类洞洞形预备。

（三）实训器材

教科书、石膏牙Ⅴ类洞模型、挂图、放大3倍的石膏制前磨牙、各种雕刻刀、小尺、铅笔、牙科模拟实验台、装有离体前磨牙的石膏模型、弯手机、倒锥钻、球钻、裂钻、气枪等。

（四）方法与步骤

1. 放大3倍的石膏前磨牙颊面上设计及雕刻Ⅴ类洞

（1）设计外形：用铅笔在石膏前磨牙颊面的颈1/3区画出肾形Ⅴ类洞外形，凹面朝向牙尖，突面朝向牙颈缘。龈壁位于颈缘线以上3 mm左右，且与龈缘外形线相一致。𬌗侧洞缘线不超过龈1/3，近远中洞缘线不越过近远中轴面角。（图3-7-1）

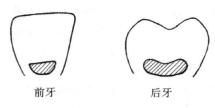

前牙　　　　后牙

图3-7-1　Ⅴ类洞外形

（2）雕刻洞侧壁：用雕刻刀自一侧外形线内约0.5 mm处进刀，雕刻出各个侧壁，洞深均匀一致，深约4 mm。𬌗壁和龈壁与洞底垂直，近、远中侧壁略外敞。

（3）雕刻洞底：用气枪吹去洞内的石膏粉末，自近中侧壁处开始雕刻洞底，注意保持窝洞的深度，使洞底与颊面外形一致。

（4）修整洞形：使洞侧壁直，点、线角清晰圆钝，洞底与颊面外形弧度相一致，在𬌗轴线角和龈轴线角中份处做倒凹或固位沟。

2. 离体前磨牙颊面Ⅴ类洞洞形预备

（1）设计洞形：在所选离体前磨牙的颊面颈1/3处用铅笔画出Ⅴ类洞洞形的外形线。

（2）制备窝洞：左手持口镜，右手持弯手机，无名指和小指找好支点，用小球钻或裂钻垂直于前磨牙颊面的龈1/3区距龈缘上约1 mm的中份处钻入，达到釉牙本质界下约0.2 mm处，保持深度，且使钻针与牙面垂直，向近、远中向及𬌗方进行扩展。制备出典型的肾形轮廓。龈壁与颈缘曲线一致，侧壁不越过颊面的龈1/3，近、远中侧壁与釉柱的排列方向一致，略向外敞，但不越过近、远中颊轴面角。洞深均匀一致，深1～1.5 mm。

（3）修整洞形：用裂钻及倒锥钻修整洞形，使侧壁直，洞底与颊面外形一致，点、线角清晰圆钝。最后用倒锥钻在𬌗轴线角和龈轴线角中份处制备倒凹。

3. 仿头模离体前磨牙颊面Ⅴ类洞洞形预备

（1）在仿头模上安装带有离体前磨牙的牙列。

（2）采取正确的体位，调整好仿头模的高度和倾斜度。

（3）制备窝洞：（同离体前磨牙颊面Ⅴ类洞洞形预备）。

（4）修整洞形：（同离体前磨牙颊面Ⅴ类洞洞形预备）。

（五）注意事项

（1）按照颊面Ⅴ类洞洞形的要求完成制洞。

（2）雕刻窝洞时应在外形线以内入刀，避免扩大洞形。

（3）仿头模上进行备洞过程中，应始终保持正确的体位、术式及支点。

（4）用手机钻磨时，应间断磨除，冷水冷却。

Note

（5）尽量保留健康的牙体组织。

（六）思考题

Ⅴ类洞洞形的要求有哪些？

（七）实训报告与评定

（1）书写实训报告。

（2）评定学生对前磨牙颊面Ⅴ类洞洞形制备的掌握程度。

实训八　窝洞消毒及材料调拌、垫底（2 学时）

（一）目的和要求

（1）初步掌握窝洞消毒的方法。

（2）初步掌握调拌及充填器械的使用方法。

（3）初步掌握氧化锌丁香油粘固剂和磷酸锌粘固剂的调制和垫底的方法。

（二）实训内容

（1）窝洞的消毒。

（2）氧化锌丁香油粘固剂的调制和垫底的方法。

（3）磷酸锌粘固剂的调制和垫底的方法。

（三）实训器材

教科书、装有备好洞的离体牙的石膏模型、检查器械、窝洞消毒药、生理盐水、玻璃板、调拌刀、粘固粉充填器、氧化锌粉、丁香油酚、磷酸锌粘固剂、小棉球、水枪、气枪、5 mL 注射器、隔湿棉卷等。

（四）方法与步骤

1. 窝洞的消毒

（1）在仿头模上安装带有备好洞的离体牙的石膏牙列模型。

（2）采取正确的体位，调整好仿头模的高度和倾斜度。

（3）棉卷隔湿患牙手术区，先用小棉球擦干或用气枪吹干窝洞，然后用小棉球蘸取少许的消毒药物，涂布于窝洞各壁，约 1 min 后用气枪轻轻均匀吹干。

2. 氧化锌丁香油粘固剂的调制和垫底的方法

（1）调制：准备干燥、洁净的玻璃板和调拌刀，按照产品说明，将适量的氧化锌粉和丁香油分别置于玻璃板上，一般粉液重量比为（4～6）∶1。将粉逐份均匀调入丁香油中，平握调拌刀，贴玻璃板进行顺时针旋转调拌，避免气泡进入，直至调拌出一定稠度的糊剂。

（2）窝洞垫底：用粘固粉充填器或尖探针取少量调拌好的氧化锌糊剂送入窝洞后，用充填器的另一端蘸少许氧化锌粉剂，轻压糊剂平铺于洞底，厚度应不超过 0.5 mm。注意洞侧壁上不可有粘固剂残留。

3. 磷酸锌粘固剂的调制和垫底的方法

（1）调制：按照产品说明，取适量的磷酸锌粉、液分别置于干燥、洁净的玻璃板上，用干燥而洁净的调拌刀将粉分成两小份，先将一份混入液中，平握调拌刀，贴玻璃板快速顺时针旋转调拌，再将另一份逐渐加入，直至达到拉丝状的稠度。调制时间控制在 1～2 min 内完成。注意不可将液体直接加入粉剂或调拌过程中再加液体。

（2）窝洞垫底：调制完成后，立即用粘固粉充填器的一端取少量调好的磷酸锌粘固剂送入窝洞内，然后用充填器的平头沾少许的粉，轻压铺平糊剂至所需的厚度。

（3）修整：垫底后的窝洞应符合备洞原则及要求，底平、壁直、点线角清晰且圆钝，洞底位于釉牙本质界下 0.5 mm 处。垫底材料只能垫在髓壁、轴壁以及各洞侧壁的釉牙本质界下 0.5 mm 以内。侧壁上过多的材料必须在完全凝固前用挖器或探针去除干净，或在材料凝固后用钻针修整磨除。

（五）注意事项

（1）按照产品说明书的粉液比例进行调制。

（2）调制时间不宜过长。

（3）垫底不可以太厚，应为充填体留出足够的空间。

（4）垫底后的窝洞侧壁不可有材料残余。

（六）思考题

氧化锌丁香油粘固剂的调制和垫底的方法是什么？

（七）实训报告与评定

（1）书写实训报告。

（2）评定学生对窝洞消毒、垫底方法的掌握程度。

实训九 银汞合金充填Ⅰ、Ⅱ类洞洞形（2 学时）

（一）目的和要求

（1）初步掌握银汞合金的调制方法。

（2）初步掌握银汞合金充填方法。

（3）初步掌握成形片夹与成形片的使用方法和作用。

（二）实训内容

（1）银汞合金的调制。

（2）银汞合金充填窝洞的方法。

（三）实训器材

教科书、装有备好洞的离体牙的石膏模型、检查器械、银合金粉、汞、银汞合金胶囊、银汞合金调拌机、银汞合金研磨杵、臼银汞输送器、银汞充填器、磨光器、成形片夹、成形片、小楔子、小棉球等。

（四）方法与步骤

1. 银汞合金的调制

（1）手工研磨：操作者戴手套，根据窝洞的大小，取一定比例的银合金粉与汞（重量比为 5∶8 或 6∶9，体积比为 3∶1）置于干净的毛玻璃制的臼中。用杵顺时针旋转研磨，转速为 120～150 r/min，时间在 1～2 min 内。在研磨过程中，银合金粉与汞逐渐相溶，成为具有金属光泽的柔软团块。将其倾倒于绸布或橡皮布上，包好，用手指揉搓至有捻发音或握雪声，时间控制在 20～40 s。挤出多余的汞，收集于准备好的密闭的废定影液瓶中，勿随意丢弃。

（2）电动调制：根据窝洞的大小，取合适大小的银汞合金胶囊，推压挤破其中的粉液中隔，

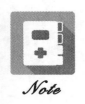

将胶囊卡于银汞合金调拌机的固位夹中,启动机器振荡20～30 s后,取下胶囊并拧开,将调制好的银汞合金倒置于橡皮布上即可。

2. 窝洞充填

1) Ⅰ类洞洞形的充填

(1)隔湿:清洁并吹干制备好的殆面Ⅰ类窝洞。

(2)充填窝洞:用银汞合金输送器将调制好的银汞合金分次、少量送入窝洞内。先选用小号的银汞合金充填器填压充满洞底的点、线角处及倒凹、固位沟,再换用较大的充填器向洞底和侧壁方向用力层层压紧,使银汞合金与洞壁密合,充填的银汞合金应略高于窝洞边缘,若有应及时去除渗出的汞。充填时间应控制在2～3 min。

(3)雕刻外形:充填完成后即可用银汞合金雕刻器去除表面多余的合金,并雕刻出充填体应有的解剖外形。雕刻时应从牙体组织向充填体方向进行,或将雕刻器的工作端同时放置于牙体组织和充填体上进行雕刻,避免充填体边缘出现凹陷而露出洞缘或形成边缘飞边。雕刻时间应控制在15 min内,若时间过长易导致充填体碎裂。

(4)调整咬合:用干棉球擦拭充填体表面,并尽快让上下牙咬合。充填体上出现的亮点为应去除的充填体高点。

(5)充填体磨光:银汞合金充填24 h后,选用与充填体形状、大小相适应的修整钻和磨光钻依次进行磨光。除去细小的飞边,令充填体边缘和洞缘平滑移行,充填体表面平整光滑。

银汞合金具有金属特性,为了保护牙髓,深窝洞需要垫底后再充填。

2) Ⅱ类洞洞形的充填

(1)放置成形片和成形片夹:根据患牙牙位选择合适型号的成形片,将其安放在成形片夹上。然后将成形片夹固定在牙齿上,使成形片在窝洞的邻面,成形片的凸面朝向龈谷方向,越过龈壁紧贴牙颈部,以代替缺失的洞壁。用口镜检查牙颈部的成形片与牙面的密合情况,若有缝隙,则选用合适的楔子插入该牙的邻间隙,直至成形片与牙面紧密贴合。

(2)隔湿:清洁并吹干窝洞。

(3)充填窝洞:充填时应先充填邻面洞,再充填殆面洞。具体充填方法同Ⅰ类洞的充填。充满后,初步去除充填体及牙体表面多余的银汞合金,取下楔子和成形片夹,然后从颊舌向轻轻拉动成形片,使其与充填体分离松动后,取出成形片。

(4)修整充填体:用探针的大弯尖端分别从颊侧和舌侧邻间隙进入,轻轻去除充填体悬突或飞边,注意勿触碰接触区。然后修整边缘嵴,及其他部分,方法同Ⅰ类洞充填体的修整。

(5)充填体磨光:首先用火焰形修整钻分别从颊、舌侧进入邻间隙,修整充填体的龈缘部,除去细小的飞边,注意不用钻修整接触区。其他磨光步骤同Ⅰ类洞充填体。

（五）注意事项

(1)手工调制银汞合金时应掌握粉液的比例以及调制方法,电动调制要控制好震荡时间。

(2)安放成形片时,应使成形片尽可能与牙面紧密贴合。取出成形片时,动作要轻巧,避免损坏充填体的接触区和边缘嵴。

(3)银汞合金充填完成后需立即调整咬合,充填24 h后才能使用该患牙咀嚼。

（六）思考题

银汞合金充填窝洞时有哪些注意事项?

（七）实训报告与评定

(1)书写实训报告。

(2)评定学生对银汞合金充填Ⅰ、Ⅱ类洞洞形的掌握程度。

Note

实训十　光固化复合树脂粘接修复技术(2 学时)

(一) 目的和要求

(1) 熟悉酸蚀粘接修复的操作方法及要点。

(2) 初步掌握光固化复合树脂粘接修复技术的操作方法及注意事项。

(二) 实训内容

光固化复合树脂粘接修复技术。

(三) 实训器材

牙科模拟实验台、制备好Ⅴ类洞的离体牙石膏牙列模型、光固化复合树脂、酸蚀剂、粘固剂、比色板、光固化机、聚酯薄膜、树脂充填器、检查器械、棉球、纱卷、电动机、弯手机、气枪、小砂石尖、橡皮轮、金刚砂牙钻、咬合纸等。

(四) 方法与步骤

光固化复合树脂粘接修复技术的操作方法。

1. 固定模型　将带有Ⅴ类洞的石膏牙列模型固定于仿头模之上,调整仿头模位置,装好弯手机。

2. 比色　在自然光及牙面湿润的条件下,根据患牙及邻牙颜色,用比色板进行比色,选择最佳的色调。

3. 清洁窝洞、隔湿　用橡皮杯蘸清洁剂(一般用浮石粉)清洁牙面后,严密隔湿窝洞。

4. 保护牙髓　常用玻璃离子粘固剂垫底。缺损达牙本质深层时,近髓处先衬一薄层的氢氧化钙制剂,再使用玻璃离子粘固剂垫底,以保护牙髓组织。注意忌用洞漆和酚类的材料,以免影响树脂的聚合。

5. 酸蚀牙面　用小棉球或小刷子蘸取酸蚀剂,均匀涂布于釉质壁及窝洞斜面上,保持约 1 min,再用牙本质处理剂处理牙本质表面,然后用高压喷水彻底冲洗 40 s,注意要及时吸去冲洗液,并避免处理后的牙面与唾液接触。隔离、吹干牙面。酸蚀过的牙面应呈现白垩色,若没有出现白垩色,需要重新进行酸蚀。若是氟斑牙,应适当延长酸蚀时间。

6. 涂布底胶和粘固剂　用小棉球或小刷子蘸取底胶均匀涂布整个洞壁,轻轻吹干,再涂布粘固剂,光固化灯光照 20 s。若为邻面洞,固化前应使用聚酯薄膜将牙间接触点隔开。

7. 充填　取出适量选定好的复合树脂,用充填器将其放置在窝洞最深处并塑形,也可用聚酯薄膜成形。用光固化灯照 40～60 s。如果复合树脂的厚度为 2～3 mm,应将材料分次填入窝洞,分层进行固化。光照时,固化灯工作端距充填材料应为 2～5 mm,医生应使用护目镜以免损伤眼睛,树脂固化后,再移去聚酯薄膜。

8. 修整外形　用石尖或金刚砂车针修整外形,邻面洞充填时注意消除充填物悬突。

9. 调整咬合　用咬合纸等检查咬合关系,去除高点。

10. 打磨抛光　依次使用粗、细砂片打磨,橡皮轮或细绒轮蘸打磨膏进行表面抛光,邻面可用砂纸条进行磨光。

(五) 注意事项

(1) 在涂布釉质粘固剂前严禁被唾液等污染,如发生了污染,必须重新进行酸蚀。

(2) 光固化复合树脂在使用后应当立即加盖、干燥、低温、避光保存。

（3）光照时，术者须用黄色避光镜片，以避免用眼睛直视造成视网膜受损。

（六）思考题

光固化复合树脂粘接修复术的操作步骤与注意事项是什么？

（七）实训报告与评定

（1）书写实训报告。

（2）评定学生对光固化复合树脂粘接修复技术的掌握程度。

实训十一　开髓法及髓腔预备（8 学时）

（一）目的和要求

（1）初步掌握各牙的开髓部位、形状及开髓要点。

（2）初步掌握常用开髓器械的使用方法。

（3）掌握口腔科医生操作体位、术式和支点的应用。

（二）实训内容

（1）离体前牙开髓法。

（2）离体前磨牙开髓法。

（3）离体磨牙开髓法。

（三）实训器材

教科书、牙齿剖面模型、挂图、牙的各种剖面透明牙标本、开髓步骤标本、仿头模、牙科模拟实验台、手机、装有离体牙石膏模型（包括前牙、前磨牙、磨牙各一颗）、各类钻针、光滑髓针、15号根管扩大器、注射器、气枪等。

（四）方法与步骤

1. 离体前牙开髓法

1）上颌前牙开髓法

（1）开髓洞形：上颌切牙的开髓口位于舌面窝的中央，开髓口形状为圆钝三角形，三角形的顶正对舌隆突，三角形两腰分别与近远中边缘嵴平行，三角形底与切缘平行。上颌尖牙的开髓口形状近似于椭圆形。

（2）开髓步骤及要点：固定牙列模型、调整仿头模的位置和角度，左手持口镜，右手持弯手机，以无名指和小指找好支点，在口镜反光下进行操作。首先在上前牙舌面设计开髓位置和外形。用裂钻或小球钻垂直于舌面在舌面窝的中央入钻。到达釉牙本质界时，逐渐改变钻针的方向，使钻针与牙体长轴平行向深层钻入，进入髓腔的瞬间可以有"落空感"。立即改用球钻，用提拉动作揭净髓室顶，使开髓口与髓腔根管形成近似直线的通路。

2）下颌前牙开髓法

（1）开髓洞形：下颌前牙开髓口位于舌面窝正中，开髓口形状为椭圆形。

（2）开髓步骤及要点：固定牙列模型、调整仿头模的位置和角度，左手持口镜，右手持弯手机，以无名指和小指找好支点，在口镜反光下进行操作。用裂钻或小球钻垂直于舌面在舌面窝的中央入钻。到达釉牙本质界时，逐渐改变钻针的方向，使钻针与牙体长轴平行向深层钻入，进入髓腔的瞬间可以有"落空感"。立即改用球钻，用提拉动作揭净髓室顶，使开髓口外形呈唇舌径长、近远中径短的椭圆形。

Note

67

2. 离体前磨牙开髓法

1）上颌前磨牙开髓法

（1）开髓洞形：上颌前磨牙的开髓口位于𬌗面中央窝处，开髓口外形与牙颈部横断面处的髓室外形相似，呈颊舌径长的椭圆形。

（2）开髓步骤及要点：固定牙列模型、调整仿头模的位置和角度，左手持口镜，右手持弯手机，以无名指和小指找好支点，在口镜反光下进行操作。首先在𬌗面中央窝处设计开髓位置和外形，再用裂钻顺牙长轴方向钻入，达牙本质深层后稍向颊、舌向扩展，穿通颊、舌侧髓角，揭净髓室顶，使开髓口外形呈颊舌径长、近远中径短的椭圆形。

2）下颌前磨牙开髓法

（1）开髓洞形：下颌前磨牙的开髓口位于𬌗面中央窝稍偏颊尖处，开髓口外形为短椭圆形或卵圆形。

（2）开髓步骤及要点：固定牙列模型、调整仿头模的位置和角度，左手持口镜，右手持弯手机，以无名指和小指找好支点，在口镜反光下进行操作。首先在𬌗面窝设计开髓位置和外形。用裂钻在𬌗面中央近颊尖处顺牙长轴方向入钻，到达髓腔后揭净髓室顶，使开髓口外形呈比颊舌径稍长的短椭圆形。

3. 离体磨牙开髓法

1）上颌磨牙开髓法

（1）开髓洞形：上颌磨牙开髓口与髓室顶的位置相似，为一颊舌径稍长的近似椭圆形或近似三角形（尖在腭侧，底在颊侧）。

（2）开髓步骤及要点：固定牙列模型、调整仿头模的位置和角度，左手持口镜，右手持弯手机，以无名指和小指找好支点，在口镜反光下进行操作。首先设计上颌磨牙开髓口的位置和外形，再用裂钻或球钻在中央窝入钻，到达髓腔后有明显落空感，从里向外依次揭净髓顶（注意钻针不可太深，亦不可从外向里切割，避免损伤髓室底，且不损伤颊尖、斜嵴和近中边缘嵴），形成位于𬌗面中央窝的圆三角形（尖在腭侧，底在颊侧），最后精修髓腔壁，使洞壁光滑略外敞，整个髓腔偏近中，形成一条直线通路，便于根管治疗器械顺利进入根管的根方。

2）下颌磨牙开髓法

（1）开髓洞形：下颌磨牙开髓口位于𬌗面近中偏颊侧部分，开髓口外形为圆三角形或圆长方形。开髓洞形近中边稍长于远中边。

（2）开髓步骤：固定牙列模型、调整仿头模的位置和角度，左手持口镜，右手持弯手机，以无名指和小指找好支点，口镜牵拉口角直视下进行操作，根据下颌磨牙的髓室顶在𬌗面的投影位置设计开髓口的位置和外形。钻针略偏颊侧，与颊侧根管方向一致钻入，到达髓腔时会有较明显的落空感，但钙化的髓腔或老年人的髓腔感觉不明显。然后保持深度，从里向外，依次揭净髓室顶。精修髓室顶的残余部分，使洞壁光滑略外敞，和髓腔形成直线通路，以便于根管治疗器械的进出。

（五）注意事项

（1）前牙开髓时，钻到釉牙本质界后应立即改变钻针方向，使钻针方向逐渐与牙长轴一致，避免造成牙颈部侧壁侧穿。

（2）开髓口不宜过大，避免形成台阶或侧穿；开髓口亦不宜过小，避免遗留髓室顶、遗漏根管或影响根管治疗器械的进出。

（3）前磨牙备洞时近、远中径不能扩展过宽，避免形成台阶或牙颈部近、远中向侧穿。

（4）磨牙开髓应注意防止破坏髓室底形态或刺穿髓室底；亦应注意不宜钻磨过浅，避免将髓角误认为是根管口。

Note

（六）思考题

各个牙的开髓部位、形状及开髓要点是什么？

（七）实训报告与评定

（1）书写实训报告。

（2）评定学生对各牙开髓方法的掌握程度。

实训十二　橡皮障隔湿术(2 学时)

（一）目的和要求

（1）熟悉橡皮障隔湿术所需的器械和用品。

（2）初步掌握橡皮障隔湿术的操作方法。

（二）实训内容

（1）橡皮障隔湿术所需的器械、用品及其优点。

（2）橡皮障隔湿术的操作方法及注意事项。

（三）实训器材

仿头模、全口牙列塑料牙模型、橡皮布、打孔器、打孔模板、橡皮障夹、橡皮障夹钳、橡皮障支架、牙线、楔线、剪刀等。

（四）方法与步骤

1. 选择合适的橡皮布　橡皮布分薄、中、厚三种,以中等厚度为宜。橡皮布的面积大小要能完全盖住口腔,上缘不要盖住鼻孔,下缘达颏下部。

2. 打孔　先在左上角打一定位孔,再根据所需隔离的牙位,对应打孔模板,确定打孔的位置,打牙位孔。

（1）打孔的大小:打孔器的工作端的圆形转盘上的孔直径为 0.5~2 mm,应按所需隔离的牙齿的大小选择打孔的大小。

（2）孔间距离:取决于牙间隙的宽窄,一般间隔以 2~3 mm 为宜。

（3）打孔的数目:按照牙位、治疗部位和治疗牙数来决定打孔的数目。保证治疗操作的可行性及隔离效果。

3. 选择橡皮障夹　根据牙位、牙的形态和大小选择合适的橡皮障夹。试夹子前可在夹子上拴一根牙线作为安全线。

4. 安装橡皮障　有以下四种方法。

（1）翼法:橡皮障打孔后,先在牙位孔处利用橡皮障夹的翼部固定橡皮障夹,然后将橡皮障夹夹持在牙齿上,并调整合适的位置,最后用橡皮障支架将橡皮布游离部分在口外撑开,并用充填器的扁平头将翼部上方的橡皮布剥到翼部下方。也可以提前安装支架,再将橡皮障夹夹持在牙齿上。

（2）弓技术:橡皮障打孔后,将橡皮布套入橡皮障夹的弓部,然后直视下将橡皮障夹夹持在牙齿上,并调整合适的位置,最后用橡皮障支架将橡皮布的游离部分在口外撑开,并将牙位孔处橡皮布全部剥到翼部下方即可。此法能较好地防止误伤牙龈。

（3）橡皮布优先法:双手撑开橡皮布,将牙位孔处套入牙齿并推至牙颈部,若邻面不易滑入,可利用牙线将橡皮布通过接触点;多个牙隔离时,应从远中向近中依次套入。然后用橡皮障夹钳将橡皮障夹固定到牙颈部,最后用橡皮障支架将橡皮布的游离部分在口外撑开即可。

（4）橡皮障夹优先法：将已打好孔的橡皮布,先将孔撑开套在合适的橡皮障夹上,露出橡皮障夹体部,然后用橡皮障夹钳撑开橡皮障夹,连同橡皮布一起固定在牙颈部,再将孔周的橡皮障从橡皮障夹上拉下套入牙颈部,最后用橡皮障支架将橡皮布的游离部分在口外撑开即可。

5. 拆卸橡皮障　治疗完成后,如果是单个牙的隔离,可先用橡皮障夹钳取下橡皮障夹,然后将橡皮障支架和橡皮布一起取出。如果是多个牙齿或邻面治疗,则需用剪刀剪去牙间的橡皮布,再取下橡皮障夹,将支架和橡皮布一起取出。

（五）注意事项

（1）橡皮布上打的孔必须大小合适、边缘整齐,否则会造成撕裂。

（2）在使用完打孔器后,应注意检查并及时清除孔内存在的橡皮布。

（3）注意检查打孔器打孔小锤的位置：一定要置于转盘孔的正上方。

（4）橡皮障夹放置时,弓向远端,顺牙弓走向安装,喙的四个尖端与牙齿接触（四点接触）,橡皮障夹抱持部位应放在牙齿外形高点下。

（5）严重破损的患牙,应使用龈下钳夹技术,但尽量避免损伤牙龈。

（6）邻面洞充填治疗时,可用氧化锌、封闭剂或印模材料做假壁,以防止微渗漏。

（7）乳胶过敏者应使用非乳胶橡皮布,或在橡皮布下垫衬纱布等隔离。

（8）橡皮障夹发生变形要及时更换。

（六）思考题

橡皮障的安装方法是什么?

（七）实训报告与评定

（1）书写实训报告。

（2）评定学生对橡皮障隔湿术的掌握程度。

实训十三　盖髓术与活髓切断术（2 学时）

（一）目的和要求

（1）初步掌握盖髓术和活髓切断术的原理与适应证。

（2）初步掌握盖髓术的操作方法及注意事项。

（3）熟悉活髓切断术的操作方法及注意事项。

（二）实训内容

（1）盖髓术和活髓切断术的原理与适应证。

（2）离体牙上行盖髓术。

（3）离体牙上做活髓切断术。

（三）实训器材

教科书、仿头模、带有深龋的离体牙石膏模型、相关 X 线片、有关挂图及录像片、弯机头、钻针、一次性口腔检查盘、挖匙、冲洗器、水门汀充填器、调刀、玻璃板、75％酒精、生理盐水、氢氧化钙制剂、氧化锌丁香油粘固剂等。

（四）方法与步骤

1. 盖髓术

1）直接盖髓术操作步骤

原理及适应证详见教科书。操作步骤如下。

（1）制备洞形，清除龋坏组织：外伤引起牙髓暴露的患牙，应在局麻下制备窝洞，操作动作要准确到位，避开穿髓孔，及时清除洞内的牙体组织碎屑，尽量减少牙髓再感染。深龋近髓患牙，局麻下先以球钻或挖匙依次去除洞壁和洞底的龋坏组织，最后清除近髓处的软龋，一旦发生意外穿髓应立即行直接盖髓术，尽量减少暴露牙髓被细菌污染的机会。

（2）放置盖髓剂：用生理盐水缓慢地冲洗窝洞，隔湿，消毒棉球拭干窝洞。然后立即将准备好的氢氧化钙或其他直接盖髓剂覆盖于暴露的牙髓上，氧化锌丁香油粘剂暂封窝洞。

（3）永久充填：1～2周后复诊，患牙无任何症状且牙髓活力正常者，去除大部分暂封剂，保留厚约1 mm的氧化锌丁香油粘固剂作为第一层垫底，再选用玻璃离子粘固剂或磷酸锌粘固剂做第二层垫底，最后用银汞合金或复合树脂进行永久充填（图3-13-1）；若复诊患牙对温度刺激仍敏感，可去除全部暂封物及盖髓剂，更换新的盖髓剂暂封，再继续观察，直到症状完全消失后再行永久充填。更换盖髓剂时，严格进行无菌操作，避免再感染；若复诊患牙出现自发痛、夜间痛等症状，则表明患牙发展至不可复性牙髓炎，应立即行根管治疗术。

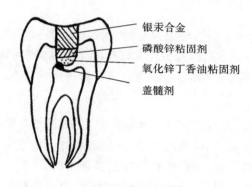

银汞合金
磷酸锌粘固剂
氧化锌丁香油粘固剂
盖髓剂

图 3-13-1　直接盖髓术

2）间接盖髓术操作步骤　原理及适应证详见教科书。操作步骤如下。

对于在洞底遗留有少量软化牙本质的窝洞，应根据患牙病程的长短、洞的深度、软化牙本质遗留量的多少、患牙的临床表现及去腐过程中患者的反应等一系列情况综合分析来选择充填方法。

（1）去腐质：局麻下去除龋坏组织，先用慢速球钻去除大部分龋坏组织，再用挖匙去除近髓处的腐质，可保留少许近髓处的软化牙本质，以免穿髓。

（2）消毒、隔湿：用生理盐水缓慢地冲洗窝洞，丁香油酚或樟脑酚消毒窝洞，消毒棉球拭干，窝洞隔湿。

（3）放置盖髓剂：在近髓的牙本质表面放置氢氧化钙盖髓剂，再用氧化锌丁香油粘固剂暂封窝洞。

（4）充填：观察1～2周后，若患牙无任何异常症状，则保留一薄层暂封物，磷酸锌粘固剂或玻璃离子粘固剂做第二层垫底，银汞合金或复合树脂永久充填。若需保留少量软化牙本质者，在6～8周后复诊，去除残余的软化牙本质，氢氧化钙作为第一层垫底，磷酸锌粘固剂或玻璃离子粘固剂做第二层垫底，银汞合金或复合树脂永久充填。（图3-13-2）

2. 活髓切断术　原理及适应证详见教科书。操作步骤如下。

（1）局麻：浸润麻醉或阻滞麻醉。

Note

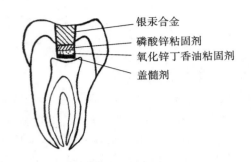

银汞合金
磷酸锌粘固剂
氧化锌丁香油粘固剂
盖髓剂

图 3-13-2　间接盖髓术

(2) 清洗消毒窝洞:去净腐质,温水及双氧水冲洗窝洞,干燥隔湿(临床要求橡皮障隔湿),75%酒精小棉球消毒窝洞。

(3) 揭去髓室顶:按开髓、髓腔预备的方法,将髓室顶完全揭去。

(4) 切除冠髓:用消毒后的锐利挖匙将冠髓从根管口略下方处切断。

(5) 冲洗止血:生理盐水冲洗,去除残余碎屑并止血。临床上多用小棉球蘸取肾上腺素进行压迫止血。

(6) 放置盖髓剂:用水门汀充填器取适量调制好的氢氧化钙盖髓剂覆盖于根髓断面上,厚约 1 mm,勿施压。

(7) 暂封窝洞:用氧化锌丁香油粘固剂暂封窝洞,观察 1~2 周。

(8) 永久充填:观察 1~2 周后,若患牙无任何异常症状,则保留一薄层暂封物,磷酸锌粘固剂或玻璃离子粘固剂作第二层垫底,银汞合金或复合树脂永久充填。

(五) 注意事项

(1) 操作过程中时,应始终注意保持正确的术式,正确使用口镜及支点。

(2) 在观察期间若症状加重,应及时复诊,改用适当的治疗方法。

(3) 必须严格进行无菌操作,所用器材均应是消毒用品。

(4) 活髓切断术切断冠髓时,必须使用锐利的挖匙,以避免拉出根髓。

(5) 根髓断面止血时不能用干棉球,更不能用气枪吹干,避免造成牙髓组织脱水和损伤。

(六) 思考题

盖髓术与活髓切断术操作时有哪些注意事项?

(七) 实训报告与评定

(1) 书写实训报告。

(2) 评定学生对盖髓术与活髓切断术的掌握程度。

实训十四　根管治疗术(8 学时)

(一) 目的和要求

(1) 初步掌握根管治疗术的原理和适应证。

(2) 熟悉根管治疗需用器械及其用法。

(3) 初步掌握根管治疗术的操作步骤及要点。

（二）实训内容

（1）根管治疗术的原理、适应证。

（2）根管治疗器械及其用途。

（3）根管治疗术的操作方法及注意事项。

（三）实训器材

教科书、仿头模、装有上颌前牙的石膏模型、牙科模拟实验台、涡轮手机、各型车针、一次性口腔检查盒、上颌前牙 X 线摄片、光滑针、拔髓针、根管扩大针、根管锉、根管侧压充填器、挖器、粘固粉充填器、气枪、5 mL 注射器、小尺、棉球、调拌刀、玻璃板、3％过氧化氢溶液、2％氯亚明、樟脑酚液、牙胶尖、酒精灯、磷酸锌粘固剂、氧化锌粘固粉、丁香油酚、复合树脂等。

（四）方法与步骤

根管治疗术的原理、适应证详见教科书。根管治疗器械及其用途见实训一。根管治疗术的操作步骤及要点如下。

1. 看片 根据患牙的 X 线片，了解患牙根管的形态、长度、粗细、有无变异等。

2. 开髓 见离体牙开髓术。

3. 拔髓 用光滑针探测根管的通畅程度及方向，用拔髓针沿一侧根管壁轻轻插入至根尖 1/3 区，顺时针捻转缓慢拔出牙髓。若牙髓已不成形，可用拔髓针分次取出，或将 2％氯亚明滴入髓腔内，用拔髓针捣碎牙髓后用 3％过氧化氢溶液冲洗。

4. 测量根管工作长度 本实训采用 X 线片测量法，将扩大针插入根管内拍摄 X 线片，根据牙片来测量根管工作长度。按下列公式计算：

$$牙实际长度 = \frac{器械在牙内的实际长度 \times X 线片上牙的长度}{X 线片上器械在牙内的长度}$$

$$根管工作长度 = 牙实际长度 - 1\ mm$$

在临床工作中常常是将手感法、电测法与 X 线片法结合起来确定根管工作长度。

5. 根管扩大及冲洗 根管冲洗与扩大同时进行，最后一次用生理盐水冲洗，注意避免造成根管壁台阶或侧壁穿通。

（1）根管冲洗：用 3％过氧化氢溶液和生理盐水交替冲洗根管。冲洗时将冲洗器针头插入根管的根尖 1/3 处，轻推出液体将根管扩大所刮下来的碎屑及感染物冲出根管，直至流出清亮的液体。注意冲洗时勿加压。

（2）根管扩大：包括标准法、逐步深入法、逐步后退法等（详见教科书）。临床常用标准法：根管预备时要求器械从小号到大号逐号依次使用，每号钻或锉均要求预备达根管的工作长度。器械转动角度不超过 180°，扩锉交替进行。

6. 根管消毒 隔湿，干燥根管。棉捻蘸浸消毒药液后置入根管内，用氧化锌丁香油粘固剂封闭窝洞 7 天。

7. 根管充填 复诊时，检查患牙无明显异常，达到充填时机，行根管充填。去除暂封物，取出消毒棉捻，试主牙胶尖并确定。将调制好的根管粘固剂充满根管，放入主牙胶尖，再依次插入副牙胶尖，每插入一根后用根管侧压充填器侧压，直至严密充填根管。

8. 截去多余牙胶尖 用水门汀充填器（或挖匙）在酒精灯上烧热后，将牙胶尖齐根管口处切断，并去除多余的糊剂。

9. X 线拍片检查根管的充填情况

（1）恰填：根管内充填物恰好严密填满根尖狭窄部以上的空间，充填物距根尖端 0.5～2 mm，根尖部根管内无任何 X 线投射影像。

（2）欠填：根管内充填物距根尖端 2 mm 以上，根尖部和（或）根管内仍遗留有 X 线投射

Note

影像。

（3）超填：根管内充填物不仅填满根管，而且超出了根尖孔，填入了根尖牙周膜间隙和（或）根尖周病损区。

10．永久充填　若充填效果为恰填（不多不少），则用磷酸锌粘固剂垫底，再用复合树脂或银汞合金充填。

（五）注意事项

（1）根管预备操作中必须有支点，并应防止器械脱落。

（2）根管扩大时，旋转器械角度不要过大，避免器械折断。

（3）根管冲洗时，要缓慢冲洗，避免压力过大而造成疼痛或肿胀。

（4）根管扩大器械要逐号使用，不可跳号，否则容易形成台阶。

（六）思考题

根管扩大的目的是什么？

（七）实训报告与评定

（1）书写实训报告。

（2）评定学生对根管治疗术的掌握程度。

实训十五　根尖手术（2 学时）

（一）目的和要求

（1）熟悉根尖手术的原理和适应证。

（2）熟悉根尖手术使用的器械及其使用方法。

（3）了解根尖手术的操作步骤及要点。

（二）实训内容

（1）根尖手术的原理及适应证。

（2）根尖手术的操作步骤及注意事项。

（三）实训器材

教科书、一次性口腔检查盘、刀柄、刀片、骨膜分离器、骨凿、挖匙、冲洗器、持针器、缝针、缝线、手术剪、涡轮手机、裂钻、超声器械、充填器、调刀、玻璃板、敷料、生理盐水、玻璃离子水门汀粉、羊头等。

（四）方法与步骤

1．根尖手术的原理及适应证（详见教科书）

2．根尖手术的操作步骤

（1）术前准备：临床上术前应对患者的进行全身情况调查，如血常规、出血时间和凝血时间、肝功能和 HIV 检查、当日体温等。患牙应已完成根管治疗，并对相应患牙拍 X 线片，了解患牙的牙根情况、与相邻组织的关系及根管治疗的情况等。操作者常规洗手，戴手套。检查手术器械应齐备，并已严格消毒。

（2）局麻：常规消毒术区，在患牙的唇侧近根尖处用 2％利多卡因或阿替卡因进行局部浸润麻醉，准备好吸唾器，铺巾。

（3）切口：根据患牙的部位、数量可选做弧形、角形和梯形切口。

（4）翻瓣：用骨膜分离器从切口处进入，到达骨面后翻开骨膜瓣。

（5）去骨：确定患牙根尖所在的位置。去除近根尖处牙根根面上的骨质暴露根面，然后沿牙根走向去骨开窗，暴露根尖，适当扩大骨窗面积。

（6）根尖刮治：用刮匙刮除所有的根尖周病变组织及异物等。可将刮出的病变组织放置于10％甲醛溶液中进行组织病理学检查。

（7）根尖切除：用裂钻或金刚砂钻切除根尖约 3 mm，切除后的根尖断面与牙体长轴约成45°的斜面。

（8）根管倒预备：用小号球钻在牙根尖端断面上的根管口处做根尖预备，倒充填洞形，预备深度一般为 3 mm。

（9）根管倒充填：用调制好的玻璃离子粘固剂行根尖孔倒充填。修整抛光充填物。

（10）清洁根尖骨腔：彻底清理骨腔内的残余材料及碎骨渣等，生理盐水冲洗并吸干，挖匙搔刮骨壁，使骨腔内充满鲜血。

（11）复瓣缝合：将瓣复位，缝合伤口，注意用组织镊将缝合的两侧切口对齐。

（12）临床的术后护理：用棉卷和绷带轻压术区以减少组织肿胀和淤血。术后可服用止痛药物及抗生素等。嘱患者保持口腔清洁卫生，可用洗必泰溶液漱口，每日 3 次。一般在术后 7 天左右拆线。

（五）注意事项

（1）根尖手术过程中应严格执行无菌操作。

（2）根尖去骨量不要过大。

（3）术后护理很重要，嘱患者定期复诊，发现问题及时解决。

（六）思考题

根尖切除的方法是什么？

（七）实训报告与评定

（1）书写实训报告。

（2）评定学生对根尖手术的掌握程度。

实训十六 手术显微镜在牙髓治疗中的应用（2 学时）

（一）目的和要求

（1）了解手术显微镜的结构、使用及保养方法。

（2）初步掌握手术显微镜下寻找上颌第一磨牙 MB2 根管的方法。

（3）了解手术显微镜下使用超声器械取根管内折断器械的方法。

（4）了解手术显微镜在根尖手术、根管壁侧穿的探查和修补中的作用。

（二）实训内容

（1）手术显微镜的结构、使用及保养方法，在牙髓病治疗中的作用。

（2）运用手术显微镜和超声器械取根管内折断器械。

（3）操作体位、显微镜焦距调整、图像采集以及镜下目标的定位和牙科显微器械的使用。

（4）运用手术显微镜寻找上颌第一恒磨牙的 MB2 根管。

Note

（三）实训器材

口腔综合治疗台、口腔检查器械（口镜、探针、镊子）、牙科手术显微镜、超声器械、根管锉（10号、15号K锉）、离体牙（上颌第一恒磨牙、前牙）。

（四）方法与步骤

手术显微镜的结构详见教科书。手术显微镜的使用方法：根据仿真头模的位置调整好操作者的体位；正确调节显微镜的焦距以及放大倍数，使操作术野清晰且易于观察。

1. 镜下寻找 MB2

（1）在离体上颌第一磨牙的𬌗面进行开髓，并行冠部预备，使各根管呈直线通路，冲洗髓室，各根管口暴露清楚。

（2）显微镜下运用探针探查髓室底，寻找并定位各根管口。

（3）显微镜下在近颊根管与腭根管口连线的近中侧寻找到 MB2 根管口，然后用 10 号 K锉进入根管。若 10 号 K 锉无法进入根管，可先用小球钻或相应型号的超声器械去除根管口的部分牙本质，待器械深入根管口内 1～3 mm 后再用小号 K 锉继续探入根管。注意在去除牙本质时，要避免在根管壁及根分叉处发生侧穿。

2. 镜下取折断器械

（1）课前准备带有折断器械的单根管牙。

（2）拍 X 线片确定根管的走向以及折断器械所在的部位。

（3）显微镜下寻找并定位折断器械所在的位置以及器械在根管内的深度。

（4）显微镜下用小号的超声锉（10 号或 15 号）在折断器械的牙本质壁较厚的一侧制备旁路，避免发生侧穿。

（5）适当调节超声锉的振动频率和出水量，显微镜下将超声锉插进制备好的旁路内，在器械周围做逆时针方向运动并进行超声振动，使折断器械松动并向冠方移动，最后用镊子夹出折断的器械。

（6）拍 X 线片检查折断器械是否已完全取出。

（五）注意事项

（1）严格按手术显微镜操作规程进行操作。

（2）手术显微镜使用完毕后应注意其保养及维护。

（六）思考题

手术显微镜在牙髓病的治疗中有哪些用途？

（七）实训报告与评定

（1）书写实训报告。

（2）评定学生对手术显微镜在牙髓治疗中的应用的掌握程度。

（曹长红）

实训十七　牙周病的检查和病历书写（2 学时）

（一）目的和要求

（1）初步掌握牙周病的问诊，采集病史的方法和病历书写。

Note

（2）掌握常规牙周检查方法。

（二）实训内容

（1）教师讲解和示教牙周检查的内容和方法。

（2）同学两人一组互相检查。

（三）实训器材

口腔检查盘（包括口镜、镊子和尖探针）、口杯、牙周探针、菌斑显示剂、牙周炎患者全口牙根尖片或曲面体层片。

（四）方法与步骤

1. 病史采集 通过问诊获得病史。

1）牙周病史

（1）主诉：包括主要病症的症状、部位、持续时间。要求一句话简明表达，尽量避免出现专业术语，一般要求少于 20 字。

牙周病常见的主诉症状有"牙龈出血""牙龈肿胀""牙龈肿痛""牙龈烧灼感""牙齿松动""牙齿移位出现间隙或间隙增大""食物嵌塞""咀嚼无力""咀嚼疼痛""口腔异味或口臭"等。

（2）现病史：对主诉的进一步陈述。现病史是疾病从最初发病到本次就诊时发生、发展及变化的全过程，包括起病情况主要症状的特点、病情的发生发展、诱发因素、伴随症状、诊断、治疗经过和效果以及其他情况。

应注意询问以下症状：①牙龈出血情况；②牙龈肿胀、脓肿或疼痛情况；③牙松动、牙移位、牙脱落情况，有无咀嚼无力；④有无异味或口臭症状；⑤有无食物嵌塞；⑥是否存在不良习惯如夜磨牙，紧咬牙，咬指甲或咬其他异物的习惯，晨起时是否感觉牙或咀嚼肌酸痛或不适等。

除以上症状外，还应询问：是否进行过牙周治疗，进行的是何种治疗及疗效如何；刷牙习惯如刷牙的次数、方法、使用牙刷及牙膏的种类；是否使用其他的控制菌斑方法：牙线、牙签、牙间隙刷、含漱剂等；是否有吸烟史包括吸烟年数、每天吸烟量等。

2）口腔病史 除询问牙周病史外，还应询问口腔病的既往史，记述口腔内以往健康情况。例如：有无黏膜病；是否进行过牙体治疗；是否受过外伤；有无脓肿、溃烂病史；是否进行过正畸治疗，正畸治疗时间；曾否拔牙，拔牙的原因；曾否做过手术等。

3）系统病史 一些系统疾病是牙周病的全身危险因素。应特别询问与牙周病有关的常见的全身疾病，如血液病、糖尿病、高血压冠心病、风湿热、风湿性心脏病或先天性心脏病、肝炎、肾病、其他内分泌病及免疫缺陷病等。并询问目前是否接受治疗，接受何种治疗，治疗已有多长时间。还应注意询问使用抗凝药物及皮质类固醇药物治疗的剂量和时间。

2. 牙周检查 通过望、探、扪、叩、听及 X 线片等方法进行检查。

1）口腔卫生状况 检查内容包括菌斑、软垢及牙石情况。

（1）牙菌斑和软垢的检查

①直接观察法：通过肉眼或借助口镜反光观察，或使用探针尖紧贴着划过牙面，来判断牙面及龈缘附近的菌斑和软垢量。当菌斑量少呈无色时，可使用气枪将牙面吹干后仔细观察。

②牙菌斑染色法：用菌斑显示液（碱性品红）对牙菌斑进行染色，观察并记录软垢和菌斑的量及分布。

方法：用蘸有菌斑显示液的小棉球涂布全口牙的颊、舌面，再以清水漱口，然后进行观察，着色区即为菌斑存在区。观察并记录菌斑的分布范围及量，检查的结果可用软垢指数和菌斑指数来表示，记录于牙周检查表中。

菌斑检查结果也可以记录在菌斑控制记录卡（图 3-17-1）中，每个牙分为 4 个面，记录每个牙面菌斑有或无，然后计算有菌斑牙面的百分率。

菌斑控制记录卡

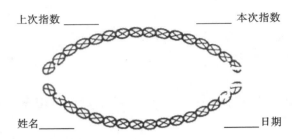

上次指数 _____   _____ 本次指数

姓名 _____   _____ 日期

图 3-17-1　菌斑控制记录卡

菌斑百分率＝(有菌斑的牙面数/受检牙面数)×100％。

(2) 牙石的检查:直接或借助口镜观察牙石在牙面上的覆盖面积,并可使用探针在龈沟内沿牙面从远中划向近中,来探查龈下牙石情况。必要时可用气枪将牙龈缘吹开,帮助观察到龈下牙石情况。对于邻面牙石可通过 X 线片观察到。牙石的量可用牙石指数来表示。还应注意观察牙石在口腔中的分布情况。

另外检查有无其他刺激物:如不良修复体、食物嵌塞等。

2) 牙龈的检查　主要观察牙龈的颜色、形态、质地、龈缘位置、牙龈出血情况及附着龈宽度变化。

(1) 颜色:正常为粉红色。检查牙龈时注意有无颜色变化,及发生颜色变化的位置分布,还应观察牙龈上是否有牙石、牙垢、色素沉着。

(2) 形态:正常游离龈,薄且贴于牙面,包绕牙颈部,但不与牙附着,与牙面有沟存在;附着龈紧附于牙槽骨,表面有橘皮样凹陷的点彩;龈乳头充满于牙间隙;邻面中央部凹下区为龈谷。应注意检查有无游离龈缘圆钝或低平、牙龈肿胀、肥大、增生、点彩消失、牙龈退缩等。

(3) 质地:正常牙龈质地坚韧、有弹性。炎症时龈组织张力减低,变松软、质地松脆。用探针压迫牙龈时可见凹陷痕迹。

(4) 龈缘位置:正常龈缘位于釉牙骨质界冠方 2～3 mm。检查时应注意观察有无龈退缩,或龈缘因肿胀、增生而移向冠方,形成龈袋。

(5) 牙龈出血情况:观察牙龈是否自发出血,探诊时有无出血。牙龈出血情况可用出血指数(附录)表示。

牙龈炎症情况可用牙龈指数(见附录)来表示。

(6) 附着龈宽度:附着龈与牙槽黏膜连接处为膜龈联合的位置。其位置临床上主要是通过观察其颜色和(或)移动性来确定的。附着龈为粉红色、不能移动、质地坚韧,而牙槽黏膜为深红色、可移动、可见血管。观察移动性时,可通过牵拉唇颊或用探针侧方沿牙槽黏膜向龈方向推移,牙槽黏膜是可以移动的,而附着龈是不可移动的。

正常附着龈宽度为 1～9 mm,个体差异较大,不同部位亦不同。附着龈宽度的检查对于牙周手术术式的选择非常重要。

另外还应注意观察唇、颊系带附着位置有无过高、过低等异常。

3) 牙周探诊　最重要的牙周检查方法。

(1) 牙周袋探诊

A. 探诊工具　牙周探针。其工作端为圆柱形,逐渐变细,顶端为钝头,顶端直径约 0.5 mm,探针上有刻度,刻度以毫米(mm)计算。

B. 探诊技术

①握持探针的方法:为改良握笔法(图 3-17-2),即用拇指、食指握持器械,中指指端顶住器

Note

械柄,这样拇指、食指和中指三指构成一个三角形力点,有利于稳固地握持器械,并能灵活转动器械的角度。

②支点:可以是口内支点,也可以是口外支点。支点要稳。

③探诊角度:应与牙体长轴平行,顶端紧贴牙面,避开牙石,直达袋底。

④探诊力量:要轻,为20~25g。

⑤探诊方式:以提插方式移动探针,围绕每个牙的每个牙面进行探查,以发现袋最深的部位及袋的形态(图3-17-3)。

⑥探诊顺序:全口牙齿探诊时,要按一定顺序进行,以免遗漏检查。

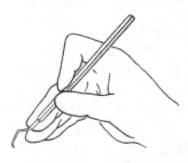

图3-17-2 改良握笔法

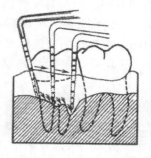

图3-17-3 提插式移动探针

C. 探查的内容及结果

①探诊深度(PD):指袋底至龈缘的距离,以毫米(mm)为单位记录。注意在探查邻面时,要紧靠接触区处探入,探针可稍倾斜以便能探入接触点下方的龈谷处。

每个牙应记录其颊(唇)侧近中、中央、远中,以及舌侧近中、中央、远中6个位点。也可根据条件和需要,只记录每个牙牙周袋最深的位点。

②附着水平(AL):指袋底至釉牙骨质界的距离。具体方法为,首先确定用探针探查釉牙骨质界的位置,接着测量釉牙骨质界至龈缘的距离,以毫米(mm)为单位记录。若龈缘正位于釉牙骨质界处,则此距离为0;若龈缘位于釉牙骨质界的根方,则记为负值,此距离为龈退缩的距离。最后用探诊深度减去釉牙骨质界至龈缘的距离,即为附着丧失,以毫米(mm)为单位记录。记录时同样记录每个牙的6个位点,也可根据条件和需要,只记录每个牙最重的一个位点。

③探查根面情况:用尖探针探查牙根面龈下牙石分布以及量的多少、根面形态、粗糙度、有无龋坏等。

④探诊后出血情况:观察探诊后牙龈有无出血,并记录每个牙牙龈的颊侧远中、中央、近中部分及舌侧四部分龈出血的有或无,并计算探诊后出血的百分率。探诊后出血的百分率(BOP)=出血位点数/受检位点数×100%。

(2) 根分叉病变的深查

A. 探查工具 专门设计的弯探针(Nabers探针),顶端为钝头,有的探针上有刻度。若没有,可用普通探针代替。

B. 探查方法

①下颌磨牙根分叉区:根据X线片,从颊侧和舌侧中央处分别探查。

②上颌磨牙牙根分叉区:根据X线片,从颊侧中央处探查颊侧根分叉区,从舌侧的近中和远中分别探查近中和远中的根分叉区。

C. 探查的内容 包括能否探到根分叉区、探针能否水平方向进入分叉区,以及水平方向探入的程度、分叉度的大小、根柱的宽窄、分叉区有无釉突、根分叉区是否暴露。根据根分叉处牙周组织破坏程度对根分叉病变进行分度。

①Glickman 分度标准如下。

1 度——探针尖能探到根分叉的外形,但水平方向尚不能探入;X 线片检查尚无明显的骨吸收。属于病变早期。

2 度——探针能从水平方向探入根分叉处,但不能贯通根分叉区,尚有一部分牙槽骨存在还可伴有垂直型或凹坑状吸收;X 线片可见根分叉处有骨密度小范围的降低区,或见该处牙周膜增宽。

3 度——探针能水平贯通根分叉区,但仍有牙龈覆盖而未直接暴露于口腔;X 线片显示根分叉区有明显的三角形骨吸收区。

4 度——根间骨骼完全破坏,根分叉完全暴露通畅,无牙龈覆盖。

②Hamp 等提出的分度标准如下。

1 度——探针从颊(舌)侧或近(远)中侧水平探入根分叉区,但深度不超过牙齿宽度的 1/3。

2 度——探针从一侧水平探入根分叉区,深度超过牙齿宽度的 1/3,但尚未与对侧贯通。

3 度——根分叉病变已贯通,探诊已能畅通。

4)牙松动　检查方法:用镊子放在后牙秴面或夹持前牙切缘,轻轻摇动。观察牙齿移动的方向和幅度。按不同的动度进行记录:

Ⅰ°松动:唇(颊)舌(腭)向松动或松动幅度小于 1 mm。

Ⅱ°松动:唇(颊)舌(腭)向松动,伴有近远中向松动或松动幅度在 1~2 mm 之间。

Ⅲ°松动:唇(颊)舌(腭)向松动,伴有近远中向松动与垂直向松动或松动幅度大于 2 mm。

5)秴与咬合功能的检查

(1)秴的检查:应检查牙列是否完整;上下前牙中线是否一致;上下牙列相对时,是否为正常的牙尖交错秴;覆秴、覆盖是否正常;有无深覆秴、深覆盖、对刃秴、反秴、锁秴、拥挤、牙颊舌向错位、过长等。

(2)颌位的检查:下颌静止和运动时的咬合关系。检查肌位与牙位是否一致、有无咬合创伤、早接触、秴干扰等。

(3)检查的方法:视诊、扣诊、咬合纸法、蜡片法、秴运动、研究模型等。具体检查方法见教材。

6)X 线检查　通过 X 线片了解牙槽骨、牙周膜及牙根正常或病变情况。牙周病常用的 X 线片为根尖片、秴翼片、全颌曲面体层片。观察内容如下。

(1)牙槽骨

①牙槽骨高度:正常牙槽骨嵴顶位于釉牙骨质界的根方 1~2 mm。牙槽骨嵴顶到釉牙骨质界的距离大于 2 mm 表示牙槽骨吸收(或牙槽骨丧失)。骨吸收的程度一般按吸收区占牙根长度的比例来描述,通常分为三度。

Ⅰ度:牙槽骨吸收在牙根的颈 1/3 以内。

Ⅱ度:牙槽骨吸收超过根长 1/3,但在根长 2/3 以内,或吸收达根长的 1/2。

Ⅲ度:牙槽骨吸收大于根长 2/3。

②骨吸收的分布:注意观察全口不同区域牙的骨吸收情况,这是重要的诊断指征。

③牙槽骨吸收方式:水平型吸收、垂直型吸收、凹坑状吸收。

④骨硬板情况:注意观察骨硬板是否清晰、是否完整,具有连续性、有无增厚。当有牙周炎、创伤时可有骨硬板的连续性中断、模糊甚至消失。静止期或适应性强时骨硬板也可有增厚。

⑤牙槽骨密度:应注意观察牙槽骨密度情况。牙槽骨密度降低,说明有牙槽骨吸收变化。

⑥牙槽骨嵴顶情况：观察牙槽骨嵴顶的形态、密度及骨硬板影像是否存在。当牙槽骨已有吸收破坏时，可见牙槽嵴顶变平或凹陷、呈杯状或角形吸收、密度降低、骨硬板影像模糊或消失。

⑦骨小梁：观察骨小梁的密度及排列方向。

（2）牙周膜间隙　正常时牙周膜间隙窄而均匀，宽度为 0.18～0.38 mm。当牙周炎、创伤时牙周膜间隙可增宽。

（3）牙根　观察牙根的形态、有无牙根吸收、根纵裂根折及根尖周病变，还应注意观察根分叉区牙周膜间隙有无增宽、骨硬板是否连续、骨的密度、有无透影区。

（4）其他　还应注意观察牙冠形态，邻面牙石的影像，及其他牙体及颌骨的病变。

X线片投照质量、牙及牙槽骨影像在 X 线片上的重叠很大程度上影响了结果的准确性，因此应结合临床检查进行判断。X 线检查不能代替临床检查。

7）其他　除上述牙周检查外，还应检查口、颌面部情况以及口腔黏膜、牙体疾病、牙列缺损、修复体情况等。必要时需行化验检查或活检。

3. 牙周病历书写

1）首诊病历　在记录一般病历各项首页项目内容（姓名、性别、出生年月、出生地、民族、籍贯、职业、邮编、地址、电话、门诊号、X 线片号、就诊日期等）之后，记录所采集的各项病史，并记录前面所述各项牙周检查内容的结果。格式及简要内容如下。

　　主诉：

　　现病史：

　　家族史：

　　全身健康状况及过敏史：

　　检查：

（1）牙周检查所获得的各项结果　包括前述牙周检查的各项内容结果，简要归纳如下。

①口腔卫生状况：菌斑、软垢、牙石的量及分布其他不良刺激物，如不良修复体、食物嵌塞等。

②牙龈组织情况：牙龈的色、形、质、出血（包括探诊出血）、有无溢脓、有无龈退缩、附着龈过窄等。

③不同牙的探诊深度（袋深度）、有无附着丧失及附着丧失的量，以及牙周袋的位置、范围等。

④磨牙有无根分叉病变，若有其程度如何。

⑤牙有无松动和移位。

⑥咬合关系：关系有无异常、有无咬合创伤等。

⑦如有 X 线片，则应观察并描述牙周组织在 X 线片上的表现。

⑧如果尚无 X 线片，则拍片后在复诊时观察描述 X 线片的表现。

（2）其他：口、颌面部情况以及颞下颌关节、口腔黏膜、牙体疾病、牙列缺损、修复体情况等。必要时进行活检。

　　诊断：

　　初步治疗设计：

　　处理：（记录当日处理内容）

　　医嘱：

　　签名：

2）复诊病历

　　复诊（主诉）：（上次治疗后的反应及存在的主要问题）

检查：(治疗后牙周组织的变化及愈合情况,目前存在的问题)

治疗计划有无改变：

处理：(记录当日处理内容)

医嘱：

签名：

（五）注意事项

(1) 牙周探诊时应注意探诊力度、探入时的角度、探针的形状及粗细、探针刻度的精确度、牙龈的炎症、牙石的阻挡等,这些因素会影响探诊结果的准确性。此外,牙周探诊时支点要稳。

(2) 牙周检查的内容多而繁杂,检查时注意不要遗漏。

(3) 在牙周病历书写时要注意归类,内容详细完整,有逻辑性。

（六）思考题

(1) 牙周检查的基本内容有哪些?

(2) 牙周探诊的目的、工具、基本方法、判断指标是什么?

（七）实验报告与评定

写出一份完整的牙周病历。

实训十八　龈上洁治术(2 学时)

（一）目的和要求

(1) 了解洁治器的类型,基本结构和用途。

(2) 掌握龈上洁治器械的正确选择和使用。

(3) 掌握龈上洁治术的基本操作方法及洁治后的抛光技术。

（二）实训内容

(1) 介绍洁治器械种类及选择。

(2) 在模型上示教洁治术和抛光。

(3) 学生两人一组相互进行洁治和抛光。

(4) 临床上示教龈上洁治和抛光。

(5) 为患者做龈上洁治术及抛光。

（三）实训器材

仿头模、直角形洁治器、大镰刀形洁治器、弯镰刀形洁治器(1 对)、锄形洁治器(1 对),带有牙石的牙模型、口腔检查盘(包括口镜、镊子和尖探针)、口杯,磨光杯(或磨光刷)、磨光砂(磨光膏)、低速弯机头,各种消毒洁治器、3%过氧化氢溶液、5 mL 注射器、1%碘酊、2%碘甘油、棉球敷料等。

（四）方法与步骤

1. 龈上洁治器的结构及种类　常用洁治器工作端的形状为镰形和锄形。

1) 镰形洁治器　工作端的断面为一三角形,由面和两腰构成,有 2 个切割刃,顶端呈尖形。镰形洁治器根据大小和形状,面的宽窄,颈部不同分为两类。

(1) 用于前牙者:有两件,一件直角形,一件大镰刀形。其工作端、领、柄在同平面上(图

3-18-1（a））。大弯形的洁治器还可用于颊舌面大块牙石的刮出。

（2）用于后牙者：有两件，弯镰刀形，颊舌成对，其颈部形成一定角度，使工作端适应后牙外形（图 3-18-1（b））。

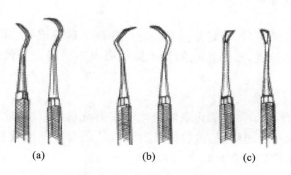

(a)　　　　　(b)　　　　　(c)

图 3-18-1　龈上洁治器
(a) 用于前牙的镰形洁治器　(b) 用于后牙的镰形洁治器　(c) 锄形洁治器

2）锄形洁治器　有两件，左右成对，如锄刀。其为线形单侧刃（图 3-18-1（c）），多用于去除颊舌面的小块牙石、菌斑和色素等。

2. 龈上洁治术的基本操作要点

（1）以改良握笔法握持洁治器：同牙周探针握持方法。

（2）支点：以中指与无名指贴紧一起共同作支点，或以中指作支点。将指腹支放在邻近牙齿上，支点位置应尽量靠近被洁治的牙齿，并随洁治部位的变动而移动。这是常规的口内支点。除上述支点外，还有同颌对侧支点、对颌牙支点。另外还可采用口外支点。

（3）器械的放置和角度：将洁治器尖端 1～2 mm 的工作刃紧靠牙石的根方且紧贴牙面，洁治器刃面与牙面角以 70°～80°为宜。

（4）除牙石的用力动作：握紧器械，向牙面施加侧向压力，再通过前臂和腕部的上下移动或转动发力，用力的方向一般是向冠方，也可以是斜向或水平方向。力通过手部以支点为中心的转动而传至器械，从而将牙石整体向冠方刮除，避免层层刮削牙石。

（5）器械的移动：完成一次洁治动作后，移动器械至下一个洁治部位，部位之间要有连续性，即每一次动作应与上一次动作的部位有所重叠。当洁治工作从颊（或舌）面移向邻面时，应靠拇指推或拉的动作来转动洁治器柄，使工作端的尖端始终接触牙面，避免刺伤牙龈。

（6）将全口牙分为 6 个区段，逐区进行洁治。

3. 在仿头模的牙模型上示教并练习各区段的洁治方法

（1）体位：①模型患者体位：上身向后仰靠，工作部位应与操作者肘部平齐。洁治下颌牙时下牙平面基本上与地面平行，洁治上颌牙时上牙平面与地面成 45°～90°角。②术者体位：主要位于模型患者的右前方，有时也在右后方、正后方或左后方。根据所洁治牙的区段、牙面的不同，可移动至适宜的位置。教师在示教时应演示并说明这些不同体位的选择。

（2）全口牙分为 6 个区段，有计划地按一定顺序逐个区段进行洁治。避免遗漏牙面。避免频繁地更换器械和移动体位。在对某一个区段牙进行洁治时，一般在同一体位做完一组牙的某一侧后，再变换体位做另一侧。

（3）选择适宜的洁治器，按洁治术的基本操作要点进行龈上洁治术。在此需特别强调，洁治时一定要有支点，而且支点要稳固。

（4）洁治完成后要仔细检查有无残留牙石，尤其是邻面部位，如有残留牙石，要彻底清除。

（5）如果使用的模型带有牙龈，还应检查模型上的牙龈有无损坏，在操作时一定要注意避免对牙龈造成损伤。

Note

4. 洁治术步骤

（1）术前询问有无血液病史、肝炎等传染病史及其他全身情况,必要时进行化验检查,以确定是否适合进行洁治治疗。

（2）体位正确。

（3）全口牙分为 6 个区段,有计划地按一定顺序逐个区段进行洁治。

（4）选择适宜的洁治器,按洁治术的基本操作要点进行龈上洁治术。洁治时一定要有支点而且要稳固。

（5）洁治时视野要清楚。

（6）在完成操作后,用 3% 过氧化氢溶液冲洗或擦洗创面,可清除散落在局部（龈沟等处）的牙石残渣,还可起到止血的作用,然后请患者漱口。还应仔细检查有无残留牙石、牙龈有无损伤和渗血,如有则需进行相应的处理。

5. 抛光

1）抛光器械及抛光剂

（1）抛光器械:常用的为橡皮抛光杯和抛光刷,安装在弯机头上使用。抛光刷的刷毛较硬,只限用于牙冠,以免损伤牙骨质和牙龈。

（2）抛光剂:一般使用抛光砂或抛光膏,也可用牙膏或牙粉。

2）抛光方法

（1）全口牙洁治完成后应进行抛光,以除去残留的细碎牙石和色素,并抛光牙面。

（2）将抛光器安置在低速手机上,蘸抛光砂或抛光膏等抛光剂放在牙面上,略加压力并低速旋转,从而抛光牙面。注意抛光剂应始终保持湿润,以减少旋转摩擦时产热。临床上完成洁治后,要按上述方法进行抛光。

（五）注意事项

（1）握持器械要正确,支点要稳。操作时一般用改良握笔式握持器械,并将无名指放在手术区附近的牙面上作为支点。

（2）避免牙石表面层层刮削。洁治时要将洁治器尖端放入牙石底部,"咬住"牙石,采用正确的发力方式,从而将牙石整块除去。

（3）避免牙龈损伤。在操作过程中一定要注意,洁治器的尖端要始终贴着牙面,保持洁治器面与牙面的角度为 45°～90°,牢固地控制器械,并始终有稳固的支点,避免损伤牙龈。

（4）注意检查牙石是否去除干净。

（5）注重基本操作的练习。模型练习主要是练习洁治的基本操作要点,掌握之后才能进行临床洁治练习。

（6）树立服务观念。临床练习龈上洁治时,针对的是患者,应注意树立为患者服务的观念,并在操作中注意避免损伤牙龈。另外,还应注意交叉感染的预防和控制问题。

（六）思考题

（1）龈上洁治术的操作要点是什么?

（2）如何选择龈上洁治器?

（七）实习报告与评定

（1）完成实训报告。

（2）评定龈上洁治的基本操作技能及结果。

实训十九　龈下刮治和根面平整术(2 学时)

(一)目的和要求

(1)掌握龈下刮治器械识别及正确使用方法。

(2)熟悉龈下刮治和根面平整术的操作。

(二)实训内容

(1)龈下刮治器的种类识别及选择。

(2)在模型上示教刮治方法。

(3)在模型上练习刮治方法。

(4)临床龈下刮治术示教。

(5)临床龈下刮治术练习。

(三)实训器材

匙形刮治器、锄形器、锉形器、牙周探针、仿头模、带有根面牙石的牙模型、口腔检查盘(包括口镜、镊子和尖探针)、口杯、消毒的刮治器、消毒的牙周探针、3%过氧化氢溶液、冲洗器、棉球敷料。

(四)方法和步骤

1. 介绍龈下刮治器械

(1)匙形刮治器(图 3-19-1(a)):龈下洁治常用的刮治器。基本特征:工作端为匙形,工作刃位于工作端的一侧或两侧,顶端为圆形。断面为半圆形,底部呈圆滑的凸面,底部侧边与工作面相交形成工作刃。2 个工作刃均可使用;每一个刃缘可用于多数区域的根面;工作端只在一个方向弯曲,即从顶端至工作端起始处有弯曲,弯曲度较小的为前牙的刮治器,弯曲度较大的为后牙的刮治器。

(2)锄形器(图 3-19-1(b)):两对,分别用于近、远中面,或颊、舌面的龈下牙石的去除。其中:一对用于前牙近、远中面和后牙颊、舌面的刮治;另一对用于前牙唇、舌面和后牙近、远中面的刮治。锄形器一股多用于窄而深的牙周袋,将锄形器顺袋口进入,将刃口置于牙石底部,使器械工作颈部与牙齿长轴方向一致,保持刃部与颈部均同时与牙面接触(两点接触),然后施用冠向拉力。

(3)锉形器(图 3-19-1(c)):两对,其形如锉,一面为精细的锉齿,另一面光滑,同龈下锄形器一样。

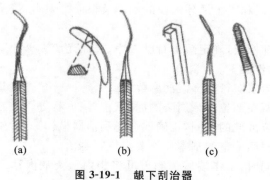

图 3-19-1　龈下刮治器

(a)匙形刮治器　(b)锄形器　(c)锉形器

Note

2. 龈下刮治和根面平整的基本操作要点

（1）探查：刮治前应用牙周探针探查龈下牙石的形状、大小和部位。

（2）握持方法：用改良执笔法式。

（3）支点：以中指与无名指紧贴在一起作为支点，或用中指作为支点，指腹放在邻近牙齿上。支点要稳固。

（4）角度：将刮治器工作面与根面平行（即0°角），缓缓放入袋底牙石基部，然后改变刮治器角度，使工作面与牙根面成70°～80°（图3-19-2）。

（5）用力方式：向根面施加压力，借助前臂与腕的转动产生爆发力，将牙石去除。也可用指力，但只是在个别部位使用。

（6）用力方向：可以在垂直、斜向、水平三个方向使用。垂直向操作适用于窄而深的牙周袋，斜向操作适用于宽而浅的牙周袋，水平向操作适用于后牙颊舌面的牙周袋。刮治器应放在牙石与牙面结合部，整体刮除，避免层层刮削牙石。

（7）幅度：每次刮治的范围不要过长、过大，在刮治过程中由袋底向冠方移动，工作端不要超出龈缘。

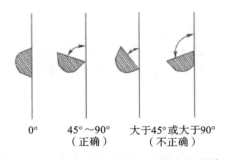

| 0° | 45°～90°
（正确） | 大于45°或大于90°
（不正确） |

图 3-19-2　龈下刮治时刮治器工作面与根面的角度

（8）刮治的连续性：每一动作的刮除范围要与前次有部分重叠，连续不间断，并有一定次序，不要遗漏。

（9）根面平整：刮除牙石后，要继续刮除腐败软化的牙骨质表层，用根面锉将根面平整并磨光。但不要过多刮除根面。

（10）检查：刮治完成后要用探针检查龈下石是否已去净，根面是否光滑。若有残存，需再刮治，直至刮净为止。

3. 在仿头模的牙模型上示教并练习各区段的刮治方法

（1）体位的调整同龈上洁治术。

（2）正确地选择刮治器械。

（3）示教不同区段进行刮治及根面平整的体位和方法。

（4）练习上、下前牙区和4个后牙区段的刮治及根面平整术，按基本操作要点进行刮治及根面平整操作练习。

（5）完成后要用探针检查，确定龈下石已去净、根面光滑。

4. 临床龈下刮治术步骤

（1）深牙周袋在刮治前应行局部浸润麻醉。

（2）探查龈下牙石所在部位及牙周袋的深度、位置、形状等。

（3）根据所刮治牙位区域的不同，正确地选择刮治器械。

（4）按龈下刮治及根面平整的基本操作要点进行刮治。

（5）刮除龈下石的同时，工作端另一侧刃可将袋内壁炎症肉芽组织及残存的袋内上皮刮掉。不要遗漏残存的肉芽组织，否则易造成术后出血。

（6）治疗完成后要用探针检查，确定龈下石已去净，根面光滑坚硬。然后用3%过氧化氢

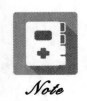

溶液冲洗牙周袋,清除袋内牙石残渣。压迫牙龈,使之与根面贴合。

5. 示教 在临床上教师示教龈下刮治和根面平整术,然后学生进行临床龈下刮治和根面平整术。

（五）注意事项

（1）操作时要十分小心,注意器械一定要按正确的角度深入牙周袋,用合适的力度,以正确的用力方向进行刮治操作,防止造成牙龈组织的损伤。

（2）刮治时要按一定的顺序,防止遗漏牙石。

（3）在临床实训阶段,指导教师一定要严格把关。

（六）思考题

针对不同区域的牙及牙面,如何正确选择不同的刮治器?

（七）实习报告与评定

（1）在模型上完成各区段牙的刮治及根面平整。

（2）在临床上完成至少一组前牙的龈下刮治术。

实训二十 松牙固定术(2 学时)

（一）目的和要求

掌握松牙固定术的方法和步骤,并了解粘接固定法。

（二）实训内容

1. 示教松动牙固定的钢丝结扎法和粘接固定法。

2. 在模型上练习松动牙固定法。

（三）实训器材

装有上颌前牙的松牙模型、不锈钢丝(直径 0.25 mm)、不锈钢丝(直径 0.5 mm)、钢丝剪、钢丝钳、持针器、推压器、酸蚀液、粘固剂、流动树脂、口镜和镊子。

（四）方法和步骤

1. 不锈钢丝结扎法

（1）术前准备:取 0.5 mm 的钢丝作为主钢丝,其长度以水平围绕的牙齿唇舌面后尚余 5 cm 为宜,再取 0.25 mm 的钢丝 5 段,每段长约 5 cm。

（2）安放主钢丝:将主钢丝一端自左侧尖牙与第一双尖牙唇侧之间隙穿过到舌侧,然后循上前牙舌隆突切线,水平方向伸展至右侧上颌尖牙处穿过尖牙与第一双尖牙之间至唇侧。主钢丝的另一端循上前牙唇面,水平方向伸至右侧尖牙处,在右侧上颌尖牙与第一双尖牙之间与另一端钢丝轻轻扭结在一起,暂不扭紧。

（3）调整主钢丝:用推压器将主钢丝按牙弓外形向牙间隙推压,使主钢丝与牙弓弧度和每个牙凹凸协调,且与牙面贴合,并使主钢丝位于接触点与舌隆突之间。

（4）间断结扎:取细拴结丝一段,将其弯成"U"字形,使一臂略长于另一臂,先从主钢丝非结扎端的一颗的近中牙间隙起始,将结扎丝的长臂自舌侧穿过主钢丝的龈方、短臂穿过主钢丝的冠方达间隙唇侧,然后将两臂扭结,但不可扭得太紧,依次将逐个间隙结扎,直到最后一个牙间。

（5）调整、检查：先将主钢丝扭紧，再调整结扎丝，然后剪去过长的钢丝。剪除时须用左手拇指和食指夹住钢丝末端，以免断端掉入咽喉或刺伤黏膜，检查松牙是否已经稳固，上下牙咬合时是否咬住栓结丝。在临床上如发现有早接触，则应调𬌗。

（6）修整：用持钳器将各结扭弯，再用推压器将各结头压入牙间隙，注意不可伤及牙龈，断端不要突出，以免刺伤黏膜。可用手指扪摸，一定不要有尖锐的突起。

2．直接粘接固定的操作方法

（1）将需粘接固定牙的区域隔湿（最好用橡皮障）。

（2）酸蚀处理：将酸蚀液涂在欲粘接固定牙的邻面进行酸蚀处理，之后用大量水冲洗，吹干。

（3）在经酸蚀处理过的釉质表面涂活化液（单体与催化剂的混合液）。

（4）用笔堆法将粘接材料涂置在相邻牙的邻面，即用小毛刷蘸活化液后再蘸上粉剂，将粉剂涂在已有活化液的牙齿邻面上，重复多次，直到两个牙之间的邻面有足够量的粘固剂，能将相邻的两颗牙粘接牢固为止。

（5）注意不要将粘固剂堆满邻面，要保留适量的龈外展间隙，便于口腔卫生的清洁，同时避免粘接材料与牙龈接触。

（6）待材料凝固后，可进一步修整外形，调𬌗，并抛光。

3．示教　教师示教不锈钢丝结扎法、直接粘接固定法。

4．练习　学生在模型上练习不锈钢丝结扎法、直接粘接固定法。

（五）注意事项

（1）结扎基牙选择：一定要选择松动牙两侧稳定的牙作为基牙，一般可选尖牙。

（2）移位牙的复位：在固定松动牙前，注意尽量将移位牙恢复原来的正常位置上固定。

（3）控制固定时力度：不要使牙齿倾斜、扭转等，防止造成新的创伤。

（4）结扎丝位置及长度：钢丝的位置应在牙齿邻接区之下、舌隆突之上，防止损害牙间乳头及唇颊黏膜。长度也要合适。

（5）口腔卫生指导：加强对患者口腔卫生指导，教会在结扎的情况下如何控制菌斑。一般可用牙签或牙间隙刷清洁邻面，并注意刷净舌侧牙面等。

（6）粘接固定注意事项：粘接前要进行酸蚀处理，酸蚀后一定要用大量水进行冲洗。同时要注意留出邻面的龈间隙，以便可以用间隙刷清洁牙齿邻面。

（7）咬合检查：松动牙固定后一定要检查咬合情况，特别是有无早接触，若有要及时予以调𬌗，并在调后进行牙面抛光。

（8）不可用其咬过硬的食物。

（六）思考题

如何防止松牙结扎固定术造成牙齿移位和创伤？

（七）实习报告与评定

完成一组前牙的钢丝结扎练习，评判结扎效果。

实训二十一　口腔卫生指导（2 学时）

（一）目的和要求

（1）掌握控制菌斑的方法。

（2）熟悉口腔卫生宣教的方法。

（3）认识口腔卫生指导的重要性。

（二）实训内容

（1）讨论和讲解个人口腔卫生指导的目的、意义及内容。

（2）练习菌斑染色的方法（学生相互进行菌斑染色）。

（3）练习水平振动法（Bass法）刷牙，以及牙线、牙签的正确使用。

（4）个人口腔卫生指导演示（学生或教师演示）。

（三）实训器材

菌斑显示剂、牙刷、牙线、牙签、牙膏、口腔检查盘（包括口镜、镊子和尖探针）、口杯、宣教用牙模型、镜子、菌斑记录表。

（四）方法和步骤

1. 口腔卫生指导的目的

（1）使患者明白口腔卫生在牙周病中的重要性，从而调动患者的积极性和主动性，使患者能主动配合治疗及疗效的维护。

（2）教会患者正确保持口腔卫生的方法，使患者能保持口腔卫生，维持疗效。

2. 口腔卫生指导的内容

（1）牙周组织及健康牙周组织的概念，牙龈炎、牙周炎的概念，该患者的牙周疾病状况。

（2）牙周疾病与口腔卫生的关系，菌斑对口腔卫生差的危害性。

（3）控制菌斑在牙周疾病的预防、治疗及疗效保持方面的重要性。

（4）控制菌斑的方法：刷牙、使用牙线、牙签及牙间隙刷的目的和正确操作方法。

3. 牙菌斑染色法 用菌斑显示液（碱性品红）对牙菌斑进行染色，易于观察。并记录菌斑的量及其分布，检查的结果可以记录于菌斑记录表中，然后计算有菌斑牙面的百分率。

4. 清除菌斑的方法

1）刷牙 正确的刷牙方法为水平振动法（Bass法）。

牙刷的选择：应为尼龙丝制作的软毛牙刷，刷毛的末端圆钝，以避免损伤牙龈组织。

方法：牙刷毛尖端对着龈缘，刷毛与牙成45°角，略加压，使牙刷毛一部分进入龈沟，一部分深入邻面牙间隙，原地水平振动4~5次，然后移动牙刷至邻牙，每次牙刷覆盖2~3个牙。在刷上、下前牙舌侧时，可将牙刷头竖起上下振动。按一定顺序将全口所有牙的颊（唇）、舌（腭）面及最后一颗牙的远中面都刷到，从而将菌斑清除。

2）牙线的使用 适用于牙周健康牙齿的邻面菌斑清除或有龈乳头退缩和牙间隙但根面无凹面的邻面菌斑清除。

（1）取一段长约20 cm的牙线，将两端打结，形成一个线圈。用双手手指将线圈撑开，并用食指和拇指绷紧牙线，在两手手指之间留出2~3 cm的距离，如图3-21-1所示。

（2）将牙线放在两邻牙之间拉锯状移动，使牙线轻轻通过接触区。

（3）将牙线紧贴并包绕一侧牙面，并略达龈缘下，然后向切（殆）方刮动，反复多次，将邻面菌斑清除，如图3-21-2所示。再将牙线绕至另牙的邻面，同样方法操作。然后，将牙线从切（殆）方取出。

（4）用同样方法依次将全口牙的邻面菌斑彻底清除。在清除过程中，应多次用清水漱口，并清除牙线上的菌斑，再继续操作。

3）牙签的使用 适用于龈乳头退缩、牙间隙较大牙齿邻面的菌斑以及根分叉病变者分叉内菌斑的清除。应选择硬质木质或塑料的光滑无毛刺且尖端略细的牙签。方法：将牙签放入牙间隙或根分叉处，将侧面紧贴牙面或根面，做颊舌向移动，通过摩擦牙面而清除菌斑。注意

Note

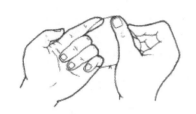

图 3-21-1　圈形法使用牙线

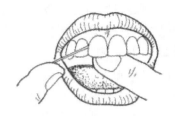

图 3-21-2　牙线使用法

勿损伤牙龈或强行进入牙乳头完好处。

　　4）牙间隙刷的使用　适用于龈乳头退缩、有牙间隙的邻面菌斑清除,尤其是邻面不规则或根面呈凹面的牙齿邻面菌斑的清除及根分叉病变处的菌斑清除。方法:选用直径略大于牙间隙或根分叉病变区的牙间隙刷,将牙间隙刷插入牙间隙或根分叉处,做颊舌向移动,刷除菌斑。

　　5）其他　除上述机械方法清除菌斑外,还有化学控制菌斑法。如:选用含氯己定或三氯羟苯醚等各种抑菌成分的含漱液、牙膏等。较为有效的方法是 0.12％氯己定溶液含漱,每天 2 次,每次含漱 1 min。

　　5. 口腔卫生指导的方法　强调针对患者个体的宣教和指导

　　（1）对患者讲解时要用通俗易懂的语言,必要时可边画图边讲解。

　　（2）使用模型演示正确的刷牙方法。

　　（3）可对患者进行牙菌斑染色,与患者一起观察着色的菌斑及其分布。还可让患者刷牙后再观察未刷净的部位,以便加强宣教效果。

　　（4）在患者口腔内演示正确的刷牙方法及其他机械清除菌斑的方法（牙线、牙签、牙间隙刷的使用）。

　　（5）让患者自己进行刷牙等操作,纠正其不正确的方法。

　　6. 演示　教师演示菌斑染色、控制菌斑的方法。

　　7. 练习　学生练习菌斑染色、控制菌斑的方法。

　　（五）注意事项

　　（1）宣教过程中注意正面宣传,多用鼓励和表扬的语言,不要指责患者。

　　（2）对患者要反复多次宣教,复诊时要注意检查宣教后口腔卫生控制情况,对存在的问题,及时进行针对性指导。

　　（六）思考题

　　（1）如何有效地保持口腔卫生?

　　（2）Bass 法刷牙相对于其他刷牙法的优缺点是什么?

　　（七）实习报告与评定

　　学生自己用 Bass 法刷牙,互相检查记录刷牙前、后的菌斑情况,完成一份 Bass 法刷牙前、后的菌斑记录表,观察刷牙前、后的菌斑百分率的变化。

实训二十二　超声波洁治术(2 学时)

　　（一）目的和要求

　　（1）掌握超声波洁治术的方法和步骤。

（2）了解超声波洁牙机的组成和原理。

（二）实训内容

（1）临床示教超声龈上洁治术。

（2）学生在临床上为患者做超声波龈上洁治术。

（三）实训器材

口腔检查盘（包括口镜、镊子和尖探针）、口杯、超声洁牙机、已消毒灭菌的超声洁治工作头、3%过氧化氢溶液、冲洗器、棉球敷料。

（四）方法和步骤

1. 禁忌人群

（1）有血液病史、肝炎、艾滋病等传染病史的患者。

（2）戴有心脏起搏器的患者。

（3）有呼吸抑制等呼吸系统疾病的患者。

2. 口内消毒　让患者用3%过氧化氢溶液或0.12%的氯己定溶液鼓漱1 min，然后用清水漱口。

3. 超声波洁牙机的检查

（1）检查手机是否有喷水、工作头是否振动而使喷水呈雾状。

（2）调节功率和水量，功率的大小应根据牙石的厚薄而定，到能将牙石清除即可，水量应调节到在工作头的顶端产生薄雾，工作时工作头得到冷却、不会发热。

（3）在每天使用前，踩动超声洁牙机脚踏开关，让水冲洗手柄和管路2 min，以减少管路内的微生物量。在每个患者使用前、后，也要踩踏开关，冲洗1 min。

4. 体位

（1）患者体位：上身向后仰靠，头仰靠在治疗椅头托上，工作部位应与操作者肘部平齐。洁治下颌牙时下牙平面基本与地面平行，洁治上颌牙时上牙平面与地面成60°角。

（2）术者体位：一般位于患者的右方，有时也可在正后方或左后方。根据所洁治牙的区段、牙面的不同，可移动至适宜的位置。避免频繁移动体位。教师在示教时应演示并说明这些不同体位的选择。

5. 握持方法　用握笔法或改良握笔法轻持手机，用无名指轻巧地支在口内或口外。

6. 洁治方法　将手机工作头轻轻接触牙石，工作头前部侧缘对着牙面，与牙面平行或小于15°角，利用工作头顶端的超声振动将牙石去除，不要施过大压力。操作时工作头要保持移动，动作要短而轻，可采用垂直、水平或斜向重叠的动作，禁止将工作头的顶端停留在一点上振动。遇大块且坚硬的牙石时，可将工作头放在牙石的边缘处移动，使牙石与牙面分离；也可采用分割法，将大块牙石先分割成多个小块，再逐一击碎、击落。同时按一定顺序去除全口牙的牙石，避免遗漏。另外超声洁治过程中，应使用吸唾器及时吸去患者口内的水、唾液和血液。洁治后嘱患者漱口，将牙石漱去。

7. 检查　超声洁治后，要用探针仔细地检查有无遗漏的牙石。如果遗留一些细小的牙石和邻面的牙石，应再用手工洁治器将其清除干净。局部可用3%过氧化氢溶液冲洗或擦洗，彻底清除已与牙面分离但残留在牙龈或龈沟内的牙石残屑及血凝块，并一定程度上起到止血的作用。

8. 抛光　同手工洁治一样，在洁治后应进行抛光处理。

9. 其他　超声器械使用后，工作头和手机应更换，进行消毒灭菌处理。

（五）注意事项

（1）严格筛查出超声波洁治术的禁用患者　通过询问，必要时进行化学检查。

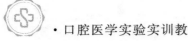

（2）洁治时要调节合适的功率　如功率过高,患者会有不适感,也会对牙面造成损害。

（3）强调无菌操作　在治疗时,应防止交叉感染和医院内感染。

（4）选择合适的工作头　钛种植体表面、瓷修复体或黏着的修复体的洁治都不适合用金属超声器械工作头,可改用塑料工作头的超声器械或表面覆盖聚四氟乙烯的超声工作头。

（六）思考题

龈上洁治中手工洁治和超声洁治的异同点有哪些?

（七）实习报告与评定

评定临床超声洁治的基本操作技能及结果。

（曾小芳）

第四章　口腔颌面外科学实训教程

　　口腔颌面外科学实训,是在理论指导下进行的实践技能训练。通过实训,培养学生理论联系实际的学风和实事求是的科学态度,提高分析问题和解决问题的能力,树立良好的职业道德和认真细致的工作作风,为毕业临床实习、医师资格考试、住院医师规范化培训奠定良好基础。

　　在实训教学过程中,口腔颌面外科基本知识与基本操作、局部麻醉、牙及牙槽外科和口腔颌面部感染、损伤等章节,应作为重点实训内容;口腔颌面部肿瘤、唾液腺疾病、颞下颌关节疾病、颌面部神经疾病、先天性和后天性畸形缺损及影像技术等章节,则着重强调专科检查及规范病例书写。根据各校的实际情况和不同的专业培养目标,本实训指导内容可做适当调整或取舍。另外,对临床较为常用或与医师资格技能考试相关的项目制定了相应的考核标准,仅供参考。

实训一　口腔颌面外科临床检查(2 学时)

（一）目的与要求

（1）初步掌握口腔、颌面部、颈部、颞下颌关节及唾液腺的临床检查方法。

（2）初步掌握口腔颌面外科临床检查的正确描述方法。

（二）实训内容

（1）口腔检查。

（2）颌面部检查。

（3）颈部检查。

（4）颞下颌关节检查。

（5）唾液腺检查。

（三）实训器材

教科书、口腔器械盘、口镜、镊子、探针、直尺、检查手套、电筒、额镜、扩鼻镜及听诊器等。

（四）方法与步骤

学生 2 人一组,互相进行口腔颌面外科检查并逐条书写检查结果。

1. 口腔检查

（1）口腔前庭检查:采取正确的医患体位,依次检查唇、颊、牙龈黏膜、唇颊沟及唇颊系带情况。注意有无颜色异常、质地改变、瘘管、溃疡或新生物,腮腺导管乳头有无红肿、溢脓等。

（2）牙及咬合检查:①牙:用口镜、镊子、探针以探诊和叩诊的方法检查牙体硬组织、牙周和根尖周情况。注意有无龋坏、缺损、折裂及牙松动等。②咬合关系:检查咬合关系是否正常,咬合错乱常与颌骨骨折、颌骨畸形、颌骨肿瘤以及颞下颌关节病有关。张口度是上、下颌中切牙近中切角之间的垂直距离。开口型是指下颌自闭口到张大的整个过程中下颌运动的轨迹。

（3）固有口腔及口咽检查：借助口镜依次检查腭、舌、口底、口咽等部位的颜色、质地和形态，注意有无充血、肿胀、溃疡、新生物和缺损畸形；注意舌质和舌苔的变化；观察舌、软腭、舌腭弓、咽腭弓的运动，有无肌肉瘫痪。必要时还应检查舌的味觉功能。在检查口底时应注意舌系带和颌下腺导管开口的情况，用双合诊的方法检查口底是否存在异常肿块。

2. 颌面部检查

（1）表情与意识神态检查：根据面部表情变化，判断是口腔颌面外科疾病的表现，还是全身疾病的反映。同时可了解患者意识状态、体质状况和病情轻重。

（2）外形与色泽检查：观察与比较颌面部的外形、左右是否对称、比例是否协调、有无突出和凹陷。观察皮肤的色泽、质地和弹性变化等。

（3）面部器官检查：观察眼、耳和鼻等面部器官的情况。如用尺或目测瞳孔大小、用尺测量瞳孔是否位于同一平面，用电筒测对光反射是否存在等，观察眼球的上下左右运动、视力及有无复视等；分别用额镜及扩鼻镜检查耳、鼻有无液体渗出、畸形及缺损等。

（4）病变的部位和性质：病变的部位、大小、范围、深度、形态及有无移动度、触痛、波动感、捻发音等体征。

（5）语音及听诊检查：检查有无病理语音、舌根部肿块的含橄榄语音、蔓状血管瘤的吹风样杂音、颞下颌关节的弹响等。

3. 颈部检查

（1）一般检查：注意观察颈部的外形、色泽、轮廓、活动度，有无肿胀、畸形、斜颈、溃疡及瘘管。

（2）淋巴结检查：①明确淋巴结扪诊的重要性，了解淋巴结引流的解剖区域。②扪诊手法应注意轻柔，医生可站在患者的右前方或右后方。③扪诊顺序：枕部、耳后、耳前、腮腺、颊、下颌下，颏下；顺胸锁乳突肌前后缘、颈前后三角直至锁骨上凹。扪诊时注意使患者肌肉放松，如检查下颌下三角时嘱患者低头偏向检查侧，以食指、中指轻扪下颌下三角，如检查颈深淋巴结群时应请患者头偏转向检查侧，以食指、中指及无名指置于胸锁乳突肌前缘，向后及深部触摸，自上而下仔细检查。④记录各区淋巴结的数目、大小、性质、硬度、活动度等情况。

4. 颞下颌关节检查　以两手小指伸入外耳道内，贴外耳道前壁进行触诊，以两手拇指分别置于两侧耳屏前关节外侧，嘱患者做张闭口运动，检查髁状突的动度，有无弹响、摩擦音等；各关节区及咀嚼肌群有无压痛；张口度及侧向运动度；另外还需检查面部左右是否对称，下颌骨各部位是否畸形，上、下颌中线及切牙中线是否居中，下颌运动是否偏斜，咬合关系是否良好。

5. 唾液腺检查　腮腺触诊一般以食、中、无名三指平触为宜，忌用手指提拉触摸；下颌下腺及舌下腺的触诊则常用双手合诊法检查。另外还需检查各腺体的大小、形态、是否有肿块，口内的导管有无充血、肿块、变硬、结石，以食、中、无名三指平触并由后向前检查腮腺及下颌下腺的分泌液情况等。

（五）注意事项

（1）髁突动度的检查方法有两种：①以双手食指或中指分别置于双侧耳屏前，患者做张闭口运动时，感触髁突的动度；②将两小指伸入外耳道内，向前方触诊，以了解髁突的活动情况及冲击感。

（2）唾液腺检查时，腮腺触诊一般以食、中、无名三指平触为宜，忌用手指提拉触摸；下颌下腺及舌下腺的触诊则常用双手合诊法检查。

（六）思考题

（1）在进行颞下颌关节的下颌运动功能检查时，应重点检查哪四个方面？

（2）在对颌面部病变扪诊检查时，应从哪三个方面进行检查和记录？

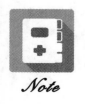

（七）实训报告与评定

（1）评定学生对口腔颌面外科临床检查方法和正确描述的掌握程度。

（2）书写实训报告。

实训二　口腔颌面外科门诊病历书写(2 学时)

（一）目的和要求

掌握口腔颌面外科门诊病历的书写。

（二）实训内容

（1）学习门诊病历必需项目。

（2）学习门诊病历撰写的基本要求。

（3）书写门诊病历一份。

（三）实训器材

教科书、口腔器械盘、口镜、镊子、探针、直尺、检查手套、电筒、额镜、扩鼻器和听诊器、门诊病历等。

（四）方法与步骤

选择口腔颌面外科常见病的门诊患者或模拟患者 1 名。由带教老师询问病史、查体,学生记录并书写门诊病历 1 份。

1. 门诊病历项目

（1）逐项填写门诊病历首页。

（2）完整门诊病史应包括的内容:①主诉;②现病史;③体格检查;④实验室检查和特殊检查;⑤初步诊断;⑥处理意见;⑦医生签名等。

2. 撰写的内容与要求

（1）主诉:本次就诊要求解决的主要问题。一般应包括:部位、症状、时间及程度。

（2）现病史:围绕主诉详尽描述发病全过程,即发生、发展、演变和诊治情况。

（3）体格检查:以口腔颌面部检查为主,主要记录阳性体征及有鉴别意义的阴性体征。

（4）实验室检查及特殊检查:要详细摘录以往及近期的实验室检查或特殊检查结果。

（5）初步诊断:按主次排列,力求完整全面。

（6）处理意见:①进一步检查的项目;②治疗用药;③会诊申请或建议;④其他医疗性嘱咐;⑤病休医嘱。

（7）医生签名:要求签署全名。实习医生应有上级医生签名,以示负责。

（五）注意事项

口腔颌面外科门诊病案书写的要求内容完整、简明扼要、重点突出、文字清晰易辨、药名拼写无误。

（六）思考题

口腔颌面外科门诊病历项目有什么要求?

（七）实训报告与评定

（1）评定学生书写口腔颌面外科门诊病历的质量。

（2）书写实训报告。

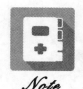

Note

实训三　口腔颌面外科住院病历书写(2 学时)

(一) 目的和要求

掌握口腔颌面外科住院病历撰写要求。

(二) 实训内容

(1) 学习口腔颌面外科住院病历撰写的基本要求。

(2) 写一份住院病历。

(三) 实训器材

教科书、器械盘、口镜、镊子、探针、直尺、橡皮手套或指套、电筒、额镜、扩鼻器和听诊器等。

(四) 方法与步骤

选择患者口腔颌面外科常见病的住院患者 1 名。由带教老师询问和体检,学生记录并写一份住院病历。

1. 住院病历书写要求　根据卫生部《病历书写规范》的要求,住院病历内容应包括住院病历首页、入院记录、病程记录、手术同意书、麻醉同意书、输血治疗同意书、特殊检查(特殊治疗)同意书、病危(重)通知书、医嘱单、辅助检查报告单、体温单、医学影像检查资料、病理资料等。

2. 入院记录　患者入院后,有经治医生通过问诊、查体、辅助检查获得有关资料,并对这些资料归纳分析书写而成的记录。

(1) 一般项目　逐项填写。

(2) 完整住院病史应包括的内容:①主诉;②现病史;③既往史;④个人史;⑤月经及婚育史;⑥家族史等。

(3) 体格检查　可分为全身检查和专科检查两部分。

(4) 实验室检查及特殊检查　入院前所做的与本次疾病相关的检查,应分类按检查时间顺序排序。

(5) 小结　将病史、体格检查、专科检查、实验室检查和特殊检查等主要资料归纳摘录,提出诊断依据。

(6) 讨论　根据提供的资料和各种检查结果,作诊断和鉴别诊断的讨论。

(7) 初步诊断　要主次分明、用语规范。

(8) 治疗计划　按顺序提示必要的检查和治疗措施,如需手术者,应初步确定手术方法,估计手术次数及效果等。

(9) 签名　书写入院记录的医生签名。

3. 病程记录　分为首次病程记录和日常病程记录。

4. 手术记录　手术者书写的反映手术一般情况、手术经过、书中发现及处理等情况的特殊记录。

5. 出院记录　经治医生对患者此次住院期间诊疗情况的总结。

(五) 注意事项

住院病历书写具有时效性,入院记录的书写要在 24 h 内完成,首次病程记录应在患者入院 8 h 内完成,手术记录应在术后 24 h 内完成,出院记录应在出院后 24 h 内完成。

（六）思考题

口腔颌面外科住院病历书写要求有哪些？

（七）实训报告与评定

（1）评定学生书写口腔颌面外科住院病历的质量。

（2）书写实训报告。

实训四　口腔颌面外科几项基本操作技术(6 学时)

（一）目的和要求

（1）初步掌握口腔颌面颈部消毒铺巾法、基本包扎技术。

（2）初步掌握常用手术器械识别及其使用方法。

（3）初步掌握切开、缝合、打结及拆线方法。

（二）实训内容

（1）口腔颌面部消毒铺巾技术：包括消毒方法、范围及铺巾方法。

（2）头面部基本包扎技术：包括十字交叉法和单眼包扎法。

（3）识别常用口腔颌面部手术器械及其使用方法。

（4）基本手术操作技术：切开、缝合、打结及拆线。

（三）实训器材

11 号刀片、刀柄、组织剪、线剪、血管钳、持针器、巾钳、阿替卡因注射器、阿替卡因针头、阿替卡因、缝合模型、三角针、圆针、双色鞋带、缝线、卵圆钳、镊子缸、棉花缸、碘伏棉球、氯己定棉球、酒精棉球、治疗巾 60 cm×80 cm、孔巾 160 cm×220 cm、双面胶 5 cm×20 cm、绷带。

（四）方法与步骤

1. 消毒铺巾　由带教老师进行示教后，学生 2 人一组互相实习。

1）消毒方法　①皮肤消毒：以碘伏棉球从术区中心开始，逐步向四周环绕涂布，但感染创口相反。涂布时不可留有空白区，并避免药液流入呼吸道、眼内及耳道内。同一术区应消毒 3~4 遍。②口腔及口周消毒：以氯己定棉球进行口腔消毒，按一定顺序涂布牙列及牙槽黏膜；用酒精棉球进行口周消毒，自口唇向周围涂布。

2）消毒范围　头颈部手术消毒范围应至少在术区外 10 cm，以保证有足够的安全范围为原则。口腔消毒要覆盖全部牙列的唇颊面、𬌗面以及舌腭面；口周消毒范围应上至眶下，下至下颌骨下缘，两侧至耳屏前。

3）无菌巾铺置法

（1）包头法　主动或被动抬头，将 2 块重叠的无菌巾置于头颈下手术台上。头部放下后，将上层无菌巾分别自两侧耳前向中央包绕，使头和面上部均包于消毒巾内并以巾钳或双面胶固定。将 1 块折叠的无菌巾置于颌下颈部处。

（2）手术野铺巾法　①孔巾铺置法：将孔巾之孔部对准术区而将头面部遮盖。②三角形手术野铺巾法：3 块无菌巾分别铺置，呈三角形遮盖术区周围皮肤，用巾钳固定。③四边形手术野铺巾法：4 块无菌巾分别铺置，呈四边形遮盖术区周围皮肤，用巾钳固定。

2. 头面部基本包扎技术　由带教老师示教后，学生 2 人一组互相实习。

（1）十字交叉法　用绷带先由额至枕部环绕一周，继而反折经一侧耳前腮腺区向下，经颌下、颏部至对侧耳后向上，复至同侧耳前；绕下颌下及颏部至对侧耳前，向上经顶部，向下至同侧耳后，再绕下颌下、颏部至对侧耳后。如此反复缠绕，最后做额枕部环绕，以防止绷带滑脱，止端打结或用胶布固定。

（2）单眼包扎法　于鼻根健侧先置一上下斜行的短绷带或纱巾条，并在患侧耳周垫以棉垫或纱布，以免包扎时压迫耳廓。绷带自额部开始，先绕额枕两圈，继而斜经头后绕至患侧耳下并斜行向上经同侧颊部、眶下至鼻背、健侧眶上，如此环绕数周，每周必须覆盖前一层绷带的1/3～1/2，直至包妥为止，最后绕额枕一周，止端以胶布固定，将留置的短绷带或纱布条打结收紧，以暴露健眼。

3. 手术器械　正确识别常用的手术器械，掌握正确的使用方法，包括手术刀、手术剪、持针器（图4-4-1）以及阿替卡因注射器等。

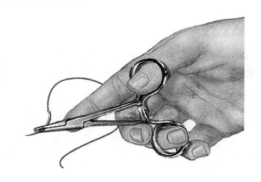

图 4-4-1　持针器的握持方式

4. 基本手术操作　首先在缝合模型上示教切开、缝合及拆线，然后让学生操作。

（1）切开　切开时，皮肤用手绷紧或固定，注意手术刀与组织面垂直、准确、整齐、深度一致地一次切开。

（2）进针　垂直切口缝合两侧的组织应该等量、等宽。进针时针尖与皮肤垂直，两侧深度相同，或上间距略小于下间距，使创面轻度外翻，达到满意效果。练习间断缝合、水平褥式缝合、垂直褥式缝合、连续缝合等缝合方式（图4-4-2）。

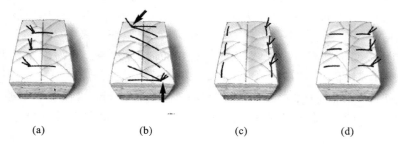

（a）　　　　　　（b）　　　　　　（c）　　　　　　（d）

图 4-4-2　常用缝合方法

（a）间断缝合　（b）连续缝合　（c）水平褥式缝合　（d）垂直褥式缝合

（3）打结　使用双色鞋带练习单手打结法（图4-4-3）和器械打结法（图4-4-4）。

（4）剪线　打结完成后，术者将双线尾并拢，轻轻提起，助手用左手托住微微张开的线剪，"顺、滑、斜、剪"，将剪刀近尖端顺着缝线向下滑至线结的上缘，再将剪刀向上倾斜适当的角度，然后将缝线剪断。倾斜的角度越大，遗留的线头越长；角度越小，遗留的线头越短。一般来说，组织内结扎线头所留长度一般为 1 mm，口内线头至少留 5 mm。线头过短的线结易于滑脱，而线头过长，则会导致组织对线头的异物反应（图4-4-5）。

（5）拆线　拆线前应用碘伏或酒精消毒，拆线时一手以平镊将线头提起，在一端紧贴皮肤

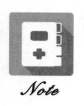

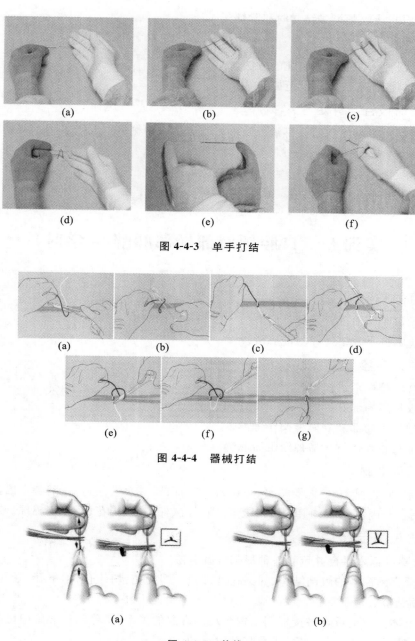

图 4-4-3　单手打结

图 4-4-4　器械打结

图 4-4-5　剪线

（a）埋线　（b）留线

处剪断,然后向被剪断侧拉出。注意:①如伤口有张力,可延缓几天拆线,或间断拆线,拆线后可用蝶形胶布牵拉减张,示教蝶形胶布制作法和使用要点。②拆线时禁忌在缝线的任何地方剪断后拉出,以免感染带入深层组织。另外,如向非剪断侧拉出线头,则有使创口裂开的危险。

（五）注意事项

（1）无论用何种方法打结,相邻两个单结的方向不能相同,否则易做成假结而松动。

（2）打结时两手用力点和结扎点三点应成一条直线。不能向上提拉,以免撕脱结扎点或造成滑结。

（3）选择适当长短和粗细的结扎线。

（4）打第二个线结时,第一个线结不能松扣。遇张力较大的组织结扎时,助手用一把无齿

Note

镊夹住第一结扣,待收紧第二结扣时移除镊子。

(六)思考题

(1)简述两种头面部基本包扎的方法。

(2)简述口腔消毒的方法及范围。

(七)实训报告与评定

(1)评定学生对口腔颌面外科消毒铺巾、基本包扎、器械识别及基本手术操作技术的正确与熟练程度。

(2)书写实训报告。

实训五 口腔颌面部局部麻醉(4 学时)

(一)目的和要求

(1)熟悉口腔颌面部常用局部麻醉的方法和步骤。

(2)初步掌握下牙槽神经阻滞麻醉。

(二)实训内容

(1)结合头颅标本讲授口腔颌面外科常用的局部麻醉方法。

(2)示教常用局部麻醉的方法和步骤。

(3)进行常用局部麻醉模型操作练习。

(4)学生互相操作下牙槽神经阻滞麻醉。

(三)实训器材

头颅标本、麻醉模型、口腔器械盘、口镜、镊子、探针、一次性注射器、阿替卡因注射器、阿替卡因针头、利多卡因注射液、阿替卡因、镊子、镊子缸、棉花缸、棉花、氯己定棉球、砂轮、治疗巾。

(四)方法与步骤

1. 结合头颅标本讲授并示教各种局部麻醉方法

(1)讲授头颅标本的解剖结构,如圆孔、卵圆孔、腭大孔、切牙孔、眶下孔、颏孔、下颌小舌、下颌孔、上颌结节等解剖部位。

(2)在上述基础上重点讲授解剖结构与局部麻醉的关系,培养学生形象记忆的方法。

(3)总结局部麻醉的各种方法,及其并发症的防治。

2. 示教常用局部麻醉方法和步骤

(1)局部麻醉前的准备工作 ①接待患者。②查看病历,核对姓名、年龄和麻醉的牙位,核对有无全身禁忌证,有无过敏史。③调节头位、椅位、灯光,麻醉上颌牙时,一般上颌平面与地平面成 $45°$;麻醉下颌牙时,患者大张口,下颌平面与地面平行。椅位高度调节至术者的肘关节水平。④请患者漱口。⑤铺小方巾。⑥准备好麻醉药物及器械,将器械放在无菌托盘内。⑦七步洗手法洗手,戴无菌手套。

(2)局部麻醉的操作步骤 ①打开灯光。②请患者张口,再次核对需麻醉的牙位。③核对麻醉药物,确定麻醉方法,检查注射针头质量,观察麻醉药物是否含有杂质,是否变色。④用干棉球或纱布揩干注射部位,然后用氯己定棉球消毒进针部位。⑤注射前应排除针筒内的气泡,注射器的刻度面向术者。进针后在回抽无血的情况下,边注射边观察患者面色,注射速度应缓慢,不宜太快。⑥注射完毕后,关掉灯光,并询问患者有无不适。等待麻醉显效,并随时注意观察患者有无晕厥等麻醉并发症,如出现晕厥等不良反应立即放平椅位,松解衣领,并实施相应的抢救措施。⑦麻醉显效检查:刺激患者的牙龈无疼痛感或有麻木感。

3. 常用局部麻醉模型操作练习 在仿真头模上安装麻醉模型,按照局部麻醉的操作步骤进行反复练习,熟练掌握局部麻醉的操作要点。

4. 学生互相注射阻滞麻醉(下牙槽神经阻滞麻醉)

(1)要求学生按照老师示教局麻的方法和步骤进行操作。

(2)在操作过程中,强调操作要领及无菌观念。

(3)检查麻醉效果,麻醉失败的,应分析失败的原因,如进针点、进针方向、进针深度等方面有无错误。

(五)注意事项

(1)血肿是口腔颌面外科麻醉术的常见并发症,由注射针刺破血管所致。注射针尖不能粗钝及有倒钩。注射时不要反复穿刺以免增加穿破血管的机会。

(2)暂时性牙关紧闭可发生于牙槽神经口内阻滞麻醉时。由于注射不准确,麻醉药注入翼内肌或咬肌内,使肌肉失去收缩与舒张的功能,并停滞于收缩状态,因而会出现牙关紧闭。一般都是暂时性的,不要特殊处理。

(六)思考题

(1)临床上局麻时常在局麻药溶液中加入血管收缩药(如肾上腺素)的目的是什么?

(2)口腔颌面外科浸润麻醉的定义及常用浸润麻醉方法有哪些?

(七)实训报告与评定

(1)评定学生互相注射下牙槽神经阻滞麻醉操作步骤及麻醉效果。

(2)书写实训报告。

实训六 常用拔牙器械的识别与使用方法(2 学时)

(一)目的和要求

(1)掌握常用拔牙器械的名称、类型、形态、基本功能和选择原则。

(2)掌握常用拔牙器械的握持方法。

(二)实训内容

(1)识别常用拔牙器械。

(2)常用拔牙器械的握持方法。

(三)实训器材

各类牙钳、牙挺、牙龈分离器、刮匙、骨膜分离器、骨凿、骨锤、骨锉、咬骨钳、牵引拉钩、止血钳、组织钳。

(四)方法与步骤

指导老师依次向学生介绍常用拔牙器械,然后由学生独自识别并练习握持。

1. 牙钳

(1)牙钳的组成:由三部分组成,即钳喙、关节、钳柄。

(2)牙钳的类型:根据口内解剖部位,牙钳分上颌牙钳、下颌牙钳。根据牙列用途分乳牙钳、恒牙钳。

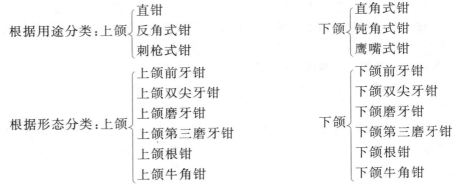

（3）上、下颌牙钳的区别：上颌牙钳喙柄成一直线或接近180°。上颌后牙钳有"s"形和刺枪式，其钳喙接近水平。下颌牙钳喙柄成直角或稍大于直角。只有上颌第一、二磨牙钳有左、右之分，其他牙钳不分左右。此外，牙冠钳与根尖钳的区别是，牙冠钳喙宽大，牙根钳喙窄小。

（4）握持方法：右手握钳，掌心向上，紧握钳柄，拇指按在钳关节处，食指和中指把握钳柄，靠在大鱼肌上，无名指及小指深入两柄之间。

2. 牙挺

（1）牙挺的组成：由三部分组成，即挺刃、挺杆、挺柄。

（2）牙挺的类型：根据用途分为直挺、弯挺、三角挺；根据形态分为牙挺、根挺、根尖挺。

（3）使用方法：右手掌心握住牙挺之柄，食指固定在挺杆上，拇指伸平。应用牙挺时，只能以近远中牙槽嵴做支点，而不应以邻牙作支点，要很好地控制施力的大小和方向，左手食指一定要支持在被挺在牙齿和邻牙上，以保护邻牙和口腔软组织。

3. 辅助器械

（1）牙龈分离器：凹的一面向着牙齿，凸的一面向着牙龈，用以分离牙龈。

（2）刮匙：用以刮出牙槽窝内的碎骨片、碎牙片、根端肉芽组织及根尖囊肿的囊壁等。

（3）骨膜分离器：有两种，在口内多用小骨膜分离器分离骨膜。

（4）骨凿和骨锤：用以凿除骨质或劈开牙齿，在凿除牙槽骨时，最好用窄骨凿；劈开牙冠最好用宽骨凿。

（5）骨锉：用以锉平细小的骨突起和锐利的骨缘。锉后遗留很多细小骨在伤口内，应用生理盐水冲洗干净。

（6）咬骨钳：两柄之间有弹簧，用以减去小块骨突起，如过高的牙槽中隔。

（五）注意事项

（1）使用牙挺时，绝不能以邻牙作为支点。除拔除阻生牙或颊侧需去骨者外，龈缘水平处的颊侧骨板一般不应作为支点。龈缘水平处的舌侧骨板，也不应作为支点，必须以手指保护，防牙挺滑脱。用力必须有控制，挺刃的用力方向必须正确。

（2）使用时各种牙钳应由右手持握，使用上颌牙钳时，钳喙向上，使用下颌牙钳时，钳喙向下。手持握牙钳的位置应在钳柄的近末端，根据杠杆原理，离关节越远，机械效率越高；离关节越近，机械效率越低。

（六）思考题

（1）一般常规拔牙应配备哪些基本器械？

（2）常用拔牙器械有哪些？如何使用？

（七）实训报告与评定

（1）评定学生对拔牙器械的识别情况。

（2）书写实训报告。

实训七 牙拔除术的步骤和方法示教(2学时)

（一）目的和要求

（1）掌握各种牙的牙根解剖形态、周围骨质、相邻重要解剖结构。

（2）掌握牙钳、牙挺使用基本规范。

（3）掌握拔牙基本步骤。

（二）实训内容

（1）观摩图示、模型和实物,印证各种牙的拔牙术相关解剖。

（2）示教牙钳、牙挺的使用规范。

（3）示教仿头模拔牙基本操作。

（4）仿头模实习拔牙基本操作。

（三）实训器材

挂图、牙模型、实体牙、口腔器械盘、口镜、镊子、探针、各种牙钳、各类牙挺、牙龈分离器、刮匙、镊子、镊子缸、棉花缸、棉卷、纱布、治疗巾、仿头模、拔牙模型等。

（四）方法与步骤

1. 牙根形态 通过挂图、模型、实体牙讲解各种牙根形态、不同位置骨质状况、重要解剖毗邻。

2. 牙钳的使用方法 以上颌前牙拔除示教牙钳的使用方法和牙钳拔牙的基本方法。

（1）按照牙位选择牙钳。

（2）使牙钳钳喙长轴与牙长轴平行。

（3）安放钳时,钳喙前端插入龈沟内。

（4）拔牙基本动作:摇动、扭转、牵引的使用方法。

3. 牙挺的使用方法 以下颌磨牙拔除示教牙挺的使用方法。

（1）牙挺置入的位置、方向、支点。

（2）牙挺使用时的保护原则。

（3）牙挺使用三种力学原理在实际运用中的手法体现。

4. 拔牙基本步骤 示教牙钳使用方法的同时,示教拔牙基本步骤。

（1）核对牙位:认真核对应拔患牙的牙位。

（2）分离牙龈:用牙龈分离器充分分离牙龈,防止安放牙钳时,钳夹牙龈造成撕裂。

（3）挺松患牙:可先用牙挺将牙挺松至一定程度后,改用牙钳。

（4）安放牙钳:再次核对牙位,合理选择牙钳,张开钳喙,沿牙面插入已经分离的龈沟内,推进至牙颈部外形高点以下,保持钳喙与牙体长轴平行一致,夹紧患牙。

（5）患牙脱位:牙钳夹紧后,使牙脱离牙槽窝的运动力,主要有三种:摇动、扭转和牵引。

（6）检查、处理牙槽窝:牙拔除后,首先检查牙根是否完整、数目是否符合该牙的解剖规律。同时检查拔牙创有无牙龈撕裂或牙槽嵴及牙槽中隔过高。如所拔的是病灶牙,用刮匙刮

Note

扒牙槽窝,以清除炎性肉芽组织。

(7)压迫止血:用无菌纱布或棉卷放置在拔牙创上,咬紧,30 min 后弃除。

(8)术后医嘱:拔牙后 24 h 内不能刷牙或漱口;术后 2 h 可进温软食物,不要用患侧咀嚼;术后不要用手触摸或舌舔吮伤口;24 h 内唾液中带有淡红色血丝属正常,若有大量血液或血块应立即到医院复诊;术后 1～2 天内不要剧烈运动;如有缝合创口应在 5～7 天后拆线。

5. 学生练习 学生在仿头模上使用上前牙、下磨牙练习牙钳使用。

(五)注意事项

拔牙时发生牙或牙根折断是常见并发症,原因:牙齿龋坏严重;做过治疗牙体脆性大;牙根尖弯曲,根分大或根肥大;牙根与牙槽骨粘连;术者经验不足;器械选择使用不当。

(六)思考题

(1)拔牙的基本步骤包括哪几点?

(2)拔牙的术后医嘱包括哪几点?

(七)实训报告与评定

(1)评定学生对牙拔除术步骤和方法的掌握情况。

(2)书写实训报告。

实训八　各类普通牙拔除术示教(4 学时)

(一)目的和要求

熟悉各类普通牙拔除术的手术方法与操作要点。

(二)实训内容

(1)上颌切牙、尖牙、前磨牙、磨牙拔除。

(2)下颌切牙、尖牙、前磨牙、磨牙拔除。

(三)实训器材

挂图、牙模型、实体牙、口腔器械盘、口镜、镊子、探针、各种牙钳、各类牙挺、牙龈分离器、刮匙、镊子、镊子缸、棉花缸、棉卷、纱布、治疗巾、教学视频、仿头模、拔牙模型等。

(四)方法与步骤

(1)通过挂图、模型、实体牙复习各种牙根形态,不同位置骨质情况。

(2)复习牙拔除术基本步骤。

(3)示教讲解各类普通牙拔牙术的操作要点:①体位调整;②局部麻醉;③拔牙器械选择;④拔牙操作;⑤术后医嘱;⑥病历书写。

(4)观看教学视频。

(5)在仿头模上利用拔牙模型练习上颌、下颌等各类普通牙拔除术。

(五)注意事项

(1)使用时牙钳钳喙长轴与牙长轴平行。

(2)牙挺置入的位置、方向、支点。

(3)拔牙后 24 h 内不能刷牙或漱口;术后 2 h 可进温软食物,不要用患侧咀嚼;术后不要用手触摸或舌舔吮伤口;术后 1～2 天内不要剧烈运动;如有缝合创口应在 5～7 天后拆线。

（六）思考题

牙拔除术过程中可发生哪些并发症？

（七）实训报告与评定

（1）评定学生对各类普通牙拔除术操作要点的掌握情况。

（2）书写实训报告。

实训九 各类普通牙拔除术操作临床见习(10学时)

（一）目的和要求

（1）熟悉临床拔牙术接诊程序。

（2）熟悉拔牙适应证、禁忌证的把握。

（3）熟悉各类普通牙拔牙术的临床操作。

（4）熟悉拔牙病历书写。

（二）实训内容

（1）上颌前牙、前磨牙、磨牙拔除示教、临床操作。

（2）下颌前牙、前磨牙、磨牙拔除示教、临床操作。

（三）实训器材

口腔检查器械(托盘、口镜、镊子)、麻药、注射器、各种牙钳、各类牙挺、牙龈分离器、刮匙、缝针、缝线、棉卷、纱布。

（四）方法与步骤

（1）带教教师选择符合普通牙拔牙术的患者。

（2）带教教师示教问诊、检查、知情告知诊疗过程。

（3）带教教师讲解各类普通牙拔牙术的适应证选择，禁忌证排除。

（4）带教教师示教拔牙步骤：体位调整—局部麻醉—拔牙器械选择—拔牙操作—术后处理(医嘱)—病历书写。

（5）带教教师选择适合的患者，一对一指导下由学生完成普通牙拔除操作和病历书写。

① 选择标准牙位、牙根无变异及周围骨质无硬化，符合拔牙适应证的牙。应当告知患者，将由实习医生完成操作。

② 学生在带教教师监督下完成问诊、口腔局部检查及必要的全身检查。

③ 学生提出诊断及治疗计划，带教教师审核。

④ 学生在教师监控下完成麻醉、拔牙操作。学生必须与带教教师核对需拔除牙的牙位。

（五）注意事项

（1）下颌第一、二双尖牙解剖形态相似，均为锥形单根牙，牙根细长。有时略向远中弯曲。根的颊舌径较大，牙根横切面为扁圆形。牙槽骨壁均较厚，骨质弹性较上颌小。钳拔时主要为颊舌向摇动，稍可扭转，最后向上、向颊侧、向远中拔除。

（2）下颌第一磨牙多为彼此平行的近中、远中两根。颊舌径都较大，切面呈扁圆形，略弯向远中。有的为三根，即远中根分为远中颊根及远中舌根二根。拔除时，对牢固的牙先用牙挺挺松，然后用颊舌向的摇动力量使其松动，最后向上、向颊侧拔出。

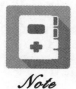

Note

（六）思考题

各类普通牙拔除术的手术方法是什么?

（七）实训报告与评定

(1) 评定学生对各类普通牙拔除术基本步骤和操作的掌握程度。

(2) 书写实训报告。

实训十　牙根拔除术示教(2 学时)

（一）目的和要求

通过教师示教牙根拔除手术,使学生初步了解牙根拔除的基本原理及各种残根、断根拔除的手术方法。为学生在教师指导下独立进行牙根拔除手术打下基础。

（二）实训内容

(1) 单根牙断根拔除方法。

(2) 多根牙断根拔除方法。

(3) 下颌根分叉以下的断根拔除方法。

(4) 下颌根尖部的断根拔除方法。

(5) 下颌远中舌根的断根拔除方法。

（三）实训器材

口外治疗室,常用的拔牙器械、根尖挺、三角挺等。

（四）方法与步骤

由带教教师边示教,边讲解牙根拔除的基本原理及各种牙根拔除的手术方法。

1. 单根牙断根拔除方法

(1) 牙颈部的断根　原则上尽可能利用牙钳拔除。使用牙挺主要是为了将残根颊腭侧或唇腭侧的牙槽骨缘挺开,为安插牙钳创造条件。

(2) 牙颈部以下的断根　包括单根牙及多根牙根分叉以上折断者,断端位于牙槽窝以内,只能使用牙挺或根尖挺将其挺出。

(3) 根尖部的断根　拔除方法与牙颈部以上的断根相同,但因位置更深一些,必须有很好的照明和聚光,光线才能射入牙槽窝。此外还须有良好的止血,可用肾上腺素小棉球,用根尖挺将小棉球塞入牙槽窝直达根的断端止血。

2. 多根牙断根拔除方法

(1) 上颌牙颈部的断根　上颌多根牙断根于牙颈部,原则上必须将牙根分开。用骨凿或用钻针先将颊、腭侧根分开,以取腭根,再将颊侧近中及颊侧远中根分开,以取近中及远中颊根。

(2) 下颌牙颈部的断根　下颌多根牙断根于牙颈部,拔除方法与上颌牙颈部的断根相似。先用骨凿或用钻针将近、远中根分开,也可用根挺插于颊侧牙槽嵴根分叉处,左右转动后即可将根分开。

3. 下颌根分叉以下的断根拔除方法　如两断根长短不一,取根比较简单。如两断根长短相齐,可先用三角挺挺出断根平面以上的牙槽中隔,再以直根挺插入断根平面下方的牙槽中隔内,为插三角挺制备插入位置。

4. 下颌根尖部的断根拔除方法 比较松动的可用弯根尖挺分别将断根取出。较牢固的断根,必须先将中隔去除。如仅一个根尖折断可用三角挺插入无断根的牙槽窝内,如两个断根同时折断时,则须将断根以上的中隔全部去除,再用弯根尖挺分别挺出。必要时,可借助 X 光定位。

5. 下颌远中舌根的断根拔除方法 可用三角挺插入近中牙槽窝,将近远中颊根间的牙槽中隔去除,再将三角挺插在已去除的中隔的位置上,以颊侧骨板为支点去除颊根之间牙槽中隔,连同远中舌根一起取出。

（五）注意事项

残根遗留于牙槽骨内时间较长,根周多存在慢性炎症和肉芽组织,牙根、牙周膜、牙槽骨常伴有不同程度的吸收,一般拔除较易,而断根,特别是多根牙、细弯根、根端肥大、牙根与牙槽骨病理性粘连等情况,断根部分与根周组织的联系基本未分离时,拔除难度较大。

（六）思考题

牙根拔除的手术原则有哪些?

（七）实训报告与评定

断根与残根的区别及牙根拔除术的手术方法。

实训十一　下颌阻生第三磨牙拔除术示教(2 学时)

（一）目的和要求

了解拔除下颌阻生第三磨牙的切口设计、翻瓣、去骨、分牙及拔除的方法。

（二）实训内容

（1）下颌阻生第三磨牙拔除术(讲解)。

（2）观看教学视频资料。

（3）下颌阻生第三磨牙拔除术(示教)。

（三）实训器材

挂图(幻灯片),全景片(CBCT)、教学视频资料、口腔及口周消毒铺巾用品、常规拔牙手术器械、刀柄、刀片、骨膜剥离器、动力系统、单面骨凿、双面骨凿、缝合器械、剪刀等。

（四）方法与步骤

1. 原理 通过挂图(幻灯片),全景片(CBCT)讲解下颌阻生第三磨牙的阻力原理、阻力解除方法及拔除基本方法。

1）术前准备

（1）摄片阅片:常规拍摄全景片,必要时拍摄 CBCT。分析下颌阻生第三磨牙阻生类型、牙根数目、牙根形态,下颌阻生第三磨牙与下颌骨的关系、邻牙状况及拔除阻力等。

（2）制定治疗计划:根据分析结果,拟定手术方案(切口设计、去骨量、分牙方法和脱位方向等)。

（3）知情同意:根据患牙情况,重点交代手术时间、创伤程度、术后反应及可能出现的并发症。

（4）器械准备:依据手术方案,准备相应器械,重点选择合适的牙挺、分牙工具。考虑微创原则,应选择相应的动力系统。

（5）体位调整。

（6）核对牙位。

2）拔牙步骤和方法

（1）消毒麻醉:以氯己定棉球进行口腔消毒,以酒精棉球进行口周消毒,采用患侧下牙槽、舌、颊神经一次阻滞麻醉。

（2）切开翻瓣:用15号刀片行角形切口,并用骨膜分离器翻起软组织瓣,显露手术野。

（3）去骨:最好通过动力系统,去除冠周足够骨质。

（4）分牙:目的是解除邻牙阻力,减小骨阻力,应遵循"多分牙、少去骨"的原则。

（5）增隙:将牙挺紧贴根面,利用松质骨的可压缩性,扩大牙周间隙,解除根周骨阻力的方法。

（6）拔出患牙:挺松被分割开的牙片,最终将阻生牙完全脱位。拔除后应仔细检查牙根是否完整,避免牙体组织残留于牙槽窝内。

（7）处理拔牙创:清除牙槽窝内残留的碎片、碎屑,清除低位阻生牙冠方的牙囊,并缩小拔牙创。

（8）缝合:可以防止术后出血,缩小拔牙创,保护血凝块。

（9）压迫止血:局部用无菌纱布或棉卷压迫止血。

3）术后医嘱　复杂的阻生第三磨牙拔除后,常伴有肿胀、疼痛、开口受限及吞咽疼痛,应在术后予以冷敷,并给予消炎、消肿、止痛药物。

2. 视频　观看教学视频资料。

3. 示教　下颌近中或水平阻生第三磨牙拔除术。

（五）注意事项

下颌阻生牙拔除术前应按常规询问病史并做详细检查。检查萌出情况,注意周围组织有无炎症、开口度,以及下颌第二、第一磨牙的情况,拍片进一步了解阻生状况、牙根形态、牙根与下颌管的关系、周围骨质情况等。

（六）思考题

下颌阻生牙拔除手术设计和手术方法是什么?

（七）实训报告与评定

（1）评定学生对下颌阻生第三磨牙拔除术相关内容的了解情况。

（2）书写实训报告。

实训十二　牙槽骨修整术示教(2 学时)

（一）目的和要求

（1）掌握牙槽骨修整术的目的及手术时机。

（2）掌握牙槽骨修整术的手术步骤。

（二）实训内容

（1）牙槽骨修整术的目的及手术时机。

（2）示教牙槽骨修整术的手术步骤。

（三）实训器材

消毒盘、口镜、镊子、口腔及口周消毒铺巾用品、消毒巾、麻药及注射用品、手术刀及柄、骨膜剥离器、咬骨钳、骨凿、骨锉、手术剪、止血钳、缝合器具、纱布若干。

（四）方法与步骤

1. 术前准备

（1）知情同意：向患者解释手术的创伤程度、术后反应及并发症。

（2）器械准备：根据牙槽骨突起的部位、大小及形态，准备相应的手术器械，重点选择合适的咬骨钳、骨凿、骨锉或钻针。

2. 手术步骤及方法

（1）消毒麻醉：多采用浸润麻醉，必要时可用阻滞麻醉。

（2）切口设计：根据牙槽骨畸形部位、大小及类型，选择梯形切口、弧形切口、角形切口，蒂在牙槽底部。

（3）术区翻瓣：翻起骨膜瓣时应仔细、轻柔，显露骨尖或骨突及周围少许骨面即可，切勿越过唇颊沟，以减少术后水肿。

（4）去骨修整：用咬骨钳、骨凿或钻针去骨。注意骨凿斜面应贴近骨面，逐量去骨，避免去骨过多或造成新的骨尖。锉平骨面，冲洗骨屑，骨膜瓣复位后在组织瓣表面触摸检查骨面是否平整。

（5）缝合创口：骨膜瓣过多时应当修剪，然后缝合创口。

（6）压迫止血：置无菌纱布或棉卷于手术区，轻咬加压止血。

3. 术后医嘱 对手术创口广泛者宜给予冷敷，并酌情给予消炎、消肿及止痛药物。

（五）注意事项

牙槽骨修整术切口设计应根据牙槽骨畸形部位、大小及类型，选择梯形切口、弧形切口、角形切口，蒂在牙槽底部。

（六）思考题

牙槽骨修整术的适应证有哪些？

（七）实训报告与评定

（1）评定学生对牙槽骨修整术的手术时间和手术步骤的掌握情况。

（2）书写实训报告。

实训十三 种植技术（2 学时）

（一）目的和要求

（1）熟悉种植外科工具的使用方法。

（2）掌握口腔种植手术的原则、步骤。

（二）实训内容

（1）学习种植机及外科工具的使用方法。

（2）学习单颗牙缺失种植修复的适应证及种植外科原则。

（3）学习单颗牙缺失种植术的临床经过。

Note

（4）单颗牙缺失种植术的模型示教。

（三）实训器材

教科书、种植机、种植外科工具盒及配套钻头、种植体安装及测量工具、种植操作模型、种植体、注射器、手术刀、刀柄、骨膜分离器、组织镊、持针器、缝线、线剪、生理盐水等。

（四）方法与步骤

1. 外科工具的种类及使用方法

（1）种植机：种植主机及马达、专用机头。

（2）种植窝洞预备器械，如钻头等。

（3）种植体安装就位器械，如扳手、传力杆、螺丝刀等。

（4）测量器械，如深度杆、方向杆等。

2. 单颗牙缺失种植修复的适应证及种植外科原则

（1）单颗牙缺失种植修复的适应证　①上下颌部分或个别缺牙，邻牙不宜作基牙或避免邻牙受损者；②磨牙缺失或游离端缺牙的修复；③全口缺牙，尤其是下颌骨牙槽严重萎缩者，由于牙槽突形态的改变，传统的义齿修复固位不良者；④活动义齿固位差、无功能、或黏膜不能耐受者；⑤对义齿的修复要求较高，而常规义齿又无法满足者；⑥种植区应有足够高度及宽度（唇颊，舌腭）的健康骨质；⑦口腔黏膜健康，种植区有足够厚度的附着龈；⑧肿瘤或外伤所致单侧或双侧颌骨缺损，需功能性修复者；⑨耳、鼻、眼眶内容及颅面缺损的颌面赝复体固位。

（2）种植外科原则　①无菌原则；②减少损伤和并发症的发生；③加强冷却，减轻热损伤；④精确操作；⑤外科与修复紧密协调。

3. 单颗牙缺失种植术的临床经过

（1）术前准备　①了解患者全身情况；②种植位点局部情况；③余留牙情况。

（2）种植手术　①消毒麻醉：多采用浸润麻醉，必要时可用阻滞麻醉。②切口设计：根据种植位点情况及手术要求，选择水平切口、垂直切口及保留龈乳头切口等。③术区翻瓣：翻起骨膜瓣时应仔细、轻柔，显露种植位点牙槽嵴顶即可，切勿越过唇颊沟，以减少术后水肿。④种植备洞：使用种植机及种植专用工具进行定点、逐级备洞，在备洞过程中要使用冷却生理盐水进行局部降温。⑤种植体植入：使用种植机以低转速将种植体植入种植窝洞内。⑥安装愈合基台。⑦牙龈成型。⑧缝合创口。⑨压迫止血：置无菌纱布或棉卷于手术区，轻咬加压止血。

（3）术后医嘱　同拔牙术后医嘱。

4. 示教　先进行单颗牙缺失种植术模型示教，然后由学生在仿真头模上进行单颗牙缺失种植术的外科操作。

（五）注意事项

种植治疗的术前需要进行充分的准备工作：①患者的检查，包括全身检查、局部检查、辅助检查（X线、血液）等；②种植床条件的评估；③治疗方案的制定；④术前谈话及手术同意书的签署；⑤种植器械、设备和材料准备；⑥患者准备，包括精神、身体、经费、时间等；⑦其他。

（六）思考题

（1）影响形成骨结合的因素有哪些？

（2）如何确认骨结合状态？

（七）实训报告与评定

（1）评定学生对种植外科知识点的掌握和技术操作的熟练程度。

（2）书写实训报告。

实训十四 急性下颌智齿冠周炎病例诊治及口内脓肿切开引流术(2 学时)

(一)目的和要求
(1)熟悉急性下颌智齿冠周炎的病因、临床特点、诊断及治疗。
(2)熟悉口内脓肿的诊断方法和口内切开引流术的操作步骤。

(二)实训内容
(1)急性下颌智齿冠周炎病例诊治示教。
(2)口内脓肿切开引流术示教。

(三)实训器材
消毒盘、口镜、镊子、探针、5 mL 注射器、冲洗针头、生理盐水、3%过氧化氢液、1∶5000 高锰酸钾、2%碘酒、碘甘油或碘酊、11 号尖刀、刀柄、口腔及口周消毒铺巾用品、表面麻醉药物、血管钳、碘仿纱条等。

(四)方法与步骤

1.急性下颌智齿冠周炎病例诊治示教

1)询问病史 患者就诊的主要原因、有无诱发因素、主要症状、演变过程、伴随症状、诊疗经过等。

2)体格检查 测体温,酌情行血常规检查。检查通常以颌面部为主。

(1)口外检查 ①面部是否对称;②有无肿胀、压痛,若有则记录其部位及范围,有无波动感,并酌情行穿刺抽脓检查;③表面皮肤有无充血,皮温有无升高;④头颈部淋巴结有无肿大,并检查其大小、质地、活动度、压痛情况等。

(2)口内检查 ①记录张口度。轻度受限:上下切牙切缘间距仅可置入二横指,2~3 cm。中度受限:上下切牙切缘间距仅可置入一横指,1~2 cm。重度受限:上下切牙切缘间距小于一横指,约小于 1 cm。②局部情况:下颌智齿萌出情况及排列方向,智齿和邻牙有无龋坏。冠周软组织及牙龈肿胀、充血及糜烂程度,局部压痛,龈袋有无溢脓。相当于下颌第一磨牙颊侧黏膜处有无充血、肿胀、波动。③X 线检查可了解阻生齿的萌出方向、位置、牙根形态、牙周和颌骨情况,有助于了解病情和制定日后的拔牙方法。另外,还可了解下颌第二磨牙颈部有无龋坏及决定该牙是否可保留。

3)诊断 根据病史、症状、体检及辅助检查,正确诊断冠周炎及其并发症,并根据病例分析下颌智齿冠周炎的扩散途径。

4)治疗

(1)全身药物治疗 根据局部炎症程度(是否伴有骨髓炎和间隙感染)及全身情况(体温及血常规检查等情况),选择抗生素种类及其配伍和全身支持治疗。

(2)局部治疗 ①保持口腔清洁,可用含漱剂或温热生理盐水,每日进食前后含漱。②龈袋冲洗上药,用生理盐水、3%过氧化氢液、1∶5000 高锰酸钾或含漱剂 10~15 mL,局部冲洗是将龈瓣间隙内的食物残渣及腐败物冲洗干净。冲洗时用弯形平头针,将针头插入龈瓣的间隙内缓慢冲洗,用棉球蘸干患部,局部置棉球或纱布隔湿,用镊子将碘甘油或 2%碘酒或碘酚渗入龈瓣内,溢出部分用棉球擦干,以免灼伤黏膜。嘱患者 15 min 内勿漱口,以免局部药物浓度下降。③如

Note

龈瓣已形成脓肿,应及时行切开引流。④若伴有间隙感染和(或)骨髓炎,需进行相应治疗。

2. 口内切开引流术示教(以牙槽脓肿为例)

切开引流术前准备工作与拔牙术前准备工作基本相同。口内切开引流术操作步骤如下。

(1)体位调整:灯光、椅位和头位调节。

(2)消毒:戴无菌手套后用镊子先自口内病灶区用氯己定棉球消毒3次,再用酒精棉球口周消毒3次,将镊子弃置于器械盘外。

(3)麻醉:①黏膜下脓肿用表面麻醉以干纱布擦干麻醉区,用中药麻醉剂或2%利多卡因或2%地卡因局部涂布1 min左右。②骨膜下脓肿用黏膜下浸润麻醉:将2%利多卡因0.5~1.0 mL注射于黏膜下组织,注意不要太深,以免注射进脓腔。

(4)切开排脓:在脓肿最低处和(或)最膨隆处,用11号尖刀片切开脓肿区黏膜(黏膜下脓肿)或骨膜(骨膜下脓肿),用血管钳探入脓腔,扩大引流口以利于引流。要求动作准确、迅速、轻柔。

(5)置引流条:脓液引流后,向脓腔内置入碘仿纱条引流,留置引流条末端约0.5 cm长在引流口外。

(6)术后医嘱。

(五)注意事项

置引流条时要求将引流条一次置入脓腔底部,切忌反复塞入,以免堵塞引流口,导致引流不畅。引流条通常每日或隔日更换,直至肿胀消退、无脓液渗出为止。

(六)思考题

智齿冠周炎临床表现?

(七)实训报告与评定

(1)评定学生对急性下颌智齿冠周炎病例诊治及口内脓肿切开引流术的有关知识的掌握情况。

(2)书写实训报告。

实训十五　颌面部间隙感染病例诊治及口外脓肿切开引流术(2 学时)

(一)目的和要求

(1)了解颌面部间隙感染的病史询问、临床表现、诊断及鉴别诊断、治疗原则。

(2)了解颌面部间隙感染的脓肿口外切开引流术。

(二)实训内容

(1)颌面部间隙感染的病史采集、检查及治疗原则。

(2)复习口腔颌面部感染手术治疗的目的、切开引流的目的、切开引流的指征和切开引流的要求。

(3)颌面部脓肿的诊断方法及口外切开引流术示教。

(三)实训器材

消毒盘、口镜、镊子、探针、5 mL注射器、冲洗针头、生理盐水、3%过氧化氢液、1∶5000高锰酸钾、2%碘酒、11号尖刀、刀柄、口腔及口周消毒铺巾用品、2%利多卡因、血管钳、橡皮引流条等。

（四）方法与步骤

1. 病史采集 颌面部间隙感染的病史采集、检查及治疗。

1）病史采集要点

（1）主诉要点：局部红、肿、热、痛、牙关紧闭、发热、寒战、呼吸、吞咽困难及其发病时间等。

（2）病史：疾病发生的时间及其经过，病程是缓慢进行还是急剧发展，注意发病原因（牙源性、血源性、腺源性、接触性等），如发病之前有无牙痛、上呼吸道感染、外伤等。发病以后有无发热、寒战、局部肿痛、张口受限、口底抬高、吞咽及语言障碍、呼吸困难等症状，以及这些症状的部位、程度及性质，并分析目前患者的主要症状及健康状态。曾进行过何种治疗，效果如何。

（3）既往史：过去是否曾患感染疾病，有无牙痛、龋病、残根、牙周病、智齿冠周炎、扁桃体炎、上呼吸道感染、颌骨骨髓炎、淋巴结炎等病史；有无外伤史。

2）检查要点

（1）全身状况：体温、脉搏、呼吸、血压、营养发育、神志、面容，有无中毒、脱水、贫血、昏迷及严重呼吸障碍的现象。

（2）一般检查：全身皮肤状态，有无感染灶、出血点、脱水等。必要时做心、肺、肝、脾等内脏器官及神经系统的检查。

（3）局部检查：口腔颌面部的系统检查。明确肿胀所在的解剖部位及其范围，检查肿胀部位的皮肤色泽及弹性，有无浸润、凹陷性水肿、压痛点及波动感、功能障碍，张口程度及颞下颌关节运动状态。

（4）实验室检查：血液、血红蛋白、粒细胞计数、细菌培养等。尿液常规检查及镜检所见，如红细胞、脓细胞、管型等。脓液、脓肿穿刺液或分泌物检查，如涂片镜检、细菌培养、细菌鉴定及其对各种抗生素的敏感度。

3）诊断 结合以上收集的资料，首先分析感染的来源是牙源性的，还是血源性或腺源性的，然后根据局部检查结果，结合蜂窝组织间隙的应用解剖，确定间隙感染所在部位、是单个间隙感染还是多个间隙感染。

如果考虑到全身其他脏器已发生并发症，如肺炎、毒血症、脑脓肿、化脓性脑膜炎、海绵窦血栓等，应提出相应的诊断依据。

4）治疗 制定治疗计划必须考虑到全身情况，若欠佳，应及时给予全身支持治疗，如营养、输液、药物等。在局部治疗中，判断有无切开引流手术指征，在颌面部深层间隙感染中，单纯依赖脓肿波动感检查来决定是否进行切开引流是不准确的，还应从患者体温、粒细胞计数、局部肿胀的程度及时间、触痛点、凹陷性水肿、穿刺是否有脓、口底咽喉压迫程度及中毒状况等多种因素来考虑。不同的间隙感染需用不同的手术切口，应考虑是从口内还是从口外引流，是做单一切口还是多个切口。除应注重引流的彻底性外，还应重视颜面的重要解剖结构（如神经、血管、唾液腺等）和美容（按皮纹和自然沟纹做切口）。

5）讨论 联系实际病例分析病因、临床症状、诊断、鉴别诊断、治疗方法。

2. 治疗目的 复习口腔颌面部感染手术治疗的目的、切开引流目的、切开引流的指征和切开引流要求。

3. 示教 口外切开引流术示教

口外切开引流术前准备与拔牙术前准备基本相同。口外切开引流术步骤如下。

（1）体位调整：灯光、椅位和头位调节。

（2）消毒：用消毒剂（口内消毒用新洁尔灭酊或洗必泰，口外消毒用75％酒精）棉球自切口区由内向外消毒三次，将镊子弃置于器械盘外，戴手套。

（3）麻醉：2％利多卡因局部浸润麻醉。

（4）切开：用 11 号尖刀片切开脓肿区皮肤及皮下组织,长度以充分达到引流目的又不超过脓肿边缘为好。切口部位应选择在脓肿最低隐蔽处,与皮纹相一致,避免损伤重要的血管神经。

（5）引流：用血管钳钝性分离至脓腔,充分引流,引流的脓液应做细菌培养及药敏试验。

（6）置引流条：脓液引流后,置橡皮引流条,敷料覆盖创面。

（7）术后医嘱。

（五）注意事项

要求将引流条一次置入脓腔底部,不宜填塞过紧,不要折叠,保持伸展。敷料应根据脓液的量来定,以脓液不能渗透表层敷料为好。

（六）思考题

切开引流的目的是什么?

（七）实训报告与评定

（1）评定学生对颌面部间隙感染的病史采集、检查及治疗原则的掌握情况。

（2）完成一份颌面部间隙感染门诊病历。

（3）书写实训报告。

实训十六　牙及牙槽骨损伤的诊断与处理（4 学时）

（一）目的和要求

（1）掌握牙松动、脱位及牙槽骨骨折的诊断方法。

（2）掌握牙松动、脱位及牙槽骨骨折处理原则及固定方法。

（二）实训内容

（1）牙及牙槽骨损伤的检查方法。

（2）学习牙及牙槽骨损伤后的结扎方法。

（三）实训器材

头颅标本、结扎丝、牙弓夹板、持针器、钢丝剪、牙颌模型。

（四）方法与步骤

复习牙及牙槽骨损伤的情况,如牙脱位、牙槽骨骨折等。并复习离体牙的处理原则,脱位牙及牙槽骨骨折后的复位固定方法及其适应证。

可在牙颌模型上进行各种结扎法。

1. 金属丝结扎法　用一根长结扎丝围绕损伤牙及其两侧 2～3 个健康牙的唇（颊）舌侧,做一总的绕结扎,再用短的结扎丝在每个牙间做补充垂直向结扎,使长环结扎丝圈收紧。

2. "8"字结扎法　用一根长结扎丝一折为二后,一根由唇（颊）侧穿过牙间隙,围绕损伤牙舌侧自另一侧牙间隙穿出,另一根围绕损伤牙唇侧面穿入牙间隙,围绕邻牙舌侧后自牙间隙穿出,最后将两结扎丝扎紧。

3. 牙弓夹板固定法　先将脱位的牙或牙槽骨复位后,再将牙弓夹板弯成与局部牙弓一致的弧度,与每个牙的唇（颊）面相紧贴,夹板的长度应为脱位牙或牙槽骨损伤加上相邻两侧至少两个牙以上的长度,然后用直径 0.25～0.3 mm 的不锈钢丝结扎,将每个牙与夹板固定在一

Note

起,先结扎健康牙,后结扎脱位牙,所有结扎丝的头,在扭紧后剪短,并推压至牙间隙处,以免刺激口腔黏膜。

（五）注意事项

（1）局麻下进行手法复位,应确认咬合关系恢复,然后采用单颌牙弓夹板将骨折片固定在邻近的牙上,也可采用正畸的托槽法进行固定。一般固定4周左右。

（2）术后常规使用抗菌药物3～5天。

（3）根据创伤情况,必要时应肌注破伤风抗毒素。

（六）思考题

牙槽突骨折的临床表现和治疗方法有哪些?

（七）实训报告与评定

（1）评定学生对三种常用结扎方法的掌握情况。

（2）书写实训报告。

实训十七　颌骨骨折诊断与处理(4 学时)

（一）目的和要求

（1）熟悉上下颌骨、颧骨、颧弓等骨折的临床表现。

（2）掌握颌间牵引固定方法。

（二）实训内容

（1）带钩铝丝夹板的制作及成品牙弓夹板的使用方法。

（2）带钩牙弓夹板的外形弯制、结扎和橡皮圈牵引。

（三）实训器材

20 cm 长的铝丝、橡皮圈、牙颌模型、结扎丝、持针器、钢丝钳、牙弓夹板。

（四）方法与步骤

复习颌骨骨折的临床表现,进行如下操作。

1. 带钩铝丝板夹板制作

（1）金属丝的选择　常用2 mm 直径的铝丝和用0.25 mm 直径的细钢丝。

（2）先在铝丝上弯制挂钩　取20 cm 长之铝丝,由一端向另一端弯制几个挂钩,两钩间的距离为1～1.5 cm,每个钩高3.5～4 mm。挂钩在铝丝上的布置要事先测定,应放在牙间隙处。具体弯制方法是,先将铝丝弯180°对折并拢,然后用钢丝钳夹住对折处2 mm,用左手拇指将两股铝丝扳直,便形成了一个挂钩。依照此法分别制好上颌和下颌带钩铝丝夹板。

2. 带钩铝丝夹板的外形弯制、结扎和橡皮圈牵引

（1）沿石膏模型的牙弓外形弯制夹板　将做好挂钩的上颌牙弓夹板挂钩向上安放于上颌牙弓于颊侧牙颈部,并使挂钩与牙长轴成35°～45°角,挂钩的末端离开牙龈2～3 mm,以免挂上橡皮圈时压伤牙龈,并使夹板与每个牙至少有一点接触。同样方法做好下颌夹板,但必须使挂钩向下。

（2）栓结夹板　将细钢丝由每个牙的近或远中牙间隙处从唇（颊）侧和腭侧穿入,再从另一个牙间隙处穿出,注意勿刺破牙龈乳头。尽量拉紧钢丝。穿好所有需要结扎的牙,将每个牙的两股金属丝向铝丝夹板的上下分开,并依次将每个结扎丝扭紧。在扭紧钢丝时,应顺时针方向扭转,扭时稍加拉力,扭结均匀而紧密,剪断多余之钢丝,留下 3 mm 末端,并推压至牙间隙处,以免损伤口腔黏膜。

(3)安置橡皮圈　将上下颌模型合拢,用内径 4～6 mm、厚度 1.5～2 mm 的橡皮圈(可用止血带剪成),于适当的方向,连接上下颌夹板的挂钩,使其产生与骨折错位方向相反的牵引力。

（五）注意事项

上、下颌骨上有牙,骨折时发生骨折段移位,其咬合关系错乱是诊断颌骨骨折的重要依据之一。而在治疗颌骨骨折时则以恢复正常咬合关系为重要标准,牙则被用于固定。

（六）思考题

颌骨骨折的诊断程序是什么?

（七）实训报告与评定

(1)评定学生对带钩铝丝夹板的制作、外形弯制和橡皮圈牵引方法的掌握情况。

(2)书写实训报告。

实训十八　下颌骨骨折的坚固内固定术(2 学时)

（一）目的和要求

(1)熟悉下颌骨骨折的好发部位及临床表现。

(2)掌握坚固内固定术的方法。

（二）实训内容

(1)下颌骨骨折的好发部位及临床表现。

(2)熟悉颌间牵引钉恢复并维持咬合关系的方法。

(3)熟悉金属接骨板坚固内固定的方法和程序。

（三）实训器材

(1)树脂或塑料头颅模型、下颌骨骨折模型。

(2)颌间牵引钉、钢丝、小型钛板、螺钉、工具、微型骨锯等。

(3)橡皮圈、针持、血管钳、钢丝剪若干。

（四）方法与步骤

1. 下颌骨骨折的好发部位及临床表现

(1)共同临床表现　骨折处常出现肿胀、疼痛、出血、淤斑等临床表现,相应部位扪诊可能扪及台阶感及压痛,由于骨折影响,患者可能出现牙龈撕裂、牙脱位或脱落、流涎、影响呼吸和咀嚼等生理功能、张口受限、下唇麻木等临床表现。

(2)骨折片移位　下颌骨骨折片的移位主要取决于骨折片上附丽咀嚼肌的牵引力,在不同部位的骨折可以引发不同的骨折片移位。

(3)运动异常　下颌骨骨折后,下颌骨运动明显受限;下颌骨体部骨折时,还可出现两段骨折片的动度不一致。

(4)咬合关系错乱　下颌骨骨折后,根据骨折的部位出现牙齿早接触、开𬌗、反𬌗等。

2. 颌间牵引钉的固定　于上、下颌中切牙之间、两侧上下颌第一、第二磨牙之间,以微动力钻头打六个相对应的孔,选取 8 mm 长颌间牵引钉,分别旋入,然后用橡皮圈或金属丝做颌间牵引或结扎固定,恢复上、下颌骨咬合关系的广泛接触位。

3. 下颌骨骨折的内固定 将骨折的下颌骨复位,在恢复并维持咬合关系的基础上,选择长四孔小钛板,弯制并使之与下颌骨表面贴附,维持并放置在正确的位置,符合骨折固定的理想线,不能损伤颏神经,不能距牙根过近,以微型骨钻打孔,分别旋入四颗 5 mm 单皮质螺钉,注意打孔要垂直骨面,固定螺钉时注意咬合关系的变化。

4. 下颌骨固定效果的检查 骨折固定后,检查咬合关系有无变化,是否移位,骨折线是否复位。拆除颌间固定的橡皮圈或剪断颌间固定的钢丝,推动下颌骨与上颌骨对合,检查咬合关系恢复及维持的效果。

（五）注意事项

颌面部骨折如未及时正确复位,由于口腔颌面部血供丰富,组织愈合快,容易发生错位愈合。预防错位愈合,应在骨折后早期进行正确复位、固定。颌面部骨折发生错位愈合后:如果无功能障碍和面形畸形,可不进行治疗;如果发生功能障碍或面形畸形,应尽快手术治疗,术中应凿断错位愈合处,重新复位后固定;如果骨折错位愈合严重且时间较久,并伴发严重咬合关系错乱,应按照正颌外科原则和技术进行矫治。

（六）思考题

下颌骨骨折的临床表现有哪些?

（七）实训报告与评定

（1）评定学生应用坚固内固定方法固定下颌骨骨折的程序及固定效果。

（2）书写实训报告。

实训十九　口腔颌面部肿瘤(4 学时)

（一）目的和要求

（1）掌握口腔颌面部肿瘤专科病史的采集、病例书写及要求。

（2）熟悉口颌颈部肿物及淋巴结检查的方法及活体组织检查方法。

（二）实训内容

（1）专科病历的写法及要求。

（2）复习淋巴结检查方法。

（3）活组织检查方法。

（4）以良性肿瘤为例写一份门诊专科病历。

（5）以舌癌为例写一份恶性肿瘤专科病历。

（三）实训器材

典型的良恶性肿瘤病例(含舌癌病例)及相应的手术器械、直尺、口镜、镊子、橡皮指套或手套。

（四）方法与步骤

1. 专科(门诊)病历的写法及要求

1）主诉　患者就诊时的主要症状和体征的概括,包括时间、性质、部位及伴随症状等。

2）病史　以现病史为主,既往史中有阳性史者亦应记录。

3）检查　以口腔颌面部检查为主,如有全身性疾病时应进行必要的体检,如心脏听诊、测量血压等。专科检查先口外后口内。

（1）口外检查内容:面部对称情况,如肿瘤累及面部,则应记录周界、直径大小(cm)、色泽、性质、活动度以及是否有功能障碍(包括感觉及运动)。必要时图示。淋巴结有无肿大,如肿大应记录部位、数目、性质、活动度及有无压痛等。另外,如有颞下颌关节、唾液腺等疾病应做相应的检查。

（2）口内检查内容:张口度,病变部位、周界、大小、性质等,溃疡型者应注意深部浸润块的大小及活动度。对于黏膜、牙列以及牙体、牙周情况亦应记录。

（3）记录特殊检查的结果。

4）诊断　根据病史及检查分析结果作出诊断,包括肿瘤部位、良恶性、组织来源、TNM分类。

5）处理　制定治疗计划或进一步检查意见。

6）签名　实习医生应有上级医生签名。

2.检查方法　复习淋巴结检查方法并做好相应的检查记录。

3.活组织检查(穿吸或切取)　穿吸活检适用于肿瘤深在但表浅组织完整者,切取活检适用于肿瘤表浅有溃疡者。

（1）体位:患者一般取坐位或半卧位,术者佩戴帽子、口罩,戴无菌手套。

（2）常规先口内后口外消毒、铺巾,注意病灶区消毒不宜使用有色消毒液。

（3）麻醉:可采用表面涂布麻醉或神经干阻滞麻醉,避免使用局部浸润麻醉(后者可能挤压肿瘤组织,易导致转移或组织变形)。

（4）无论穿吸或切取都应注意手法轻柔,尽量减少对肿瘤组织的刺激。

（5）穿吸过程中始终保持穿刺针筒内负压,并做多方向穿吸,穿吸物应注射于滤纸上,立即送病理科做细胞学或组织学检查。

（6）切取物应包括周围正常组织及肿瘤组织,切取应在溃疡边缘进行,不可从溃疡中心切取,以免无法做出病理诊断。术中注意使用新刀片,避免钳夹。

（7）术后伤口可用纱条轻轻压迫 10～15 min 以防出血,如无效者可缝合 1～2 针,5～7 天后拆线。

4.门诊病历　以良性肿瘤为例写一份门诊病历。

5.专科病历　写一份口腔癌恶性肿瘤专科病历。

（五）注意事项

（1）活组织检查时注意,病灶区消毒不宜使用有色消毒液。

（2）术中注意手法轻柔,尽量减少对肿瘤组织的刺激。

（3）切取标本不可挤压、钳夹,以免影响诊断。

（六）思考题

恶性肿瘤传播的途径有哪些?

（七）实训报告与评定

（1）评定学生对口腔颌面部、颈部肿物及淋巴结检查方法的掌握情况。

（2）评定学生完成以良性肿瘤、舌癌为例的专科病历。

（3）书写实训报告。

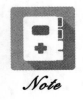

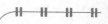

实训二十 唾液腺疾病(2 学时)

（一）目的和要求

掌握正确的唾液腺疾病专科病史采集、临床检查及正规的病历书写方法。

（二）实训内容

（1）示教病例，内容包括病史采集、临床检查及相关影像学检查。

（2）示教唾液腺疾病专科病历书写。

（3）写一份唾液腺疾病专科病历。

（三）实训器材

口腔检查托盘、口镜、镊子、手套、示教患者的临床及相关影像学资料、录像、专科病历表。

（四）方法与步骤

1. 唾液腺疾病问诊和临床检查

（1）询问病史。

（2）一般检查：①望诊，观察正常涎腺的形态和大小，腮腺、下颌下腺导管口的位置和分泌物的特征；②触诊，参见实训二；③同学互相做专科检查。

（3）分泌功能检查：①方糖试验（或称 Faber 试验）；②泪液滤纸试验（或称 Schirmer 试验）。

2. 腮腺疾病的病史采集和临床检查

（1）询问病史。

（2）专科检查：阳性体征及有鉴别意义的阴性体征。

3. 病历书写 写一份唾液腺疾病专科病历。

（五）注意事项

腮腺触诊一般以食、中、无名三指平触为宜，忌用手指提拉触摸；下颌下腺及舌下腺的触诊则常用双手合诊法检查。

（六）思考题

简述唾液腺的组成及分布。

（七）实训报告与评定

（1）以腮腺疾病为例书写专科病历。

（2）书写实训报告。

（韩小梅）

实训二十一 颞下颌关节疾病(2 学时)

（一）目的和要求

（1）掌握正确的专科病史采集、检查及病历书写方法。

Note

（2）熟悉正常及各种常见疾病的影像学特点。

（二）实训内容

（1）示教颞下颌关节专科病例,包括问诊、专科检查。同学实习互相检查专科情况。

（2）示教阅读各种用于颞下颌关节疾病诊断的常见影像学图片的正确方法及常见病的影像学特点。

（3）示教专科病历书写。

（4）写一份专科病历。

（三）实训器材

口镜、镊子、指套或手套、直尺、各种常见关节疾病的影像或图片（正常关节平片、CT 和MRI,骨关节病平片、CT 和 MRI,正常关节造影和关节盘移位的造影和 MRI,关节强直的平片和 CT）、专科病历。

（四）方法与步骤

1. 方法示教　颞下颌关节疾病问诊及专科检查方法示教,同学相互检查。

1）问病史　要求基本同本章实训一。

2）检查内容　①关节;②关节周围肌、骨;③𬌗;④颈椎及其他。

3）关节检查　包括关节区、张力或压痛点、运动度、关节杂音。

（1）关节区张力或压痛点:双侧关节同时进行,通过触诊外耳道前壁、关节盘后区、关节髁突外侧,评判闭口时的关节区张力或压痛点。外耳道前壁触诊可用小指,关节髁突外侧可用中指或食指。

（2）关节运动度:垂直中切牙张口度、侧方运动度、关节髁突运动度及运动轨迹。

（3）弹响和杂音:杂音分摩擦音及破碎音,可由触诊关节外侧判断。弹响分张闭口初、中、末期,通常由关节盘突发性地撞击关节结节及髁突而引起,常发生于可复性盘移位患者。摩擦音由骨面与骨面的直接接触或粗糙的关节面之间的接触而产生,常见于关节盘穿孔时的髁突与关节结节直接接触或较严重的骨关节病中。破碎音由关节盘破裂或软骨性游离体互相撞击和挤压时产生。

4）肌、骨

（1）对称性:上、下颌骨左右对称性,结合咀嚼或其他习惯进行评判。

（2）肌张力:肌张力高低,肌痉挛及肌震颤等情况。

（3）压痛点:各咀嚼肌附着点及肌区有无压痛点。

5）𬌗

（1）排除牙源性疾病所引起的疼痛。

（2）𬌗分类:Angle 分类、缺牙情况、错位牙、𬌗面磨耗情况等。

6）颈椎及其他　颈椎的动度,周围肌肉压痛点及张力等。全身其他大小关节的情况、其他系统性病症及心理学方面的问题等。

2. 关节影像学　复习颞下颌关节影像学种类及读片方法。

3. 病例示教

（1）颞下颌关节紊乱病。

（2）颞下颌关节强直（真性关节强直）。

（3）同学互相模拟脱位的手法复位方法。

4. 专科病史　写一份专科病史,选一位颞下颌关节紊乱病患者,教师示教问病史和检查,同学记录,并书写病历。

（五）注意事项

检查颞下颌关节时操作规范，注意双侧对比。

（六）思考题

（1）造成颞下颌关节紊乱综合征的原因有哪些？

（2）颞下颌真性关节强直和假性关节强直的区别？

（七）实训报告与评定

（1）评定学生完成的颞下颌关节专科病历。

（2）书写实训报告。

实训二十二　颌面部神经疾患(2学时)

（一）目的和要求

通过专科病例示教，以及同学互相间的专科检查，掌握正确的专科病史采集、检查及病史书写方法。

（二）实训内容

（1）示教三叉神经痛专科病例，包括问诊、专科检查。同学互相检查专科情况。

（2）示教周围性面瘫的典型病例。

（3）示教三叉神经痛专科病历书写。

（4）写一份三叉神经痛专科病历。

（三）实训器材

颌面部三叉神经及面神经分布挂图或标本、口镜、手套或指套、棉签等。

（四）方法与步骤

1. 神经分布　挂图或标本复习三叉神经及面神经分布。

2. 病例示教　典型原发性三叉神经痛病例示教：选一名三叉神经痛患者，教师示教问病史和检查，同学记录，并书写病历。

1）详细询问病史　①起病时间；②初发时的症状，包括发作时间的长短，每次发作间隔时间，疼痛的程度，扳机点的位置，在什么情况下可诱发疼痛发作等；③用什么方法治疗，包括药物治疗，封闭治疗，手术治疗等。经治疗后效果如何，有什么不良反应或并发症。

2）专科检查

（1）疼痛的区域（三叉神经痛Ⅰ/Ⅱ/Ⅲ）。

（2）扳机点的位置：用拂诊、揉诊、触诊、压诊方法检查。拂诊：用棉签轻触面部皮肤以检查扳机点位置。揉诊：用食指对面部皮肤进行连续回旋式重揉以激发扳机点产生疼痛。触诊：用食指触摸扳机点。压诊：用较大的力进行触诊。

（3）疼痛发作时的临床表现，包括各种动作。

（4）疼痛发作时是否伴有面肌抽搐（痛性痉挛）。

（5）三叉神经功能检查：三叉神经痛缓解后检查面部感觉、腭反射、角膜反射、咀嚼肌功能。面部感觉神经检查：用尖锐物轻刺面部皮肤，检查时需两侧面部同区对比。腭反射：用棉签轻触腭部黏膜可引起软腭上抬表示腭反射存在。咀嚼肌功能：用拾力测定仪能确定其功能

Note

状态。

3）诊断与鉴别诊断　常规进行诊断与鉴别诊断。

4）治疗　①介绍药物治疗,尤其是卡马西平的药理性质、用法及其不良反应;②封闭治疗的方法及药物(包括硫酸镁,无水酒精及无水甘油);③手术治疗有神经撕脱、病灶清除术、组织埋线疗法和颅内手术;④射频温控热凝治疗,介绍原理、治疗特点、治疗过程中可能出现的并发症;⑤三叉神经-血管减压术,治疗特点及术中术后可能出现的并发症;对每一类治疗方法进行疗效及其适应证评估。

5）示教封闭治疗　过程与局部麻醉类似。

3. 典型病例示教　周围性面瘫的典型病例示教:选择患者,教师示教。若无病例,仅作复习讲解。

1）详细询问病史

（1）发病前是否有风寒史、病毒感染史、外伤史或中风史。

（2）发病后的治疗情况包括药物及理疗等。

（3）治疗后的效果如何。

2）临床表现

（1）静态时的睑裂大小(与正常侧对比)、鼻唇沟丰满度和口角下垂程度。

（2）动态时额纹存在与否、眼睑闭合程度、鼓腮或吹口哨是否漏气。

（3）舌味觉及运动度检查。

（4）听力检查。

（5）泪腺分泌检查。

3）诊断与鉴别诊断　对面神经损害的部位进行定位。着重指出周围性与中枢性面瘫临床表现不同点及其重要意义。

4. 专科病历　写一份三叉神经痛专科病历。

（五）注意事项

颌面部检查时,注意手法轻柔,不要反复刺激扳机点。

（六）思考题

三叉神经痛产生的病因有哪些？不同学说的特点有哪些？

（七）实训报告与评定

评定学生完成的三叉神经痛专科病历。

实训二十三　先天性唇腭裂(4学时)

（一）目的和要求

（1）掌握正确的专科病史采集、检查及病历书写方法。

（2）熟悉各种唇腭裂的影像学图片及临床表现。

（二）实训内容

（1）示教唇腭裂专科病例,包括问诊、专科检查。同学互相检查专科情况。

（2）示教阅读唇裂、面横裂、正中裂、腭裂和牙槽突裂的影像学图片及录像。

（3）示教专科病历书写。

（4）写一份专科病历。

（三）实训器材

口镜、压舌板、电筒、各种唇腭裂的影像学图片、专科病历。

（四）方法和步骤

选择唇腭裂并发的患者，教师示教问病史和检查，同学记录，并写一份唇腭裂专科病历。

1. 唇腭裂患者的病史采集和临床检查

1）问病史　主诉；现病史，了解是否伴发其他疾病和其他畸形；既往史，是否经过治疗，以及具体方法和效果。

2）临床检查

（1）口外检查：唇裂的类型（是否伴有隐裂）、裂隙的宽度、鼻翼及鼻小柱的畸形；颌面部是否伴有其他畸形；面部皮肤是否有湿疹等疾病。

（2）口内检查：腭裂、牙槽突裂的类型；裂隙的宽度；牙列及咬合情况；扁桃体是否肿大、充血；口腔黏膜是否正常；口腔内有无其他疾病和畸形。

（3）全身检查：有无伴发全身其他部位畸形。

2. 原则和方法　结合病例，简述治疗原则和方法。

（1）复习手术的目的和手术年龄。

（2）复习常用唇裂手术方法的定点设计。

（3）简述手术的操作过程。

3. 示教　示教各种类型唇裂及腭裂的图片，示教腭裂伴颌骨畸形的图片及 X 线片，示教牙槽突裂图片及 X 线片，示教面横裂、正中裂图片。

4. 病历　写一份唇腭裂专科病历。

（五）注意事项

唇腭裂患者检查时动作轻柔，注意儿童患者的配合度。

（六）思考题

（1）唇腭裂患者的术后注意事项有哪些？

（2）唇腭裂患者的多学科综合序列治疗包括哪些？

（七）实训报告与评定

（1）学生完成唇腭裂的专科病历。

（2）评定学生对先天性唇腭裂疾病的检查及诊治方法的掌握情况。

实训二十四　牙颌面畸形(2 学时)

（一）目的和要求

（1）掌握正确的专科病史采集、检查及病历书写方法。

（2）熟悉正常及各种常见疾病的影像学特点。

（二）实训内容

（1）示教牙颌面畸形专科病例，包括问诊、专科检查。同学互相检查专科情况。

（2）示教阅读各种常见牙颌面畸形的影像学图片的正确方法及其影像学特点。

（3）示教专科病历书写。

（4）写一份专科病历。

（三）实训器材

口镜、镊子、直尺、量角器、各种常见牙颌面畸形X线片、模型和面相照片（上颌发育过度、下颌发育过度、双颌前突、上颌发育不足、下颌发育不足、不对称性牙颌面畸形等）、专科病历。

（四）方法和步骤

选择上颌发育过度或下颌发育过度或双颌前突或上颌发育不足或下颌发育不足等常见牙颌面畸形的患者，教师示教问病史和检查，同学记录，并写一份专科病历。

1．临床检查　颌骨发育畸形患者的病史采集和临床检查示教。

1）问病史

（1）病员的主诉及治疗要求。

（2）现病史：时间、诱因、发展经过及现状。曾治疗否，治疗方式和疗效。

（3）既往史：了解有无创伤史、邻近组织感染、吮吸拇指、吐舌、咬舌、口呼吸不良习惯等历史。

（4）家庭史：有无遗传史。

（5）了解患者求治的动机（内在动机，外在动机）。

2）临床检查　坐位，头颈部肌肉放松，向前平视，自然面容。

（1）正面观察：①面部左右对称否；②面部分成上中下三部分，面上、中、下1/3的垂直高度相等；③上唇长度正常20～23 mm，唇齿关系为，唇休息位露齿3 mm左右、微笑时露齿7 mm左右；④唇颏部协调，正常唇颏比例位1：2。

（2）侧面观：①面型有直面、凹面和凸面型；②鼻唇角（80°～110°）；③美貌线（鼻尖至颏前点连线）：正常上唇前点在该线后方的0～1 mm，下唇前点在该线的±1 mm。

（3）牙列情况：①牙：缺失牙、畸形牙及龋齿检查。②牙弓：形态，拥挤度，𬌗关系的安氏分类。③牙周情况：牙周病及口腔卫生。

2．影像学　示教阅读各种常见牙颌面畸形的影像学图片的正确方法及其影像学特点。

3．病历　示教专科病历书写。写一份专科病历。

（六）思考题

（1）正颌外科与口腔正畸之间的联合治疗有哪些？

（2）牙颌面畸形的临床分类以及治疗方案有哪些？

（七）实训报告与评定

评定学生以常见的颌骨发育畸形病例写的一份专科病历。

实训二十五　口腔颌面部X线技术特点（2学时）

（一）目的和要求

了解口腔颌面放射技术特点及常用X线设备。

（二）实训内容

（1）口腔专用X线机介绍。

（2）示教头颅侧位和曲面体层片投照方法。

（3）示教根尖片分角线投照技术和平行投照技术的投照方法及持片夹的应用方法。

（4）根尖片分角线投照技术。

（5）锥形束 CT 机简介。

（三）实训器材

牙科 X 线机、曲面体层 X 线机、X 线头影测量机、根尖片持片夹。

（四）方法和步骤

1. 口腔专用 X 线机介绍

（1）牙科 X 线机。

（2）曲面体层 X 线机。

（3）头影测量 X 线机。

2. 示教　示教头颅侧位和曲面体层片投照方法。示教根尖片分角线投照技术和平行投照技术的投照方法及持片夹的应用方法。

3. 根尖片分角线投照技术

1）胶片安放及固定　将胶片的感光面置于被照牙的舌腭侧,尽量使胶片贴合被照牙舌腭面。胶片边缘需与切缘或𬌗面平行并超出 1 cm。然后嘱患者用手指轻轻抵住胶片,或用持片器。投照前牙时,胶片竖放;投照后牙时,胶片横放。

2）患者体位　患者坐于椅上,头部枕于头托,头的矢状面与地面垂直。投照上下颌切牙时,使被照牙唇面与地面垂直。投照上颌前磨牙及磨牙时,听鼻线(外耳道至鼻翼连线)与地面平行。投照下颌前磨牙及磨牙时,听口线(外耳道至口角连线)与地面平行。

3）X 线的角度

（1）垂直角度:X 线的中心射线必须与牙长轴和胶片所形成角度的分角线垂直。

（2）水平角度:X 线的中心射线必须与被照牙的邻面平行。

4. 实践　锥形束 CT 机介绍。分组每人拍摄根尖片一张。

（五）注意事项

（1）拍根尖片时,分角线投照技术和平行投照技术,注意安放胶片的位置,关注患者的反应,尽量避免让患者出现不适感。

（2）安放胶片后,尽可能避免胶片移位。

（六）思考题

拍摄根尖片时,分角线投照技术和平行投照技术的优、缺点是什么?

（七）实训报告与评定

评定学生对根尖片分角线投照技术的掌握。

实训二十六　牙体、牙周组织正常及病变 X 线影像(2 学时)

（一）目的和要求

（1）掌握:

①根尖片牙及牙周组织正常 X 线表现。

②根尖片所见有关颌骨正常解剖 X 线表现。

③龋齿、根尖周病变及牙周炎的 X 线诊断。

④阻生牙的 X 线诊断。

⑤牙及牙槽突损伤的 X 线诊断。

⑥锥形束 CT 用于埋伏牙和阻生牙定位。

（2）熟悉：

①儿童牙与颌骨 X 线表现。

②骀片的种类、用途及正常 X 线表现。

③牙内陷、畸形中央尖、牙髓病变、致密性骨炎、牙骨质增生和牙根折裂的 X 线诊断。

④骀翼片的临床应用及正常 X 线表现。

⑤根尖片法进行埋伏牙定位。

（3）了解　其他类型牙发育异常。

（二）实训内容

（1）根尖片牙齿及牙周组织正常 X 线表现。

（2）根尖片所见有关颌骨正常解剖 X 线表现。

（3）牙齿及牙周组织疾病的 X 线诊断。

（4）儿童牙齿与颌骨 X 线表现。

（5）骀片的种类、用途及正常 X 线表现。

（6）骀翼片正常 X 线表现及临床应用。

（7）锥形束 CT 用于埋伏牙和阻生牙定位。

（三）实训器材

教学用放大观片灯、牙齿及牙周组织正常 X 线片。各种常见病变及发育异常的 X 线片。

（四）方法和步骤

1. 牙及牙周组织正常 X 线表现

1）牙及牙周组织　包括牙釉质、牙本质、牙骨质、牙髓腔、牙槽骨、牙周膜及骨硬板。

2）根尖片上有关正常颌骨解剖　包括切牙孔、腭中缝、鼻腔与鼻中隔、上颌窦、颧骨、喙突、翼钩、上颌结节、颧嵴、营养管、颏孔、外斜线、下颌管。

3）儿童牙齿及颌骨　在颌骨内可见发育不同阶段的恒牙胚。正常牙胚位于颌骨中时，周围的致密白线应连续不断。儿童颌骨骨质疏松，骨小梁数目少。在上颌骨因大部分被未萌出的牙胚占据，颌骨结构显示不清。

4）骀片种类、用途及正常表现

（1）上颌前部骀片：显示上颌前部的全貌，包括前牙及牙槽突、切牙孔、鼻腔底、腭中缝、上颌窦、鼻泪管等。用于观察上颌前部牙齿及炎症、外伤、肿瘤等病变引起的骨质改变。

（2）上颌后部骀片：显示被检查侧上颌骨后部的影像，包括第一前磨牙至第二磨牙及其牙槽突和该侧上颌窦底部。用于观察一侧上颌骨后部骨质改变。

（3）下颌前部骀片：显示下颌颏部影像，用于观察下颌颏部有无骨折及炎症、肿瘤等病变引起的骨质变化。

（4）下颌横断骀片：显示下颌骨体及下牙弓的横断面影像，用于检查：①下颌骨体部颊舌侧骨质有无膨胀、增生及破坏；②异物及阻生牙定位；③下颌骨骨折时颊舌向移位情况；④下颌下腺导管阳性涎石。

5）骀翼片　同时显示上下颌牙齿的牙冠部，用于检查邻面龋、髓石、邻面龋与髓室是否穿通及牙槽嵴顶的破坏性改变。

2. 牙及牙周组织病变 X 线表现

1）龋病　显示为窝洞状密度低影像。

2）牙髓钙化　有两种 X 线征象,局限性者表现为髓石,弥散性者表现为髓腔及根管钙化。髓石可为圆形或针状;弥散性钙化 X 线表现为正常髓腔及根管影像完全消失。

3）牙内吸收　患牙的髓腔扩大,呈圆形或卵圆形密度低的透射影。

4）根尖周病

（1）根尖周炎:①急性根尖周炎。②慢性根尖周炎。

（2）致密性骨炎:患牙的根尖区骨小梁增粗、增多,骨髓腔变窄,与正常骨组织无明显分界。

（3）牙骨质增生:患牙的牙根变粗大,也可见根尖呈球形增生。

5）牙周炎　牙槽骨吸收有三种基本类型:水平型牙槽骨吸收、垂直型牙槽骨吸收、混合型牙槽骨吸收。

6）牙外伤

（1）牙脱位。

（2）牙折。

7）牙根折裂　多表现为纵向,早期仅见根管局部或全部变宽,晚期则见牙根从牙颈部以下纵行裂开,外侧折断片移位。

8）牙齿发育异常

（1）畸形中央尖。

（2）畸形舌侧窝、畸形舌侧尖、牙中牙。

9）牙齿数目异常

（1）额外牙。

（2）先天缺牙。

10）阻生牙　以下颌第三磨牙阻生最为常见。X 线片可确定阻生牙的位置、阻生方向、牙根数目和形态及其与邻牙的关系。

（五）注意事项

（1）注意对比正常组织和病变组织在不同 X 线片中的表现。

（2）注意双侧对比,以及特殊结构的表现。

（六）思考题

不同 X 线片的应用特点是什么? 检查区域有哪些特点?

（七）实训报告与评定

（1）评定学生对牙齿及牙周组织正常 X 线影像的掌握程度。

（2）评定学生对牙齿及牙周组织病变 X 线影像的掌握程度。

（3）评定学生对额外埋伏牙 X 线诊断的掌握程度。

实训二十七　颌面骨炎症(2 学时)

（一）目的和要求

（1）掌握:

①下颌骨侧位片、升支切线位片及华特位片正常 X 线表现;

②牙源性颌骨骨髓炎、颌骨放射性骨坏死的 X 线诊断。

（2）熟悉：

①牙源性上颌窦炎 X 线诊断；

②下颌骨弥漫性硬化性骨髓炎 X 线诊断。

（3）了解婴幼儿颌骨骨髓炎、颌骨放线菌病和颌面骨结核 X 线诊断。

（二）实训内容

（1）下颌骨侧位片、升支切线位片及华特位片正常 X 线表现。

（2）牙源性颌骨骨髓炎 X 线诊断：

①牙源性中央性颌骨骨髓炎 X 线诊断；

②牙源性边缘性颌骨骨髓炎 X 线诊断。

（3）颌骨放射性坏死 X 线诊断。

（4）牙源性上颌窦炎 X 线诊断。

（三）实训器材

教学用放大观片灯；正常下颌骨侧位片、升支切线位片及华特位片；牙源性颌骨骨髓炎、颌骨放射性骨坏死、牙源性上颌窦炎、颌骨放线菌病及颌面骨结核的教学片。

（四）方法和步骤

复习下颌骨侧位、升支切线位、华特位正常 X 线表现。复习牙源性化脓性颌骨骨髓炎。

1. 牙源性中央性颌骨骨髓炎　X 线表现分为四期：弥散破坏期、病变开始局限期、新骨显著形成期、痊愈期。

2. 牙源性边缘性颌骨骨髓炎　X 线表现主要为骨质增生。

3. 牙源性上颌窦炎　根尖片上可见病原牙根尖周围骨质破坏，牙槽窝与上颌窦底相通或窦内有断根遗留。

4. 颌骨放射性骨坏死　颌骨放射性骨坏死的发生部位与照射部位有关。

（1）颌骨：颌骨病受早期骨质呈弥漫性疏松，进而有不规则破坏，呈斑点状、虫蚀状、网格状改变，病变边界多不清楚。

（2）牙及牙周组织：放射性龋较多见，可有牙周膜间隙增宽、骨硬板密度减低或消失及牙槽突吸收。

（五）思考题

中央性颌骨骨髓炎和边缘性颌骨骨髓炎在病因和治疗方案上有何区别？

（六）实训报告与评定

（1）评定学生对下颌骨侧位、华特位正常 X 线影像的掌握程度。

（2）评定学生对下颌骨边缘性颌骨骨髓炎 X 线诊断及鉴别诊断的掌握程度。

实训二十八　颌面骨损伤及系统病在颌面骨的 X 线表现（2 学时）

（一）目的和要求

（1）掌握：

①观察骨折 X 线片要点；

②下颌骨骨折的 X 线诊断；

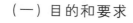

③上颌骨骨折的 X 线诊断；

④颧骨、颧弓骨折的 X 线诊断；

⑤鼻骨骨折的 X 线诊断。

（2）熟悉：

①颧弓位、下颌骨开口后前位、鼻骨侧位片的 X 线表现；

②朗格汉斯组织细胞增生症分型及 X 线表现；

③骨纤维异常增殖症的 X 线诊断。

（3）了解骨折愈合过程中的 X 线征象变化和颌面异物定位方法。

（二）实训内容

（1）观察骨折 X 线片要点。

（2）上颌骨骨折、下颌骨骨折、颧骨骨折、颧弓骨折、鼻骨骨折的 X 线表现。

（3）颌面异物定位方法。

（4）朗格汉斯组织细胞增生症的分型及 X 线表现。

（5）骨纤维异常增殖症 X 线诊断（病理、临床表现及 X 线表现）。

（6）颧弓位片、下颌开口后前位片、鼻骨侧位片的适应证及正常 X 线表现。

（三）实训器材

教学用放大观片灯；正常颧弓位片、下颌开口后前位片、鼻骨侧位片；颌面骨骨折教学片；朗格汉斯组织细胞增生症教学片。

（四）方法和步骤

1. 骨折 X 线片观察要点　骨折 X 线片主要观察骨折的部位与数目、骨折的类型、骨折的移位、骨折线与牙齿的关系，并注意区别骨折线与营养管及正常骨缝。

2. 牙槽突骨折　在 X 线片上骨折线为不规则、不整齐的低密度线条状影像，呈横行、斜行或纵行，常伴有牙损伤。

3. 下颌骨骨折　好发部位是颏部、颏孔区、下颌角及髁状突。

4. 上颌骨骨折　X 线分为三型：Le Fort Ⅰ型；Le Fort Ⅱ型；Le Fort Ⅲ型。

5. 颧骨、颧弓骨折　颧骨骨折常在骨缝处裂开，可呈嵌入性或粉碎性骨折，多伴有上颌窦外侧壁骨折。颧弓骨折以颧弓中段多见，如为三线骨折，则在骨折线处呈"M"形。

6. 朗格汉斯组织细胞增生症　朗格汉斯组织细胞增生症又称组织细胞增生症，包括嗜伊红肉芽肿、汉-许-克病和累-赛病。X 线表现主要为骨骼系统的损害：①颅骨改变；②颌骨改变。

7. 骨纤维异常增殖症 X 线表现　①透射性改变，又称为囊样型；②阻射型改变，包括"橘皮样"型、毛玻璃型及硬化型；③透射及阻射混合性改变。

（五）思考题

（1）下颌骨常见骨折部位有哪些？其影像学表现特点是什么？

（2）简述髁突骨折的影像学表现及临床分类？

（3）上颌骨骨折各分型的影像学表现是什么？治疗方案有哪些？

（六）实训报告与评定

（1）评定学生对曲面体层摄影片正常 X 线影像的掌握程度。

（2）评定学生对上颌骨骨折 X 线影像的掌握程度。

（3）评定学生对下颌骨骨折 X 线影像的掌握程度。

Note

实训二十九　颌骨肿瘤及瘤样病变的 X 线诊断(2 学时)

（一）目的和要求

（1）掌握：

①曲面体层片的正常 X 线影像；

②牙源性角化囊性瘤 X 线诊断；

③成釉细胞瘤 X 线诊断；

④其他牙源性肿瘤与成釉细胞瘤的鉴别要点；

⑤牙骨质－骨化纤维瘤 X 线诊断；

⑥原发性骨内癌的 X 线诊断；

⑦骨肉瘤 X 线诊断。

（2）熟悉：

①牙源性囊肿、鼻腭管囊肿等各种囊肿间的鉴别要点；

②颌骨其他恶性肿瘤与骨肉瘤的鉴别要点；

③颌面部软组织恶性肿瘤的 X 线诊断；

④口腔颌面部 CT 横断面及冠状面平扫正常图像。

（3）了解平面体层片及颅底位片 X 线影像、CT 和 MRI 在口腔颌面部囊肿、肿瘤及瘤样病变诊断中的应用。

（二）实训内容

（1）曲面体层片的正常 X 线影像。

（2）牙源性囊肿 X 线诊断。

（3）成釉细胞瘤 X 线诊断。

（4）成釉细胞瘤与牙源性角化囊性瘤及其他牙源性肿瘤的鉴别要点。

（5）颌骨非牙源性良性肿瘤和瘤样病变 X 线诊断：牙骨质-骨化纤维瘤等。颌骨恶性肿瘤 X 线诊断：原发性骨内癌、骨肉瘤、软骨肉瘤、纤维肉瘤、颌骨转移性肿瘤。

（6）颌面部软组织恶性肿瘤 X 线诊断。

（7）口腔颌面部 CT 适应证及正常 X 线表现。

（三）实训器材

教学用放大观片灯、正常曲面体层片、各种平面体层片、颅底位片、口腔颌面部 CT 片及颌面部肿瘤及瘤样病变教学片。

（四）方法和步骤

1. 复习　正常曲面体层片的 X 线表现。口腔颌面部 CT 平扫正常图像。

2. 颌骨囊肿的 X 线表现

（1）残余囊肿。

（2）含牙囊肿。

（3）牙源性角化囊性瘤：①单房多见，也可为多房。多房者分房大小相近；②常沿颌骨长轴生长，膨胀不明显。如有膨胀，常向舌侧；③可有牙根吸收；④可为多发性；⑤术后易复发；⑥多发角化囊肿同时伴有皮肤基底细胞痣或癌及其他异常者，称为"多发性基底细胞痣综合征"。

Note

（4）面裂囊肿：①鼻腭囊肿位于颌骨中线，左、右中切牙牙根之间，呈心形或圆形低密度改变；②正中囊肿为上颌或下颌中线区的囊状低密度影像，与牙无关；③球状上颌囊肿位于上颌侧切牙与切牙之间。

3. 成釉细胞瘤的 X 线表现 多样化，可分为四型。①多房型：分房大小相差悬殊，房呈圆形或椭圆形密度减低影，分隔清晰锐利。骨质膨胀以向唇颊侧为主。肿瘤可含牙或不含牙，邻牙可被肿瘤推压而移位，也可被侵蚀呈锯齿状或截断状。肿瘤部分边缘增生硬化。肿瘤可向牙根之间的牙槽骨生长或突入其间。②蜂窝型：呈基本相同的小分隔，间隔粗糙。③单房型：呈单房状密度减低影像。④局部恶性征型：颌骨膨胀不明显，牙槽侧密质骨消失。此外，肿瘤内罕见钙化。

4. 其他牙源性肿瘤 包括如下几种。

（1）牙源性腺瘤样瘤。

（2）牙源性钙化囊肿。

（3）牙源性黏液瘤。

（4）牙瘤：混合性牙瘤多位于前磨牙和磨牙区，组合性牙瘤多见于前牙区。

5. 颌骨非牙源性肿瘤及瘤样病变

（1）牙骨质-骨化纤维瘤：病变边界清晰、颌骨呈局部膨胀性改变。

（2）骨瘤：松质型骨瘤表现为圆形或半圆形的骨性突起，基底较宽，边缘光滑。

（3）颌骨中心性血管瘤：骨髓腔间隙增多，多数骨小梁消失，呈不规则的多房性密度减低区，骨皮质可变薄。

6. 颌骨恶性肿瘤的 X 线表现

（1）原发性骨内癌：颌骨内虫蚀状骨质破坏区，病变向牙槽侧扩展时可使牙周膜破坏。病变继续进展则可侵犯密质骨。

（2）骨肉瘤：成骨型者病变区骨质增生，其中以肿瘤性新骨形成为主，表现为骨质密度不均匀性增高，也可呈絮状、团块状，伴有骨膜反应及瘤骨形成。溶骨型者病变区可为斑片状、虫蚀状，也可为大片溶骨性破坏，骨膜反应及瘤骨形成均不明显。混合型 X 线表现则为成骨及溶骨改变相结合。

（3）软骨肉瘤：骨破坏在 X 线片上表现为密度减低区，边缘模糊，其内有斑片状高密度钙化或骨化影。

（4）纤维肉瘤：X 线为溶骨性改变，骨质破坏不规则，骨缺损边缘不清，密质骨有破坏和中断。

（5）颌骨转移性恶性肿瘤：溶骨性主要表现为骨质破坏呈虫蚀状，边缘不规则，无硬化及骨膜反应。成骨性者常呈斑点状和团块状密度增高影像，有时骨膜下有大量新骨形成。混合性病灶则同时具有溶骨和成骨破坏特征。

7. 颌面部软组织恶性肿瘤

（1）牙龈癌：早期显示为牙槽突吸收，易误诊为牙周炎。下颌者自牙槽突向下破坏，呈扇形骨质破坏区，边缘为虫蚀状。上颌者较晚期可见弥散性骨质破坏，上颌窦可受累。

（2）上颌窦癌：窦腔密度增高，窦壁骨质破坏，边缘不规则。

（3）颌面部其他恶性肿瘤：口底癌、舌癌、颊癌等肿瘤随病变的扩展可自颌骨侧面侵犯骨组织，晚期可引起弥散性骨质破坏。

（五）思考题

（1）曲面体层摄影在颌骨病变中有哪些优势？

（2）口腔颌面部良、恶性肿瘤在影像学表现有哪些区别？

（六）实训报告与评定

1. 评定内容　评定学生对成釉细胞瘤、牙源性角化囊性瘤、牙骨质-骨化纤维瘤及原发性骨内癌 X 线诊断的掌握程度。

2. 实训报告

（1）根据图 4-29-1 所示的 X 线片描述牙源性角化囊性瘤的 X 线表现。

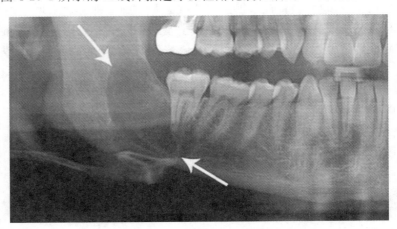

图 4-29-1　牙源性角化囊性瘤

（2）根据图 4-29-2 所示的 X 线片描述成釉细胞瘤的 X 线表现。

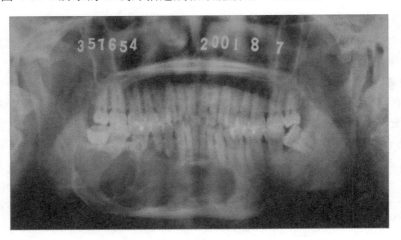

图 4-29-2　成釉细胞瘤

学生姓名：　　　　　　　　　　评　　分：

班　　级：　　　　　　　　　　教师签名：

　　　　　　　　　　　　　　　日　　期：

实训三十　颞下颌关节疾病的 X 线诊断(2 学时)

（一）目的和要求

（1）掌握：

①颞下颌关节常用检查方法及正常影像；

②颞下颌关节紊乱病的 X 线诊断；

③颞下颌关节强直的临床表现及 X 线诊断。

（2）熟悉颌间瘢痕挛缩的临床表现及 X 线诊断。

（3）了解矫正许勒位片、关节侧位体层片临床应用和颞下颌关节正常磁共振表现及其在颞下颌关节病变中的应用。

（二）实训内容

（1）颞下颌关节常用检查方法及正常图像：

①许勒位片；

②髁状突经咽侧位片；

③曲面体层片；

④关节造影片；

⑤磁共振图像。

（2）颞下颌关节紊乱病的 X 线诊断：

①许勒位片及髁状突经咽侧位片 X 线诊断；

②颞下颌关节造影 X 线诊断；

③颞下颌关节紊乱病与类风湿关节炎的鉴别要点。

（3）颞下颌关节强直的 X 线诊断（骨性强直、纤维性强直）。

（三）实训器材

教学用放大观片灯、正常颞下颌关节上腔及下腔造影教学片、正常许勒位及经咽侧位片、曲面体层片、颞下颌关节疾病教学片。

（四）方法和步骤

1. 正常颞下颌关节造影图像

（1）正常关节上腔造影图像。

（2）正常关节下腔造影图像在关节下腔造影侧位体层闭口位片上可见髁状突表面被造影剂覆盖，关节窝底与造影剂上缘之间的间隙被关节盘所占据。开口时，造影剂自前下隐窝回到后下隐窝。

2. 颞下颌关节紊乱病的 X 线诊断

（1）关节间隙改变。

（2）髁状突运动度的改变。

（3）两侧关节形态发育不对称：包括关节结节高度、斜度、关节窝深度、宽度及髁状突大小及形态。

（4）骨质改变：髁状突硬化、前斜面模糊不清、广泛破坏、囊样变、骨质增生、磨平变短及关节结节、关节窝硬化。

（5）关节盘及其他软组织改变：

①上、下腔交通：将造影剂注入上腔或下腔时，关节上下腔同时显影。

②关节盘移位：可复性盘前移位；不可复性盘前移位；关节盘外移位；关节盘内移位；关节盘旋转移位。

③关节盘松弛：颞前或颞后、下颌前或下颌后附着延伸变长。

④关节囊撕裂：造影剂自关节囊后部溢出并向下流注。

3. 颞下颌关节紊乱病的鉴别诊断

（1）类风湿关节炎。

（2）创伤性关节炎。

（3）化脓性关节炎。

（4）髁状突骨瘤及骨软骨瘤：许勒位常表现为关节窝空虚，髁状突脱出。

（5）颞下颌关节恶性肿瘤：以转移瘤较为多见。

4. 颞下颌关节强直的 X 线表现

（1）颞下颌关节强直：纤维性强直时可见关节间隙模糊不清且密度增高，关节骨性结构可有不同程度的破坏。骨性强直则表现为关节正常骨结构形态完全消失，而由一个致密的团块所代替。

（2）颌间瘢痕挛缩：关节骨性结构及关节间隙无重要异常影像。颌间瘢痕有骨化者，在颧骨后前位片上可见颌间间隙变狭窄，其中有密度增高的骨化影像。

（五）思考题

（1）可复性关节盘前移位与不可复性关节盘前移位的影像学区别是什么？

（2）颞下颌关节紊乱病的鉴别诊断有哪些？

（六）实训报告与评定

（1）评定学生对许勒位片正常 X 线影像的掌握程度。

（2）评定学生对骨关节病 X 线诊断的掌握程度。

（3）评定学生对可复性关节盘前移位上腔造影 X 线诊断的掌握程度。

（4）评定学生对不可复性关节盘前移位上腔造影 X 线诊断的掌握程度。

实训三十一　唾液腺疾病的 X 线诊断(2 学时)

（一）目的和要求

（1）掌握：

①涎石病（检查方法、X 线表现）、阳性结石、阴性结石；

②唾液腺炎症的 X 线诊断。

（2）熟悉：

①唾液腺瘘的造影检查目的、病理、临床表现、X 线诊断（腺瘘、管瘘）；

②唾液腺良性肥大的临床表现及 X 线诊断。

（3）了解：

①唾液腺造影技术的适应证、禁忌证、拍片种类及选择、正常造影 X 线表现；

②唾液腺肿瘤的 B 超表现；

③唾液腺结核的临床表现及 X 线诊断。

（二）实训内容

（1）唾液腺造影适应证及正常影像。

（2）唾液腺炎症的 X 线诊断。

①阻塞性唾液腺炎。

②复发性唾液腺炎：儿童复发性腮腺炎、成人复发性腮腺炎。

（3）唾液腺肿瘤的影像学诊断，包括：

①良性肿瘤 X 线诊断；

②恶性肿瘤 X 线诊断；

③低度恶性肿瘤 X 线诊断；

④唾液腺肿瘤的 B 超表现。

（4）舍格伦综合征的 X 线诊断。

（5）唾液腺瘘造影检查目的及 X 线诊断（腺瘘、管瘘）。

（6）唾液腺良性肥大 X 线诊断。

（三）实训器材

教学用放大观片灯、正常腮腺造影及下颌下腺造影教学片、唾液腺病变教学片。

（四）方法和步骤

1. 唾液腺造影正常 X 线表现

（1）腮腺造影侧位片。

（2）腮腺造影后前位片。

（3）下颌下腺造影侧位片。

2. 涎石病阳性涎石　用 X 线平片即可查出，显示为单个或多个密度高、卵圆形或柱状影像，大小可为数毫米至 2 cm 不等，沿导管解剖走行及方向排列，有的可见清晰的层状。阴性涎石需用水溶性造影剂进行造影检查，在造影片上显示圆形或卵圆形充盈缺损，其远心端导管扩张。若涎石完全阻塞导管，则见导管中断，或其末端呈分叉状。

3. 唾液腺瘘造影图像　如显示导管系统完整，造影剂自腺体部外溢，为腺瘘。管瘘是指造影剂自主导管上瘘口外溢，若其后方腺体不显影则为完全管瘘，若其后方腺体部分显影或正常显影，则为部分管瘘。

4. 唾液腺炎症

（1）慢性复发性腮腺炎。

（2）慢性阻塞性唾液腺炎。

5. 唾液腺肿瘤

1）唾液腺良性肿瘤的 X 线影像

（1）唾液腺造影改变：包括导管系统变化、腺泡变化。

（2）下颌骨改变：下颌骨后缘可被压迫吸收呈边缘整齐的凹陷；压迫侧面则升支或下颌角变薄。

2）唾液腺恶性肿瘤的 X 线影像：

（1）唾液腺造影改变：包括导管系统变化、腺泡变化、造影剂外溢。

（2）下颌骨改变：可表现为局部溶骨性破坏、骨膜致密增厚及骨质凹陷性压迫。

3）唾液腺肿瘤的 B 超表现：良性肿瘤多呈圆形或类圆形，边界清楚光滑，内部回声均匀；恶性肿瘤形态不规则，边界不清楚，内部回声高度不均匀，可见多数簇状强回声。

6. 舍格伦综合征 X 线表现

（1）腺体形态正常，排空功能差。

（2）唾液腺末梢导管扩张，典型表现如下。①主导管变粗呈腊肠状，有的边缘不整齐，呈羽毛状、花边样、葱皮状；但多数主导管可无改变。②腺体内分支导管数目减少、变细；末梢导管不同程度扩张。③向心性萎缩：在造影片上仅见主导管及某些分支导管，周缘腺体组织不显影。④肿瘤样改变：腺体内出现占位性病变改变，邻近的导管移位，似良性肿瘤改变。如有造影剂外溢，则似低度恶性肿瘤改变。当 X 线片表现为多处导管中断，并伴有不规则的腺泡充盈缺损时，则为恶性变的 X 线表现。

7. 唾液腺良性肥大　在唾液腺造影片上腺体外形多正常，但体积明显增大，排空功能稍差。

（五）思考题

（1）舍格伦综合征末梢导管扩张的造影表现有哪些特点？

（2）试述慢性复发性腮腺炎和慢性阻塞性腮腺炎的区别。

（六）实训报告与评定

1．评定内容

（1）学生对下颌下腺导管结石 X 线诊断的掌握程度。

（2）评定学生对慢性复发性腮腺炎 X 线诊断的掌握程度。

（3）评定学生对舍格伦综合征 X 线诊断的掌握程度。

2．实训报告

（1）根据图 4-31-1 所示的 X 线片描述下颌下腺导管结石阳性的 X 线表现。

（2）根据图 4-31-2 所示的 X 线片描述儿童复发性腮腺炎的 X 线表现。

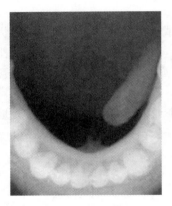 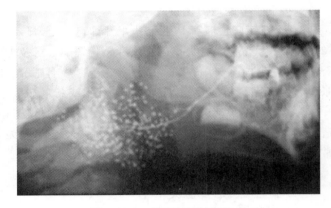

图 4-31-1　下颌下腺导管阳性结石　　　　图 4-31-2　儿童复发性腮腺炎

（3）根据图 4-31-3 所示的 X 线片描述舍格伦综合征的 X 线表现。

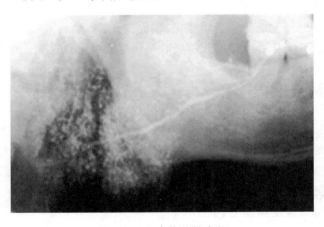

图 4-31-3　舍格伦综合征

学生姓名：　　　　　　　　　　评　　分：

班　　级：　　　　　　　　　　教师签名：

（刘　庆）

第五章　口腔修复学实训教程

口腔修复学是研究和采用符合人体生理的方法修复口腔牙列缺损和牙列缺失及颌面部各种缺损的一门学科,同时又是一门实践性很强的修复工艺学科。本实训教程以把修复理论与工艺制作有机结合为目标,融合口腔医学、材料学、医学美学等知识,系统介绍牙体、牙列缺损及牙列缺失后常见修复体的制作理论、方法和技能。通过学习和操作,使学生能掌握各类修复体的制作方法和要点。本章共安排了二十九个实训内容,134学时。

实训一　设备熟悉及使用(2学时)

(一)目的和要求

熟悉实习室内主要设备的操作及使用方法。

(二)实训内容

(1)仿头模的使用。

(2)手机的使用。

(三)实训器材

仿头模、高速涡轮手机、低速直手机、低速弯手机及各种钻针、磨头。

(四)方法与步骤

仿头模包括电源总开关、动力开关(脚闸)、给排水系统、三用枪、吸唾器。

了解三种手机的接口及装卸方法,配套钻针的形态特点以及装卸方法。

钻针由头、颈、柄三部分组成(图5-1-1):头为各种不同类型的工作端,经由颈部与柄相连,柄为钻针装在手机上的部位,接受动力使钻针转动。不同手机使用的钻针,其柄部的直径和长度不同。

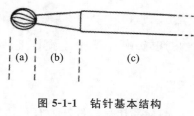

图 5-1-1　钻针基本结构

(a)头　(b)颈　(c)柄

(1)低速直手机磨头钻:针柄为直径2.35 mm的圆柱状(图5-1-2(a)),根据工作端外形、组成材料等可以分为长柄金刚砂磨头、长柄钢磨头、长柄带石针、长柄轴柄等。

(2)低速弯手机钻:针柄直径2.35 mm,末端形态经过特殊设计,特定的外形与机头成栓式相接(图 5-1-2(b))。

（3）高速涡轮手机钻针:钻针柄为直径 1.6 mm 左右的圆柱状(图 5-1-2(c)),头部工作端除形状不同外,还有金刚砂磨料的粒度区别,靠颈部不同的染色带区分,有绿、蓝、红、黄四色,代表的粒度由粗到细,粒度粗者磨削效率高,但形成的表面粗糙度也高;带有黄色颈环的金刚砂钻针常用于预备体或充填体的表面磨光。

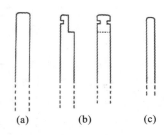

图 5-1-2　不同钻针的车针柄
(a)低速直手机魔头钻　(b)低速弯手机钻　(c)高速涡轮手机钻针

（4）仿头模的动作控制:腰背部动作;颈部动作;颞下颌关节动作。

（五）注意事项

根据仿头模系统的要求,模型底面还需要放置金属片(固位用),并制作定位槽(防止旋转)。

（六）思考题

在仿头模上操作时,如何保证高速涡轮手机稳定地运行?

实训二　有牙殆印模制取和灌注模型(6 学时)

（一）目的和要求

（1）掌握印模制取的方法和步骤。

（2）掌握工作模型的灌注方法和步骤。

（3）熟悉石膏的调拌技术。

（二）实训内容

（1）印模制取。

（2）灌注工作模型。

（三）实训器材

全牙列托盘、石膏调拌刀、橡皮调碗、硬石膏、真空搅拌机、模型振荡器、蜡刀、模型打磨机。

（四）方法与步骤

1. 印模制取

（1）选择托盘　选择一副合适的局部托盘。最好为有孔托盘,若为无孔托盘,边缘要加蜡或用胶布加厚托盘边缘,防止印模与托盘分离。要求托盘的近中和远中必须盖过 2～3 颗邻牙,托盘与牙列的唇、舌、殆(切)缘应有 3～4 mm 的范围,以容纳印模材料。

（2）取上颌印模(非工作印模)按糊剂与胶结剂 3∶1 的比例取藻酸钠弹性印模材料糊剂加入胶结剂,在 1 min 之内调拌均匀。放入上颌托盘。操作者位于仿头模的右后方,用口镜或

Note

直接用手拉开左侧口角,右手将托盘引入口腔,使托盘与上颌牙列对正并使其就位,固定2 min左右,印模材料凝固后即可取出备用。

(3)取下颌印模(工作印模)调拌印模材料的方法同上。将调拌均匀的印模材料放入下颌托盘,操作者位于仿头模的右前方,用左手拉开右侧口角,右手将托盘引入口腔,使托盘与下颌牙列对正,轻压就位,固定2 min左右,印模材料凝固后取出备用。

2. 灌注模型

(1)检查印模 灌注模型前,仔细检查印模,观察是否清晰,有无缺损和气泡,有无与托盘分离的现象。若不符合要求,需重新制取印模,满意后用清水冲去唾液,并用干棉球吸去表面水分。

(2)灌注石膏 按50 mL水:100g石膏的比例调拌石膏(水正好把石膏浸没),在1 min内单方向快速调拌均匀,振动橡皮碗排出气泡。将调好的石膏,从印模的一侧灌入并轻轻振动,以便排出气泡,石膏灌注至牙颈线上3~4 mm,最后加一层约为15 mm厚的石膏作为工作模底座,即完成了灌模。

3. 修整模型 灌注石膏后静置30 min,待石膏凝固后,将模型从印模中脱出备用。用模型打磨机将模型底面及边缘修平滑,在模型的底面上用铅笔写好学生的姓名。

(五)注意事项

(1)必须在石膏发热期过后再分离阴模和石膏模型。

(2)分离阴模和石膏模型时应该小心谨慎,防止损坏石膏模型。

(六)思考题

印模制取模型灌注的步骤及要求有哪些?

(七)实训报告与评定

(1)书写实训报告。

(2)评定模型质量。

实训三 铸造金属全冠牙体预备(4学时)

(一)目的和要求

(1)熟悉金属全冠有关理论。

(2)掌握后牙铸造金属全冠牙体预备的方法和步骤。

(3)掌握用藻酸盐印模材料取模的方法。

(二)实训内容

(1)制作硅橡胶备牙导板。

(2)对工作模型上的人工牙(左上颌第一磨牙)进行铸造金属全冠牙体的预备。

(3)用藻酸盐印模材料取模,超硬石膏灌模型。

(三)实训器材

仿头模、工作模型、口腔检查器械盘(口镜、镊子、牙科探针)、高速涡轮手机、涡轮钻针、硅橡胶印模材料、手术刀、上下颌托盘、肥皂液、藻酸盐印模材料、红蜡片、酒精灯、超硬石膏、石膏调刀、橡皮调碗、模型振荡器、石膏剪刀、蜡刀、模型打磨机。

（四）方法与步骤

1. 操作前准备

（1）固定模型　将模型固定于仿头模上。

（2）调整仿头模　调整仿头模为开口位，下颌与操作者肘部相平，使下颌𬌗平面与水平面平行。

2. 制作正中矢状面预备硅橡胶导板　按硅橡胶产品使用说明，按比例将硅橡胶的膏剂与催化剂混合揉搓。充分混合后，将适量面团样硅橡胶覆盖预备牙和近远中至少各一颗邻牙，同时要求硅橡胶至少覆盖上述牙的颈缘以下 5 mm，待硅橡胶凝固后取下，用手术刀沿预备牙正中矢状面切开形成硅橡胶导板，用于检测预备量和预备牙形态。

3. 牙体预备　预备前应掌握铸造金属全冠的预备量（图 5-3-1）。

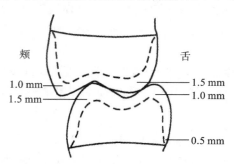

图 5-3-1　后牙铸造全冠预备量要求

1）𬌗面磨除　用短粗的钻针（如 TF-S23 钻针）。

（1）预备深度指示沟（图 5-3-2（a））　沿𬌗面沟、嵴等外形转折处形成一定深度的指示沟，指示沟的深度在功能尖为略小于 1.5 mm，在非功能尖为略小于 1.0 mm（留下少量后期修整的量）。

（2）𬌗面牙体组织的磨除（图 5-3-2（b））　磨除指示沟间的牙体组织。分两步进行：首先磨除𬌗面的近中或远中一半，保留另一半作为对照，然后磨除另一半牙体组织。

（3）制备功能尖斜面（图 5-3-3）　用涡轮钻针沿功能尖的外斜面磨除一定厚度的牙体组织，形成一宽约 1.5 mm 的斜面。功能尖斜面与牙体长轴大致成 45°角。

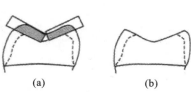
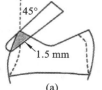
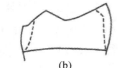

图 5-3-2　𬌗面预备

（a）制备𬌗面深度指示沟　（b）𬌗面预备完成后

图 5-3-3　功能尖斜面的预备

（a）钻针的放置　（b）功能尖斜面预备完成

（4）𬌗面预备间隙检查的方法　①目测法：肉眼观察。②咬蜡片法：红蜡片烤软后置于预备牙𬌗面上，作正中及非正中咬合，蜡片冷却后取出，蜡片的厚度即为𬌗面预备间隙。③硅橡胶导板法：硅橡胶导板在模型上或患者口内就位，导板与预备牙𬌗面间的空间即为预备间隙。

2）轴面磨除

（1）预备轴面定位沟（图 5-3-4）　用工作端直径约 1.0 mm 的中粗圆头长钻针制备。定位沟与设计的全冠就位道平行，通常与牙体长轴平行。定位沟的深度为金刚砂钻针圆头的一半进入牙体组织，其龈端形成 0.5 mm 宽、位于龈上 0.5～1 mm 的无角肩台形状，定位沟确定了全冠的就位道和各轴壁预备的方向以及大致磨除量。

（2）颊舌面的磨除　磨除定位沟之间的牙体组织，同时在龈端形成 0.5 mm 宽、位于龈上 1 mm 的无角肩台。先磨除颊或舌面的一半，以另一半牙体组织作为参考，然后磨除另一半。越过轴角的部分尽量向接触区扩展以减小接触区的宽度。

（3）邻面的磨除　先选用一细针状金刚砂钻针置于预备牙邻面接触点以内，用上下拉锯动作沿颊舌方向慢慢通过邻面，注意磨削面的龈缘保持在接触区的龈方，以确保将患牙和邻牙的硬组织完全分离。在通过邻面时，钻针与邻牙之间尽量保存一薄层预备牙的釉质，以确保邻牙牙釉质不受损伤。接触区打开后继续扩大预备空间，磨出足够的空间后，再用前面所用的中粗圆头钻针修整邻面，形成 0.5 mm 宽、位于龈上的邻面无角肩台边缘，并与颊舌面边缘相连续。

3）边缘修整、精修完成　用中粗圆头钻针（如 TR-13 钻针）或更粗的圆头钻针修整，如可能，采用相应外形的磨光钻针对预备体表面进行光滑处理，最终形成位于龈上 0.5～1 mm，宽为 0.5 mm 清晰光滑的无角肩台（图 5-3-5），用探针尖端探查可以感到明显的防止探针向下滑的阻力。同时，修整各线角使之圆钝。

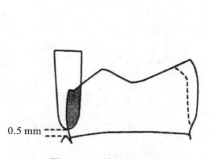

图 5-3-4　轴面定位沟

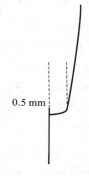

图 5-3-5　无角肩台

4）用硅橡胶导板检查磨除量　硅橡胶导板与预备体间的空间即为牙体磨除的量，也是将来修复体占据的空间。发现预备不足的地方要重新调整。

4. 藻酸盐印模材料取印模

（1）用肥皂液将预备体石膏模型彻底浸透。

（2）选择合适的托盘（tray），用于固定修复的托盘应满足以下要求。

①托盘宽度较牙弓宽，距离牙列唇颊、舌面各 2～3 mm。

②托盘长度应该覆盖全部牙列。

③托盘高度应确保覆盖预备牙颈缘。

（3）按照藻酸盐粉液比要求调拌印模材料，将调拌好的印模材料置于托盘内，同时术者用手指将少量印模材料抹在预备体周围（防止预备体周围形成印模缺少、缺陷等）和后牙𬌗面，防止𬌗面部位印模出现气泡，然后由术者将盛满印模材料的托盘就位于预备模型上制取印模，待印模凝固后取下印模，检查是否合格。

（4）成功印模的标准：

①预备体各轴面、𬌗面、边缘清晰，无气泡等缺陷。

②预备体邻近牙、邻近牙槽骨等周围组织的印模清晰，无气泡等缺陷。

③预备体邻近牙、邻近牙槽骨等周围组织的印模必须有足够的深度。一般要求预备体和余牙颈缘以上印模有 5 mm 左右的深度，以使所灌注的模型在预备体边缘及余牙颈缘下人造石至少有 10 mm 厚，从而保证代型和工作模型的强度。

Note

④整个牙列𬌗面的印模必须清晰,无气泡、缺损等缺陷,保证模型咬合时的精确,印模牙槽骨部分整体也须有一定的深度,保证模型的强度。

⑤印模完整,印模材料与托盘不脱离。

5. 超硬石膏灌模型

(1)严格按照水粉比调和石膏,最好采用真空搅拌。

(2)由印模的一端开始添加搅拌好的模型材料,通过振荡使模型材料向另一端缓慢移动以排出空气,分次少量添加模型材料、振荡直至覆盖全部𬌗面。

(3)继续添加模型材料至模型有足够厚度,修整外形。

(4)石膏发热期过,完全固化后分离模型和印模。

6. 检查超硬石膏模型

(1)预备体模型完整无缺陷,边缘线清晰锐利。

(2)邻牙模型:与预备体相对应的邻面应该完整无缺陷。

(3)其余牙模型:后牙𬌗面完整无缺陷,如有石膏瘤,经修整后应该不影响上下颌模型的咬合关系。

(4)模型在牙颈缘下的厚度足够,至少10 mm。

(五)注意事项

(1)牙体预备时患者(仿头模)椅位、术者体位正确。

(2)预备过程中一定要有支点。

(3)取印模前将模型充分湿润以利于分离。

(4)取印模时应该选择大小合适的托盘。

(六)思考题

(1)后牙金属全冠修复体需要的空间是多少?

(2)如何减少印模或模型出现气泡?

(七)实训报告与评定

(1)书写实训报告。

(2)评定预备体质量、印模质量、模型质量。

实训四　铸造金属全冠修整模型、插钉、灌底座模型(2 学时)

(一)目的和要求

掌握后牙铸造金属全冠可卸石膏代型的制作方法和步骤。

(二)实训内容

修整模型、插钉、灌底座模型。

(三)实训器材

工作模型、模型打磨机、标记笔、代型钉打孔机、代型钉、502 胶水、手术刀柄、尖刀片、慢速直手机、长柄钨钢梨形(菠萝样)磨头、长柄球钻、凡士林、硬石膏、模型底座橡皮托、石膏调刀、橡皮调碗、模型振荡器。

(四)方法与步骤

1. 修整模型　将模型底面修平,沿牙弓走行将模型修为鞍形(图 5-4-1)。修整后模型底

Note

面距预备体龈缘至少 10 mm(图 5-4-2)。

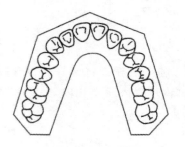

图 5-4-1　模型修整为马鞍形

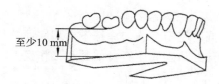

图 5-4-2　模型休整后画线作打孔标记

2. 插代型钉

1)模型底面打孔　应在模型干透后进行(模型灌注完成 24 h 后)。

(1)在模型底面做打孔标记:在基牙与代型、基牙代型与邻牙之间沿基牙牙体长轴的方向画线,线的走行应避开预备体边缘线,唇颊及舌侧均画线,直至底面。在预备体的正下方中央部位及预备体近远中方向 1～2 颗邻牙做一个打孔标记,并在模型另一侧做标记(图 5-4-3)。

(2)专用打孔机在模型底面打孔、试插代型钉:按标记打孔,注意打孔深度应一致,并在打好的孔内试插代型钉,应能无障碍插入,且插入深度一致,模型在代型钉的支撑下可以在桌面上保持平稳(图 5-4-4)。

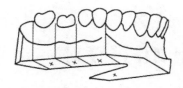

图 5-4-3　模型底面距预备体龈缘至少 10 mm

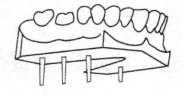

图 5-4-4　代型钉支撑模型

2)用 502 胶水将代型钉固定在模型底面

(1)代型钉的固位端在 502 胶水里蘸过后插入孔内,确认完全就位后保持钉与模型底面垂直,至 502 胶硬固。

(2)固定完成后检查模型底面,将多余的 502 胶用手术刀片去除。

3. 做定位槽　模型底面做定位槽,注意避免形成倒凹。

(1)无代型钉的区域在底面中央部位沿牙弓弧度用钨钢磨头磨出定位槽。

(2)有代型钉的区域,在代型钉间及代型钉的颊舌向用球钻做较浅的定位槽,注意定位槽距代型钉至少 2 mm,颊舌向的定位槽应该达到底面边缘(图 5-4-5)。

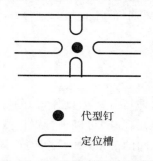

● 代型钉

定位槽

图 5-4-5　模型底面代型钉定位槽

4. 灌注模型底座

(1) 模型底面清理干净后均匀涂上一薄层凡士林作为分离剂。

(2) 所有代型钉的末端放置一个小蜡球。

(3) 选择与工作模型大小合适的模型底座橡皮托。

(4) 按照水粉比调和底座石膏(颜色与工作模型不同以便于分辨),将调好的石膏放满橡皮托,同时将石膏均匀涂抹于模型底面及代型钉周围后,将模型置入橡皮托内,去除多余的底座石膏,并清理底座石膏使其和工作模型间的界线清晰易见。

(五) 注意事项

(1) 工作模型完全干燥后方可进行打孔操作。

(2) 预备体的代型钉必须位于其正下方的中央部位。

(3) 模型底面做定位槽时注意避免形成倒凹。

(六) 思考题

(1) 如何防止做定位槽时形成倒凹。

(2) 蜡型制作中采用可卸石膏代型的优点。

(七) 实训报告与评定

(1) 书写实训报告。

(2) 评定模型修整后的情况、代型钉的就位情况、模型底座的完成情况。

实训五　铸造金属全冠蜡型制作(4 学时)

(一) 目的和要求

(1) 掌握后牙铸造金属全冠可卸石膏代型的制作方法和步骤。

(2) 掌握后牙铸造金属全冠蜡型的制作方法和步骤。

(二) 实训内容

(1) 制作可卸石膏代型。

(2) 制作全冠蜡型。

(三) 实训器材

工作模型、手术刀柄、尖刀片、标记笔、小锯、小锤、慢速直手机、长柄钨钢梨形(菠萝样)磨头、长柄球钻、间隙剂(指甲油)、分离剂(液体石蜡)、嵌体蜡条、蜡线、滴蜡器、咬合纸、蜡刀、酒精灯、火柴。

(四) 方法与步骤

1. 锯代型

(1) 底座石膏(人造石)硬化后即可分离橡皮托,刮除底座石膏上的蜡球以暴露代型钉末端(图 5-5-1),待整个模型完全干燥后(24h)可以进行锯代型的操作。

(2) 检查原有的线和代型钉之间的关系,如两者平行,则可进入下一步;否则需重新画线,在基牙代型与代型、基牙代型与邻牙之间沿基牙牙体长轴或代型钉的方向画线,线的走行应避开预备体边缘线,唇颊及舌侧均画,以指示锯的位置和方向(图 5-5-2)。

(3) 用细锯条顺画线方向和位置将基牙代型与邻牙分割开。基牙代型与邻牙全部分离

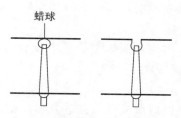

图 5-5-1　暴露代型钉末端

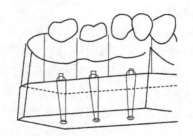

图 5-5-2　画线指示锯的位置和方向

后,用器械柄(口镜柄)轻敲代型钉底端,将代型从模型中取出(图 5-5-3)。

2. 修整代型

(1) 用梨形或菠萝形钨钢钻修整代型根部,距终止线 0.5～1 mm。

(2) 用球钻修整龈缘处石膏,暴露终止线(如为龈下边缘)。

(3) 用尖头手术刀完成对终止线的修整。

(4) 平整终止线以下的代型根面部分,使其表面光滑。代型根面部分形态应近似天然牙(图 5-5-4),过短会影响雕刻刀的运动。代型近终止线处不能倒凹过大,倒凹过大会造成蜡型颈缘过突,不利于全冠的清洁。

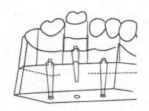

图 5-5-3　从模型中取出代型

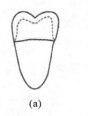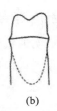

(a)　　　　　(b)

图 5-5-4　代型修整完成

(a) 天然牙根面形态　(b) 正确的代型根面形态

(5) 代型修整完成后用红笔标出终止线(图 5-5-5)。

3. 涂间隙剂

(1) 修整后的代型表面涂一层硬化剂(502 胶),以防止蜡型制作中损伤模型。

(2) 代型上要涂间隙剂(指甲油)以预留出粘固剂的空间。间隙剂厚度为 20～40 μm,均匀涂抹于距终止线殆向 0.5～1 mm 以上的代型表面(图 5-5-6)。

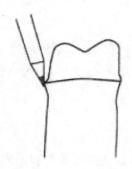

图 5-5-5　标出终止线

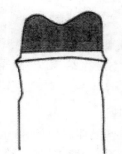

图 5-5-6　间隙剂涂布范围

4. 涂分离剂　在石膏代型上涂分离剂(或将代型浸入液体石蜡),防止蜡型与代型相粘连。蜡型制作过程中若表面干燥,可再涂一层,多余分离剂用气枪小心吹去。

Note

145

5. 制作蜡型

(1) 取一小块嵌体蜡在酒精灯上烤软后,由𬌗面开始向轴面按压使其与牙面贴合,再用蜡刀雕刻出轴面外形,并将代型放回模型复位,校正邻接关系。

(2) 雕刻𬌗面形态　先用蜡刀烧热后将𬌗面蜡软化,再用对颌模型作正中咬合,以确定𬌗面高度及咬合关系。然后用蜡刀根据咬合关系雕刻出正常的解剖形态。

(3) 检查蜡型　取下蜡型检查组织面是否清晰完整。

(4) 完成蜡型　蜡型经修整,表面应光滑完整,用小棉球蘸液体石蜡轻擦𬌗面沟窝处,注意不要损伤蜡型。用纱布卷一端蘸液体石蜡擦蜡型轴面,再用干的另一端擦干,直至形成光滑表面。擦去蜡型上所有残留的液体石蜡,至此全冠蜡型完成。

(五) 注意事项

(1) 锯代型时注意保持基牙与邻牙模型的完整。

(2) 蜡型制作过程中注意控制滴蜡器温度,支点要稳;勿使用锐利工具,以免损伤石膏代型。

(六) 思考题

(1) 可卸石膏代型的制作过程中应该注意什么问题?

(2) 如何确保全冠蜡型边缘与石膏代型终止线间的密合?

(七) 实训报告与评定

(1) 书写实训报告。

(2) 评定锯代型的完成情况、代型修整完成情况。

实训六　铸造金属全冠包埋、铸造(2 学时)

(一) 目的和要求

了解蜡型包埋、铸造的过程。

(二) 实训内容

蜡型的包埋和铸造。

(三) 实训器材

工作模型、铸圈、铸造座、蜡线、红蜡片、滴蜡器、蜡刀、酒精灯、火柴、蜡清洗剂、包埋材料、包埋液、真空搅拌器、调刀、茂福炉、高频离心铸造机、坩埚、铸造合金。

(四) 方法与步骤

1. 包埋

(1) 按修复体的种类、数量选择相应大小的铸圈,铸造座(或成型座)。

(2) 铸道一般安放在全冠的牙尖处(通常为蜡型最厚处),最佳位置是非功能尖(如下颌磨牙舌尖),这样可减少破坏精细雕刻的𬌗面外形和咬合接触,从而减少铸造完成后全冠的打磨、调改。铸道方向一般朝向对角线方向的颈缘(如铸道插在下颌磨牙的近中舌尖,则整个铸道大致指向远中颊轴角的颈缘处),即铸道大致与各相连轴面、𬌗面成135°角(图5-6-1)。因为该对角线方向路径最长,铸道指向这个方向可以减少该处颈缘的铸造缺陷。另外,要避免铸道与蜡型形成直角连接,否则熔融金属流动不畅容易形成缺损区,同时直角相接处的包埋材料也容易

Note

受冲击脱落而进入铸件形成砂孔等缺陷。单冠的铸道直径 2.5 mm，在距蜡型 1.5～2 mm 处安放一个直径 4 mm 的储金球（一般处于热力中心区）（图 5-6-2）。储金球最后凝固可以补偿铸件金属固化过程中的收缩，否则铸件易形成缩孔。铸道和铸件连接处还应圆滑，以防铸造缺陷。

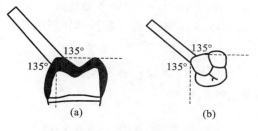

图 5-6-1　铸道与各轴面成 135°角

（a）轴面观　（b）𬌗面观

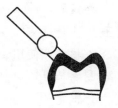

图 5-6-2　储金球

（3）在铸圈内侧距铸圈两端各 5 mm 处放置薄蜡片作为内衬，以利于包埋材料膨胀，方便开圈，增加透气性。

（4）蜡型应放置于距铸圈底面 5～6 mm 处，保证铸圈底部有足够厚度和强度，防止铸造离心力使熔融金属穿出，同时也保证了蜡型离开热力中心区（图 5-6-3）。

（5）包埋多个蜡型时，应该让它们呈花瓣样散开，避开中央热力区，边缘距离铸圈周边约 5 mm，同时使储金球处于热力中心区（图 5-6-4）。

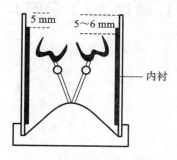

图 5-6-3　铸圈、蜡型示意图

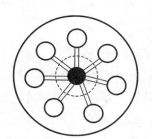

图 5-6-4　蜡型较多时呈花瓣样排列

（6）包埋过程

①用蜡清洗剂清洗蜡型。

②将铸圈固定在安放好蜡型的铸造座上。

③按规定的粉液比取一定量的包埋材料粉剂和包埋液（应该注意温度对包埋材料的影响，夏季高温时需对包埋液进行降温处理）。

④包埋材料置于真空搅拌器中，调刀稍微搅拌后用机器搅拌 1 min。

⑤将铸圈放在振荡器上，用小器械或小毛刷蘸少量包埋材料沿冠内壁将蜡型内腔填满。然后沿铸圈内壁均匀缓慢地注入包埋材料。当包埋材料达蜡型𬌗面水平时，注入速度应减缓，可同时旋转铸圈以减少蜡型𬌗面部分产生气泡的可能，蜡型全部埋没后可加快速度，至注满为止。

⑥包埋后铸件放于平稳处，包理材料完全凝固前避免移动。

2. 烧圈　根据包埋材料的使用说明进行。

（1）包埋材料凝固 1～2 h 后进行。

（2）铸圈口向下放于炉中，由室温加热，升温至 300 ℃，保持 30～60 min，使水分充分挥发，以保证加温均匀（磷酸盐包埋材料在 300 ℃ 会产生较大的膨胀）。然后升温至 850 ℃，保持 30～60 min。

3. 铸造 采用高频离心铸造机。

（1）调整铸造机配重动态平衡。

（2）检查坩埚有无裂纹。

（3）根据铸件蜡型的情况确定合金用量,将适量合金块置入坩埚。

（4）一旦合金完全熔化(此时的合金呈球形,中心明亮,无阴影)即开始铸造。

（5）熔铸后,铸圈口朝上放于安全处,室温自然冷却,以减少铸件脆性和体积收缩。

（五）注意事项

（1）严格按照使用说明使用包埋材料。

（2）科学估算铸造时的合金用量,防止浪费或铸造失败。

（六）思考题

（1）蜡型安插铸道时应该注意什么问题?

（2）蜡型包埋时应该注意什么问题?

（七）实训报告与评定

（1）书写实训报告。

（2）评定铸道的设置、包埋材料的应用。

实训七　铸造金属全冠试戴、打磨抛光(4 学时)

（一）目的和要求

（1）掌握铸造金属全冠的技工室试戴过程。

（2）掌握金属修复体的打磨、抛光程序。

（二）实训内容

（1）在模型上试戴金属全冠。

（2）对金属全冠进行打磨抛光。

（三）实训器材

石膏剪、小锤、喷砂机、慢速直手机、长柄轴柄、树脂切盘、高点指示剂、咬合纸、厚度测量尺、高速涡轮手机、钨钢裂钻、慢速直手机、长柄金刚砂磨头、长柄绿磨石磨头、圆形砂纸片、毡轮、抛光布轮、氧化铬抛光膏。

（四）方法与步骤

1. 开圈(示教) 用石膏剪夹住铸钮,用小锤轻敲铸钮底部以使包埋材脱落。冠内和窝沟处的少量包埋材料用喷砂机清理。

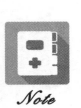

图 5-7-1　铸件切割

2. 切割分离铸件(示教) 利用树脂切盘将各铸件的铸道切断,注意切割点距该铸件尽量近,但不能伤及该铸件或其他铸件(图 5-7-1)。切盘使用过程中一定注意安全,防止误伤身体。

3. 金属全冠试戴

（1）检查铸件是否有铸造缺陷,如缩孔、砂眼、边缘铸造不全等。如果出现明显的上述缺陷一般需重新制作。

（2）检查全冠铸件组织面是否有瘤子、结节等。如有则先磨除,磨除时最好一次彻底磨除,因为结节的存在能帮助明确定位,一旦先磨除部分,过段时间回来磨除时,不容易确定调改范围。

(3)从工作模型上取下代型,将铸件往代型上试戴。如果预备体和铸件均合格,一般轻轻用力就可将铸件戴入就位,取出时也可感受到摩擦力的存在。试戴时,如果不能顺利就位,不能强行用力就位,最好用高点指示剂(也可用咬合纸进行试戴)喷洒到冠的内面,再将它往代型上试戴,逐一试出阻碍点或高点,调改后逐渐就位。

(4)检查全冠在代型上就位、固位和稳定性如何。就位主要通过边缘是否密合来判断,如果以前的标记已经模糊,则将代型的边缘终止线进一步用红笔标记,观察边缘是否密合,是否过长、过短、过窄或过宽(图 5-7-2)。边缘过长或过宽可以通过仔细调磨达到要求(图 5-7-3),若边缘过短或过窄,则须返工重新制作。

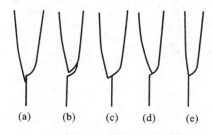

图 5-7-2　边缘状态
(a)过长　(b)过短　(c)过宽　(d)过窄　(e)密合

图 5-7-3　可以调改的边缘
(a)过宽边缘的调改　(b)过长边缘的调改

(5)接触区调改:近远中分别调改,顺序可以颠倒。一般先试冠近中接触区:将代型完全就位,并将代型远中的局部牙列模型从整个工作模型上取出,用咬合纸逐步试出阻碍点,然后小心磨除——少量多次调磨,逐步消除阻碍点,直到冠在代型上完全就位。接触区与邻牙的接触在初步试戴时要求略紧一些,保留出最后精修、抛光的量。试好近中接触区后,将代型远中的局部牙列模型就位到主模型,再用同样的方法试远中接触区。接触区的调改还要注意接触区的形态、位置、范围等。

(6)调𬌗:

①调改铸道残留,注意不要损害全冠牙尖、轴面解剖外形结构。

②检查并调改正中𬌗、侧方𬌗(工作侧,非工作侧)、前伸𬌗的早接触点或咬合高点。

③调改前应当用厚度测量尺测量铸件需调磨部位的厚度,防止磨穿𬌗面。

(7)轴面外形修整:用金刚砂磨头或其他磨石修整轴面外形。

(8)𬌗面外形修整:用金刚砂磨头或其他磨石修整牙尖三角嵴外形及分布,用高速裂钻修整或形成窝沟点隙。注意随时用厚度测量尺测量𬌗面及窝沟的厚度,防止磨穿𬌗面。

4.精修和抛光

(1)精修和抛光时,所用磨具的粒度应该逐步由粗向细进行,否则不能获得光滑的磨光表面。

(2)用细的绿色带石针、磨锥将整个全冠外表面打磨,一定要消除所有明显的切割纹理和沟痕,使冠的表面呈一致的粗糙度。接触区的磨光不要用力,以免破坏接触。边缘的磨光最好在代型上进行,以防止边缘卷曲、内陷或变形(尤其对于贵金属全冠)。

(3)𬌗面的窝沟点隙用细头磨锥、磨尖进行修整、磨光,并用钢刷轮去除窝沟点隙内的污物。

(4)用细粒度砂纸片对各表面进行磨光。

(5)用橡皮砂轮、磨头对各面及𬌗面窝沟进行初步抛光。

(6)用毡轮或干抛光布轮蘸氧化铬抛光膏进行抛光。抛光后的表面要求呈镜面样外观,无任何细纹或刮痕。

5. 粘固（示教）

（1）将全冠清理干净后消毒，吹干备用。

（2）清理预备体表面后消毒，吹干备用。

（3）按要求调拌适量的粘固剂，涂在全冠的组织面上后将全冠在预备体上就位，应保持一定压力以确保修复体完全就位，直到粘固剂硬固。然后去除多余粘固剂，并再次检查咬合，必要时调殆。

（五）注意事项

（1）铸件试戴时避免用力过度，以免损伤代型表面。

（2）磨光操作中磨具的选择遵循由粗到细的顺序。

（六）思考题

（1）接触区调改时为什么要分近远中分别调改？

（2）代型上试戴合适的全冠临床上一定合适吗，为什么？

（七）实训报告与评定

（1）书写实训报告。

（2）评定全冠的精修抛光效果。

实训八　前牙烤瓷熔附金属全冠的制作（一）牙体预备、取印模和灌注模型（4学时）

（一）目的和要求

（1）掌握烤瓷熔附金属全冠牙体预备的方法和步骤。

（2）掌握用硅橡胶印模材料取模的方法。

（二）实训内容

（1）在仿头模上进行右上颌中切牙烤瓷熔附金属全冠的牙体预备。

（2）用硅橡胶印模材料取模，然后用超硬石膏灌注模型。

（三）实训器材

仿头模、实验牙列模型、涡轮机、高速涡轮手机、台式电动机、直手机、模型振荡器、器械盘、口镜、镊子、牙科探针、印模托盘、专用硅橡胶注射器、石膏调刀、橡皮碗、金刚砂车针、长柄倒锥砂石、长柄轮形砂石、长柄柱形砂石、硅橡胶印模材料、藻酸盐印模材料、超硬质石膏。

（四）方法和步骤

1. 牙体设计　设计右上颌中切牙为全瓷覆盖的烤瓷熔附金属全冠。

2. 牙体预备

（1）切斜面预备。

①用铅笔在离右上颌中切牙切缘 1.5～2 mm 处画一条水平标志线。

②用金刚砂车针在右上颌中切牙切缘中央磨一条深为 1.5～2 mm 的引导沟（图 5-8-1），然后沿着标志线向近中、远中磨去牙体组织。

③将切端磨成与牙体长轴成 45°角的舌斜面。

（2）邻面预备：用细尖的金刚砂车针轻靠右上颌中切牙邻面，并与牙长轴平行，以消除邻面倒凹，总切割量为 1.9～2.3 mm。预备后两邻面轴壁相互平行或向切端聚合 2°～5°。

（3）唇面预备（图 5-8-2）。

①用倒锥砂石沿右上颌中切牙唇侧龈缘磨一条深为 1.0 mm 的引导沟。

②用柱形金刚砂车针按唇面解剖外形均匀地磨除 1.2～1.5 mm 的牙体组织。

（4）舌面预备：按舌面解剖外形均匀地磨除 1.2～1.5 mm 的牙体组织。操作要求如下。

①用柱形金刚砂车针磨除舌隆突至龈缘处的牙体组织，并消除倒凹，磨除时车针应与牙体长轴保持平行。

②用轮形金刚砂车针磨除切端至舌隆突处的牙体组织。

（5）肩台预备：用裂钻或柱形金刚砂车针于龈下 0.5 mm 处将唇、邻、舌面牙颈部预备成宽度约为 1.0 mm 的 90°肩台，各部要连续一致。

（6）精修完成（图 5-8-3）。

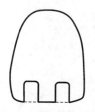

图 5-8-1　前牙切端预备

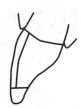

图 5-8-2　前牙唇面预备

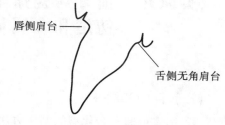

图 5-8-3　精修完成

①检查各预备面是否符合要求，如不符合，应予以修改。

②用磨光车针将各轴面及轴线角磨圆滑。

3. 取印模、灌注石膏模型

（1）取上颌印模（工作印模）及灌注模型。

①选择一合适的上颌印模托盘，范围应盖过上颌前牙及前磨牙，宽度距牙列 2～3 mm。如上下牙列骀面对合不良，应选全牙列托盘，取全牙列印模。

②按比例调和适量的硅橡胶印模材料，置于专用硅橡胶注射器内。

③对准预备牙环周注射硅橡胶印模材料，注意不能有气泡，然后注射终印模材料于个别托盘的预备牙部位后，立即将个别托盘置于仿头模口内复位取终印模，待材料凝固后取下，检查工作印模是否符合要求。工作印模的要求：印模完整，无损伤、无气泡、无变形；表面光滑，且清晰；印模材料与托盘不脱离。

④印模取出后，用自来水轻轻冲洗干净，去除印模表面浮水，然后立即调拌适量的超硬质石膏，借助模型振荡器，边振荡边注入石膏，石膏灌注至牙颈线上 3～4 mm，最后加一层厚度约为 15 mm 的超硬质石膏作为工作模底座，即完成灌模。

（2）取下颌印模（对颌印模）及灌注模型：选择一合适印模托盘，调拌适量的藻酸盐印模材料置于托盘上，然后取印模，待印模材料凝固后取下，要求印模中牙冠解剖形态清晰即可，然后调拌适量的普通石膏灌注模型。

4. 选牙色　在自然光条件下，根据邻牙的色泽用比色板来选择烤瓷修复体的颜色，并做好记录。

（五）注意事项

（1）如在活髓牙上进行牙体预备，应先进行局部麻醉，以减少患者的痛苦。

（2）在牙体预备中，支点要稳固，避免损伤牙龈及其他口腔组织；应采取间歇磨切手法，并

Note

用冷水喷雾降温；要随时做正中𬌗和非正中𬌗检查，防止磨除牙体组织过多或不足。

（3）预备后的牙体表面应光滑圆钝。

（4）在自然光条件下选牙色。

（六）思考题

（1）烤瓷熔附金属全冠的牙体预备时，为什么要预备肩台？

（2）烤瓷熔附金属全冠的适应证及禁忌证有哪些？

（七）实训报告与评定

（1）书写实训报告。

（2）评定学生对牙体预备、取印模和灌模的基本操作技能的掌握情况。

实训九　前牙烤瓷熔附金属全冠的制作（二）蜡型形成、铸造和金属基底冠试合（6 学时）

（一）目的和要求

（1）掌握可卸石膏代型的制作方法和步骤。

（2）熟悉金属基底冠蜡型制作的方法和步骤。

（3）熟悉前牙烤瓷熔附金属全冠金属基底冠试合要求。

（二）实训内容

（1）制作可卸石膏代型。

（2）采用间接法制作金属基底冠蜡型。

（3）试合金属基底冠。

（三）实训器材

模型修整器、台式电动机、直手机、石膏调刀、橡皮碗、石膏锯、蜡刀、酒精灯、喷灯、小弯卡尺、去冠器、比色板、粘固粉调刀、铅笔、金属固位钉、回形针、发夹、大头针、长柄球钻、红蜡片、煅石膏、干棉球、液体石蜡、薄蜡片、铸道（蜡条或金属丝）、烤瓷合金、夹石针、砂片、长柄轮形砂石、纸砂片、75％酒精溶液。

（四）方法和步骤

1. 可卸石膏代型的制作

（1）工作模石膏凝固后脱模，然后在模型修整器上磨平模型底座，使其与𬌗平面平行，模型的唇、舌侧石膏也适当修去部分。

（2）用铅笔在石膏模型预备牙的唇面、舌面，沿牙长轴中线向石膏模型的基底部各画一条线，并延伸至基底面，取两条线间的中点，用小球钻在此点上钻一小孔，方向与牙长轴一致，深度约为 5 mm，然后用金属固位钉螺纹端蘸适量粘固剂以垂直于石膏基底面的方向插入小孔内粘固。

（3）在预备牙的近远中邻牙相对应的石膏模型基底面上磨 2～3 条沟，埋入半个固位圈，并用粘固剂粘固。

（4）在金属固位钉颊舌侧的石膏基底面上用球钻磨出复位标记。

（5）在预备牙相对应的石膏基底面上涂分离剂，然后在金属固位钉末端粘一个直径约为

4 mm的小蜡球。

（6）用红蜡片将石膏基底面四周围上，调拌适量的石膏，灌入围模内，使石膏的底面与金属钉末端蜡球在同一平面上。

（7）待石膏凝固后，去除红蜡片。用厚度为0.2 mm的石膏锯，在预备牙与邻牙之间且与预备牙长轴平行方向锯开，锯至两层石膏的交界处为止。

（8）去除蜡球，用力推金属固位钉末端，使预备牙牙冠连同金属固位钉一起从模型上取下，然后按原位复回，即完成可卸石膏代型的制作。

2. 修整石膏代型

（1）用锐利的蜡刀将石膏代型的游离龈部位石膏修去，暴露龈沟底，然后用削尖的铅笔画出蜡型颈部边缘线。

（2）在离颈缘线0.5 mm以下，宽为3 mm的范围内，用大球钻修磨成凹面，这样视野较清楚，便于制作蜡型。

3. 制作金属基底冠蜡型

（1）取出石膏代型，在预备牙表面涂一薄层分离剂。

（2）将厚度为0.35～0.5 mm的薄蜡片均匀烤软，然后均匀地压贴在石膏代型预备牙的牙冠上，切除多余的蜡片。也可用浸蜡液法，即将石膏代型在蜡液中均匀涂覆一层。

（3）用熔蜡封闭蜡片对接处和颈缘部位。

（4）将石膏代型浸入冷水内使蜡硬固后取出，然后将蜡冠脱位，检查蜡冠边缘是否完整，如不完整，可复位加蜡直至符合要求。

（5）用喷灯使蜡型表面光滑。

（6）取一小段直径为0.5 mm的蜡条黏附于蜡冠舌面颈部处（夹持柄），即完成蜡型制作。

4. 安插铸道

（1）选择直径为2.5 mm的铸道蜡条一段，将其一端用蜡垂直地固定于蜡冠切端偏舌侧处（即切斜面处）。

（2）在距离蜡冠1.5～3 mm处加一个蜡球形成储金球（其直径应大于蜡型的最大厚度）。

（3）另取一段直径为2.5～4 mm的铸道蜡条，一端与蜡球相连，另一端垂直地插在铸造座上，并用蜡固定。

5. 包埋、铸造

同实训六。

6. 铸件处理

（1）铸件取出后，用喷砂机清除铸件表面的包埋料。

（2）切断铸道，磨平铸道残端。

（3）将金属基底冠戴入石膏代型预备牙上，检查就位情况，如不能就位，可磨去妨碍就位的部分。

（4）用卡尺测量金属基底冠各部分厚度，调磨过厚部位，使各部分厚度均匀，并保持厚度为0.3～0.5 mm。

7. 试戴

将金属基底冠戴入仿头模的预备牙上，检查边缘密合情况和固位状况。要求冠边缘密合而且固位良好。

（五）注意事项

（1）石膏锯锯条要薄，而且操作时锯线应与牙长轴平行，不要损伤预备牙及邻牙。

（2）金属基底冠蜡型表面应光滑圆钝，厚薄均匀一致。

Note

（3）如设计为部分瓷覆盖时，应在舌面蜡型上形成明显凹形的肩台，肩台位置应避开咬合接触部位。

（六）思考题

怎样制作金属基底冠蜡型？

（七）实训报告与评定

评定学生对可卸石膏代型、金属基底冠蜡型制作的基本操作技能掌握情况。

实训十　前牙烤瓷熔附金属全冠的制作（三）烤瓷（6 学时）

（一）目的和要求

（1）熟悉金属基底冠瓷结合面处理的方法。

（2）了解涂瓷的方法和步骤。

（3）了解烤瓷的全过程。

（二）实训内容

（1）对金属基底冠瓷结合面进行粗化处理、排气和预氧化。

（2）在金属基底冠上涂瓷、熔附。

（3）烤瓷熔附金属全冠试戴和粘固。

（三）实训器材

喷砂机、超声波清洗器、真空烤瓷炉、去冠器、氧化铝砂石、80 目石英砂、各种瓷粉、涂瓷工具、吸水纸等。

（四）方法和步骤

1. 对金属基底冠瓷结合面的处理

（1）粗化处理。

①将试戴合适的金属基底冠用水洗净、吹干。

②用氧化铝砂石按一个方向磨粗金属基底冠表面。

③用喷砂机在 $(2\sim4)\times10^5$ Pa 压力下，以 80 目石英砂对金属基底冠表面进行喷砂，清除表面附着物，并形成微观的粗化面。

④放入超声波清洁器内用蒸馏水超声清洁 5 min。

（2）排气和预氧化。

①将金属基底冠放在烤瓷炉的烘烤盘支架上，并在烤瓷炉门前充分干燥。

②把金属基底冠送入炉内，升温至高于烤瓷熔点 4 ℃左右的温度，并保持 3～5 min，然后升温至 1000 ℃，抽真空 10.1 kPa 后放气。

③在空气中预氧化 5 min 后，取出冷却。

2. 涂瓷及熔附

（1）涂遮色瓷（图 5-10-1）。

①用止血钳夹住夹持柄，然后用小毛笔将遮色瓷均匀地涂布在金属基底冠表面，厚度约为 0.2 mm。

②将涂有不透明层瓷粉的金属基底冠放在烘盘支架上，在烤瓷炉门口充分干燥。

③放入真空烤瓷炉内烧结（根据烤瓷炉及瓷粉的操作说明来调节程序），完成后取出，在室

温下冷却。

④检查遮色效果,如欠佳可重复一次上述操作步骤,但遮色瓷厚度不得超过 0.2 mm。

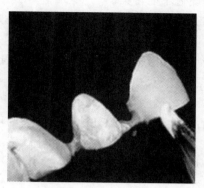

图 5-10-1　涂遮色瓷

(2) 涂体层和切端层瓷。

①将熔附有遮色瓷的金属基底冠戴在石膏代型上。

②将体层瓷粉置于玻璃板上,用专用液调成能用毛笔挑起并能堆放到金属基底冠表面的稠度。

③用毛笔铺瓷浆,先从颈部开始,逐层进行,操作过程中随时用振动法使水分溢出,并用吸水纸吸去。铺体层瓷后,其外形比实际牙冠外形大 20%～30%。

④据同名牙的解剖形态,雕刻其外形。先用手术刀片在唇面体层瓷 1/2～1/3 处开切,切向切端方向形成一个斜面(切除厚度从龈端向切端逐渐增厚),在唇侧相当于发育沟的部位形成 2～3 个纵向凹槽,使切端形成指状突起,在唇面近远中 1/3 处切向邻面也形成斜面,然后取适量的切端瓷粉调成瓷浆,铺在上述斜面上,并轻轻振动、吸水,再用小毛笔刷出唇面解剖外形。最后用手术刀片在体层瓷的切端舌侧切出一小斜面(切除厚度自切端向龈端逐渐变薄),调和适量的切端层瓷粉使成瓷浆,铺在斜面上,并轻轻振动、吸水,然后用小毛笔刷出解剖外形。

⑤将石膏代型连同涂有体层和切端层等瓷粉的金属基底冠一起从模型上取下,在邻面加上适量的瓷浆以补偿烧结时的收缩。

⑥轻轻振动、吸水,用湿毛笔清洁金属基底冠内部,然后从石膏代型上取下金属基底冠小心放在烘烤盘支架上,并移至真空烤瓷炉炉膛旁边充分干燥。

⑦放入真空烤瓷炉烧结(依烤瓷炉及瓷粉的操作说明来调节程序)。

3. 试合、修整　烧结完成后,在室温下冷却,然后在预备牙上试合,进行外形、咬合关系和邻接关系的修整。

4. 染色、上釉

(1) 根据邻牙、同名牙色泽特征,可用烤瓷颜料进行染色,然后在冠的表面上均匀地涂一层透明的釉层瓷浆。

(2) 干燥后放在烘烤盘上送入真空烤瓷炉烧结(依烤瓷炉及瓷粉的操作说明来调节程序),然后在室温下冷却,即完成烤瓷的全过程。

5. 磨光　磨除舌面夹持柄,进行磨光。

6. 试戴、粘固　按常规进行烤瓷冠试戴、粘固。要求完成后的烤瓷冠应具备以下条件:

(1) 烤瓷冠解剖形态、色泽与同名牙对称,与邻牙协调。

(2) 固位良好。

(3) 边缘密合,长短合适。

(4) 有正常的邻接关系和咬合关系。

（五）注意事项

（1）经过清洗后的金属基底冠不能污染。

（2）在涂瓷时，要防止瓷粉以及涂瓷用品等受污染。另外还需随时振动，以排除气泡和水分。

（3）烧结前应充分干燥瓷层，另外还要注意清洁金属基底冠组织面内的杂质。

（4）烧结体瓷时，要防止振动烤瓷炉。

（5）烧结完成后，应在室温内缓慢冷却。

（6）烧结次数不宜过多，否则会影响色泽，还会增加瓷裂的可能性。

（7）用砂石磨改烤瓷冠时，应尽可能减少振动，并防止跌落。

（8）不能用硬性器材敲击烤瓷冠。

（六）思考题

（1）金属基底冠瓷结合面的处理的方法和目的是什么？

（2）对完成后的烤瓷冠有哪些要求？

（七）实训报告与评定

（1）书写实训报告。

（2）评定学生对烤瓷熔附金属全冠的制作结果。

实训十一　后牙邻𬌗金属嵌体的牙体预备（4学时）

（一）目的和要求

（1）掌握嵌体设计的基本原则。

（2）掌握后牙邻𬌗金属嵌体牙体预备的方法和步骤。

（二）实训内容

对工作模型上的人工牙（右下第一磨牙）进行邻𬌗金属嵌体的牙体预备。

（三）实训器材

仿头模、工作模型、口腔检查器（器械盘、口镜、镊子、牙科探针）、高速涡轮手机、涡轮钻针。

（四）方法与步骤

1. 设计　应用咬合纸仔细检查咬合接触点的位置，根据缺损大小和咬合接触点的位置，设计洞形的外形和扩展范围。

2. 𬌗面洞形的预备

（1）首先去净腐质，护髓垫底，填倒凹（有必要时）。

（2）预备𬌗面洞形，洞的深度为2～3 mm。洞形达到底平、壁直的要求，内线角圆钝。所有轴壁保持𬌗向外展2°～5°，与嵌体就位道一致。洞形由缺损处进行适当地预防性扩展，包括邻近的点隙、发育沟等，使洞缘位于健康的牙体组织内，并且离开咬合接触点1 mm。制备鸠尾固位型，防止水平脱位；鸠尾的峡部一般放在两个相对牙尖三角嵴之间，宽度至少为1.5 mm，一般不大于颊舌尖间距的1/2（图5-11-1）。

3. 邻面洞形的预备　先制备邻面箱状洞形，形成锥形。在预备时为了保护邻牙，在邻面洞形制备到接近邻牙时先保留一薄层釉质，然后打开邻面，用探针去除釉质薄层。再预备龈

Note

阶,修整完成两颊舌轴壁。制备过程中注意保护邻牙。

邻面箱状洞形的颊舌轴壁和龈阶应离开邻面接触点,位于自洁区。两颊舌轴壁可外展2°～5°,龈阶应底平,宽1.0 mm,与髓壁近垂直(殆向内聚6°)。邻面箱状洞形的三个轴壁和殆面洞形的三个轴壁应与就位道方向一致。

4. 最后精修完成 去除倒凹及无基釉,并在洞面角处预备成与洞壁成45°角的洞缘斜面,髓轴角也预备成45°角的斜面(图5-11-2)。

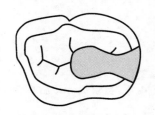

图 5-11-1 殆面鸠尾固位型

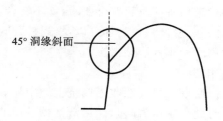

45°洞缘斜面——

图 5-11-2 洞缘斜面

（五）注意事项

（1）支点稳妥,注意保护颊、舌、牙龈等软组织。

（2）预备时注意保护邻牙。

（3）预备时采用间歇磨削的手法,避免产热而损伤牙髓。

（六）思考题

邻殆金属嵌体的洞形和充填的Ⅱ类洞洞形有什么不同？

（七）实训报告与评定

（1）书写实训报告。

（2）评定牙体预备的操作技能和预备体质量。

实训十二 前牙贴面牙体预备(4学时)

（一）目的和要求

（1）掌握烤瓷贴面牙体预备的方法和步骤。

（2）加深对烤瓷贴面理论的理解。

（二）实训内容

在仿头模的实验牙列模型上进行上颌中切牙贴面的牙体预备,然后用硅橡胶印模材料取模,用超硬质石膏灌注模型。

（三）实训器材

仿头模、实验牙列模型、涡轮机、涡轮手机、台式电动机、直手机、模型振荡器、器械盘、口镜、镊子、牙科探针、贴面牙体预备专用车针、铅笔、选牙色板、印模托盘、专用硅橡胶注射器、石膏调刀、橡皮碗等。

（四）方法与步骤

1. 牙体预备

（1）引导沟形成。

Note

①用铅笔在上颌中切牙唇面牙釉质的切端、中央、颈部各画一条标志线。

②用直径为 1 mm 的球状金刚砂车针沿着切端、中央、颈部标志线各磨出 0.7 mm、0.5 mm、0.3 mm 深的三条引导沟。

（2）边缘形成：用球状金刚砂车针，在邻面、颈部边缘处磨成光滑的浅凹形的外形。

（3）唇面预备：用金刚砂车针，沿引导沟从颈部至中央、中央至切端进行牙体预备。

（4）精修完成。

①检查预备面是否符合要求，如不符合，应予以修改。

②去除一些薄、锐的部分以及修整凹凸不平的部分。

③用磨光车针磨圆滑。

2. 排龈

隔湿后取二段牙龈收缩线绕上颌中切牙牙颈缘一周并压入龈沟内 2 min 后取出（仿头模上操作时此步骤可省略），然后清洁预备后的牙面。

3. 取印模、灌注石膏模型

（1）取上颌印模（工作印模）及灌注石膏模型。

①选择一合适的上颌印模全牙列托盘，范围应盖过上颌前牙及前磨牙，宽度距牙列 2~3 mm。

②调拌适量的硅橡胶初印模材料，置于托盘上进行初印模的制取，待印模材料凝固后取下，将预备牙部位的印模材料均匀地刮除少许，即完成个别托盘的制作。

③按比例调和适量的硅橡胶终印模材料，置于专用硅橡胶注射器内。

④对准仿头模内预备牙环周注射终印模材料，注意不能有气泡，然后注射终印模材料于个别托盘的预备牙部位，立即将个别托盘置于仿头模口内复位取终印模，待材料凝固后取下，检查工作印模是否符合要求。工作印模的要求：印模完整，无损伤、无气泡、无变形；表面光洁，且清晰；印模材料与托盘不脱离。

⑤印模取出后，用自来水轻轻冲洗干净，并在 2% 硫酸钾溶液中浸泡 5 min，以吸去印模表面浮水，然后立即调拌适量的超硬质石膏，借助模型振荡器，边振荡边注入石膏，石膏灌注至牙颈线上 3~4 mm，最后加一层厚度约为 15 mm 的超硬质石膏作为工作模底座，即完成灌模。

（2）取下颌印模及灌注模型：选择一合适印模托盘，调拌适量的藻酸盐印模材料置托盘上，然后取印模，待印模材料凝固后取下，要求印模中牙解剖形态清晰即可，最后调拌适量硬石膏灌注模型。

4. 比色

自然光下根据相邻及对颌牙齿选择颜色。

（五）注意事项

（1）牙体预备量应控制在釉质范围内，唇面预备要符合从颈部到切端贴面逐渐增厚的形态要求。

（2）如在活髓牙上进行牙体预备，而且患者恐惧，应先进行局部麻醉，以消除恐惧心理。

（3）如颈缘设计在龈下，牙体预备前应先进行牙龈压排。

（4）通常贴面修复牙体预备后可不进行暂时保护修复，但对有特别要求的患者可用白色自凝塑料行临时贴面修复，并用粘接性复合树脂粘接临时贴面。

（5）比色应在自然光条件下进行。

（六）思考题

（1）试述烤瓷贴面修复的适应证与禁忌证。

（2）试比较烤瓷贴面与烤瓷熔附金属全冠牙体预备有何异同点。

（3）贴面修复类型有哪几种？请列表比较各种贴面的优缺点。

（七）实训报告与评定

（1）书写实训报告。

（2）评定前牙贴面牙体预备、取印模及灌注石膏模型的基本操作技能。

实训十三 前牙纤维桩树脂核冠制作（8学时）

（一）目的和要求

（1）掌握用光固化树脂一次完成树脂核冠的方法。

（2）了解纤维桩树脂核冠的牙体预备方法。

（二）实训内容

在预备好的实验牙列模型上进行右上颌中切牙简易纤维桩树脂核冠的制作（光固化树脂一次法）。

（三）实训器材

台式电动机、技工打磨机、检查盘（口镜、镊子、探针）、各型车针、蜡刀、调拌杯、砂纸、咬合纸、气冲、玻璃调板、小木棒、扩大针、仿头模、装有天然牙上颌中切牙（经根管充填后）的石膏模型、各种型号的成品冠、纤维桩、成品树脂牙冠、自凝牙托水及粉、粘固剂、75％酒精溶液、干棉球、牙线、抛光粉等。

（四）方法与步骤

纤维桩冠是选用一种合适的成品纤维桩，插入根管内获得固位，并在其切端连一树脂冠的修复体。其制作过程分为三步，即牙体预备、纤维桩粘固和人工牙冠制作。

1. 牙体预备

患牙的牙体预备分为根面段的预备及根管段的预备。

（1）根面预备。

去除旧充填体和龋坏组织及薄壁弱尖，尽量保留健康且有抗力的牙体组织，并将余留的根面修平整。若健康牙体组织较多，牙本质肩领应不小于 1.5 mm。肩台的制备要求同烤瓷全冠。

（2）根管预备。

选用直径较小的根管 G 型及 P 型扩孔钻（图 5-13-1）放于根管口充填材料的正中，沿根管方向缓慢去除充填材料，采用缓进缓退的手法，随时校正钻入方向。预备过程中应随时参考 X 线牙片，在钻针止动片上标明牙体的长度（图 5-13-2），并观察切割出的粉末性质，以及借助根管探照灯或口镜反射光，观察充填材料在根管腔中的位置，以判断钻头的方向是否正确，如遇到阻力，应立即停止，调整钻头方向，向根端方向钻磨，达到根长的 2/3～3/4，确保根尖部保留 3～5 mm 的根充封闭材料。然后换用直径较大的麻花钻，根据根管外形将根管修平滑并稍微扩大，直径应不超过根横径各部位的 1/3。特别注意的是避免在根管壁上形成倒凹甚至侧穿。

2. 试放纤维桩

使用镊子夹取纤维桩，防止粘接面被污染，影响粘接强度。

3. 修整纤维桩的长度

取出纤维桩，按所需长度裁截纤维桩，用切割砂片或车针截取纤维桩，切勿使用钳子、剪刀或镊子以免破坏桩的结构。

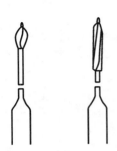

图 5-13-1　用于根管预备的 G 型及 P 型扩孔钻

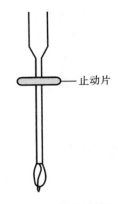

止动片

图 5-13-2　G 型扩孔钻上的止动片

4. 酸蚀根管

35％格鲁玛磷酸酸蚀需要粘接的牙体表面,冲洗净粘固剂,用大号纸尖吸干根管中多余水分,注意保持表面一定的湿度。

5. 涂布粘固剂

将粘固剂均匀地涂抹在根管、牙体的粘接面以及纤维桩的表面,涂抹两遍,用纸尖吸去多余的粘固剂,吹干,光照根管、牙体粘接面 10～20 s。

6. 粘接

将调好的树脂水门汀用口内注射头送入根管,从根尖部开始逐渐退到根管口。将纤维桩表面涂满调好的树脂水门汀,安放在根管内就位,保持压力 10 s,将光固化灯对准纤维桩顶部光照 40 s,以确保树脂水门汀固化。

7. 冠核的修复

将冠核树脂注入合适的冠核成型帽内,注意排除气泡。将调好的材料充入核成型罩,扣在桩上,保证材料与肩台紧密粘接。光照 20 s 初步固化。去掉多余的树脂水门汀,再继续光照直至固化。如不用光照,其化学固化的时间从调和开始约为 8 min,也可用冠核材料直接堆核,进行冠核的修复。

用光固化灯从不同侧面将冠核树脂材料照透。核材料完全固化后,去掉核成型罩,修整冠核形态。

（五）注意事项

根管预备时用橡皮止动片标明预备长度,同时注意避免形成倒凹。

（六）思考题

前牙纤维桩的适应证是什么?

（七）实训报告与评定

评定纤维桩树脂核冠制作。

实训十四　磨牙铸造桩核牙体预备与印模(8 学时)

（一）目的和要求

（1）掌握后牙铸造桩核牙体预备的方法。

（2）掌握琼脂印模制取桩核的方法。

（二）实训内容

（1）对工作模型上的右下颌第一磨牙进行桩核的牙体预备。

（2）制取印模,灌注模型。

（三）实训器材

台式电动机、技工打磨机、检查盘（口镜、镊子、探针）、各型车针、蜡刀、调拌杯、砂纸、咬合纸、气冲、玻璃调板、小木棒、扩大针、仿头模、装有天然牙右下颌第一磨牙（经根管充填后）的石膏模型、琼脂印模、藻酸盐印模材料、托盘、螺旋输送器、琼脂加热器等。

（四）方法与步骤

1. 牙体预备

用慢速根管钻沿牙根方向去除充填材料并向四周扩展,操作时尽量增大桩的长度,预备后的根管要求桩径等于根径的1/3,桩在牙槽骨内的长度应大于根在牙槽骨内总长度的1/2,根尖保留3～5 mm的充填材料封闭根尖孔,管壁光滑无倒凹,右下颌第一磨牙或右下颌前磨牙各根管间牙体预备时要取得共同就位道。

2. 印模制取

将制备好的患牙根管冲洗、吹干,将溶好的琼脂印模材料装入金属输送器,把注射针头插入根管底部,边注射边退出至根管口溢满,立即将事先准备好的螺旋输送器插入根管,边旋转边退,至琼脂印模材料充盈整个根管,并迅速用藻酸盐印模材料制取印模。待藻酸盐印模材料和琼脂印模材料都凝固后取出。

3. 模型灌注

检查印模根管、髓腔、颈缘清晰光滑无气泡,两种印模材料间无分离现象,灌注石膏模型。

（五）注意事项

（1）支点稳定,防止侧穿。

（2）避免形成倒凹。

（六）思考题

还可以用什么材料对桩核的印模进行制取?

（七）实训报告与评定

（1）书写实训报告。

（2）评定桩核印模的完整性、外形形态。

实训十五　前牙烤瓷固定桥牙体预备（4学时）

（一）目的和要求

（1）理解固定桥的基础理论。

（2）初步掌握前牙固定桥的牙体预备方法。

（二）实训内容

完成前牙金属烤瓷固定桥的牙体预备。

（三）实训器材

仿头模、工作模型、口腔检查器（器械盘、口镜、镊子、牙科探针）、高速涡轮手机、涡轮钻针。

（四）方法与步骤（参照实训八）

（1）唇面及切端深度指示沟制备。

（2）切端磨除。

（3）唇面磨除。

（4）舌面窝预备。

（5）舌轴面预备。

（6）邻面预备。

用细尖的金刚砂车针轻靠基牙邻面，并与牙长轴平行，以消除邻面倒凹，总切割量为1.9～2.3 mm。预备后两邻面轴壁相互平行或向切端聚合2°～5°，注意取得共同就位道（图5-15-1）。

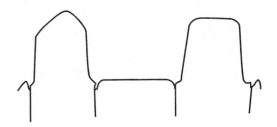

图 5-15-1　基牙间注意取得共同就位道

（7）肩台预备：用裂钻或柱形金刚砂车针于龈下 0.5 mm 处将唇、邻、舌面牙颈部预备成宽度约为 1.0 mm 的 90°肩台，各部位要连续一致。

（8）精修完成。

①检查各预备面是否符合要求，如不符合，应予以修改。

②用磨光车针将各轴面及轴线角磨圆滑。

（9）排龈，起到机械推开牙龈并保护牙龈免受预备时钻针损伤的作用。

（10）将唇侧边缘预备至排龈后的齐龈或更低水平，以保证取出排龈线牙龈回弹后唇侧边缘位于龈下 0.5～1 mm，并形成边缘为 1 mm 宽的直角肩台。

（五）注意事项

注意形成共同就位道。

（六）思考题

（1）如何选择固定桥的基牙？

（2）固定桥固位体有几种类型？

（七）实训报告与评定

（1）书写实训报告。

（2）评定预备体质量。

实训十六　前牙烤瓷桥蜡型制作（4 学时）

（一）目的和要求

掌握前牙烤瓷桥蜡型的制作。

（二）实训内容

制作前牙烤瓷桥的蜡型。

（三）实训器材

工作模型、代型钉打孔机、代型钉、502 胶水、手术刀柄、尖刀片、标记笔、小锯、小锤、慢速直手机、长柄钨钢桃形（菠萝样）磨头、长柄球钻、间隙剂（指甲油）、分离剂（液体石蜡）、嵌体蜡条、蜡线、滴蜡器、蜡刀、酒精灯、火柴。

（四）方法与步骤

1. 工作模型和可卸代型的制备（参照铸造金属全冠部分）

（1）锯代型。

（2）修整代型。

（3）涂间隙剂。

（4）涂分离剂。

2. 蜡型制作

（1）用蜡恢复基牙固位体的理想解剖形态和突度。

①取一小块嵌体蜡在酒精灯上烤软后，由𬌗面开始向轴面按压使其与牙面贴合，再用蜡刀雕刻出轴面外形，并将代型放回模型复位，校正邻接关系。

②雕刻𬌗面形态 蜡刀烧热后将𬌗面蜡软化，再用对𬌗模型做正中咬合，以确定𬌗面高度及咬合关系。然后用蜡刀根据咬合关系雕刻出正常的解剖形态。

③检查蜡型 取下蜡型检查组织面是否清晰完整。

④完成基牙蜡型 蜡型经修整，表面应光滑完整，用小棉球蘸取液体石蜡轻擦𬌗面沟窝处，注意别损伤蜡型。用纱布卷一端蘸液体石蜡擦蜡型轴面，再用另一端擦干，直至形成光滑表面。擦去蜡型上所有残留的液体石蜡，至此基牙蜡型完成。

（2）回切蜡型 在保证基底冠蜡型足够厚度的同时留出瓷修复空间，固位体与桥体相连接的邻接区不回切，以便与桥体相连接。

①按修复空间、咬合关系设计并确定金瓷结合线的位置、修复体为全瓷覆盖还是部分瓷覆盖、邻面接触区形式等。

②用合适蜡刀或手术刀画线，标记咬合面和邻面金瓷结合线、边缘线位置，标记切端回切量以及用蜡刀形成深度定位沟定位唇面、邻面和舌面回切量。

③切端回切量为 1.5 mm，用合适蜡刀去除定位沟间或标记线内的蜡，使切端瓷层达到足够厚度从而恢复天然牙的半透明性特征，同时也避免形成过厚（大于 2 mm）的无金属基底支持的瓷层。

④唇面、邻面回切量为 1.0 mm，使唇面、邻面瓷层达到足够厚度从而形成天然牙的层次感和透明特征。

⑤舌面回切量为 0.5～1.0 mm 即可。

⑥雕刻金瓷结合线时，用平圆头雕刻刀形成一清晰锐利、光滑、直角但内线角为圆钝的外形结构，使金瓷结合处呈端对端的对接。

（3）制作桥体蜡型。

①缺牙区牙槽嵴处垫上基托蜡片，厚度为 1 mm 左右以预留烤瓷空间。

②根据邻牙及对𬌗牙的情况，恢复桥体外形，前牙桥体多采用改良鞍式（图 5-16-1）。根据咬合情况设计合理的金瓷结合线后进行回切。

③连接体位于天然牙接触点的部位，稍靠近舌侧以确保美观度；也可适当向切端延伸以保证强度；四周应呈现平缓的曲面，龈端留出 1.5～2 mm 的邻间隙位置以利于恢复外形、维持

Note

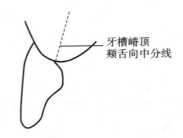

图 5-16-1　前牙改良鞍式桥体示意图

清洁。

（4）蜡型完成　使蜡型表面光滑连续，使各线角和交界圆钝，使边缘清晰连续。最后完成的蜡型，在瓷覆盖区应该留出 $1\sim1.5$ mm 的空间，以保证固位体和桥体表面的瓷层厚度均匀一致；桥体蜡型的龈面与牙槽嵴间留出 1 mm 左右的空间以备烤瓷（图 5-16-2）。

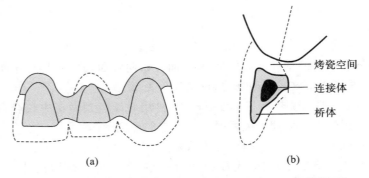

(a) 　　　　　　　　　　　　　(b)

图 5-16-2　完成回切的前牙桥体蜡型（虚线部分为回切前外形）

（a）唇面观　（b）矢状面观

（5）小心封闭边缘。

（6）在固位体舌侧非瓷覆盖区并在尽量避开咬合的舌侧轴面上用一条 3 mm 长细蜡线连接，当基底冠铸造完成后此处形成一个 3 mm 钉状突起（夹持柄），以供烤瓷时夹持基底冠使用。

（五）注意事项

注意连接体的位置、截面面积大小，以确保强度和美观。

（六）思考题

前牙桥体采用改良鞍式的优点。

（七）实训报告与评定

评定前牙桥体蜡型的完成情况。

实训十七　后牙烤瓷桥牙体预备（4 学时）

（一）目的和要求

（1）进一步理解固定桥的基础理论。

（2）初步掌握后牙金属烤瓷固定桥的牙体预备方法。

（二）实训内容

完成后牙金属烤瓷固定桥的牙体预备。

（三）实训器材

仿头模、工作模型、口腔检查器（器械盘、口镜、镊子、牙科探针）、高速涡轮手机、涡轮钻针、硅橡胶印模材料、手术刀、上下颌托盘、肥皂液、藻酸盐印模材料、红蜡片、酒精灯、超硬石膏、石膏调刀、橡皮调碗、模型振荡器、石膏剪刀、蜡刀、模型打磨机。

（四）方法与步骤

左下第一前磨牙设计为金属烤瓷冠，左下第一磨牙设计为金属全冠。

1. 预备顺序

（1）固位体为烤瓷全冠者，磨除量为 2.0～2.5 mm（功能尖稍大）。

（2）固位体为金属全冠者，磨除量为 1.0～1.5 mm（功能尖稍大）（进行轴面预备、轴面磨除时应遵循先预备唇、舌面，再预备邻面的顺序）。

（3）进行轴线角及边缘修整，精修完成。

2. 牙体预备步骤

参照本章实训三，需要注意的是，牙体预备时，左下第一前磨牙按金属烤瓷冠的标准进行预备，左下第一磨牙按金属全冠的标准进行预备，并注意是两基牙间形成共同就位道。

3. 取印模，灌模型

同第八章实验二。

（五）注意事项

注意两基牙间形成共同就位道。

（六）思考题

（1）固定桥的基牙预备和单冠修复体的牙体预备有何异同？

（2）后牙固定桥牙体预备时不能直视，如何确保基牙的共同就位道？

（七）实训报告与评定

（1）书写实训报告。

（2）评定预备体质量。

实训十八　后牙烤瓷桥蜡型制作（4 学时）

（一）目的和要求

掌握后牙金属烤瓷固定桥桥体蜡型的制作技术。

（二）实训内容

后牙金属烤瓷固定桥桥体蜡型的制作。

（三）实训器材

工作模型、代型钉打孔机、代型钉、502 胶水、手术刀柄、尖刀片、标记笔、小锯、小锤、慢速直手机、长柄钨钢桃形（菠萝样）磨头、长柄球钻、间隙剂（指甲油）、分离剂（液体石蜡）、嵌体蜡条、蜡线、滴蜡器、蜡刀、酒精灯、火柴。

（四）方法与步骤

1. 工作模型和代型的制备

两个预备体和桥体分别切割为分离的石膏代型。

同实训五。

2. 制作桥体蜡型

（1）缺牙区牙槽嵴处垫上基托蜡片，厚度为 1 mm 左右以预留烤瓷空间。

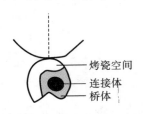

图 5-18-1　后牙球形桥体示意图

（2）根据邻牙及对颌牙的情况，恢复桥体外形，后牙桥体常采用球形设计（图 5-18-1）。并注意桥体应适当减径；主要是减桥体功能尖的外斜面；加大连接体舌侧外展隙；加深颊、舌沟和副沟；降低牙尖斜度。根据咬合情况设计合理的金瓷结合线后进行回切。

（3）连接体　位于天然牙接触点的部位，稍靠近舌侧以确保美观度；也可适当向切端延伸以保证强度；四周应呈现平缓的曲面，龈端留出 1.5～2 mm 的邻间隙位置以利于恢复外形、维持清洁。

（4）蜡型完成　使蜡型表面光滑连续，使各线角和交界圆钝，使边缘清晰连续，并小心封闭边缘。

（5）基底冠铸造完成后在舌侧非瓷覆盖区的舌侧轴面上形成钉状突起（夹持柄），以供烤瓷时夹持基底冠使用。

（五）注意事项

注意桥体龈端形态的设计。

（六）思考题

（1）后牙桥体减径的目的是什么？

（2）如何进行后牙桥体的减径操作？

（七）实训报告与评定

评定后牙固定桥的桥体蜡型完成情况。

实训十九　临时冠桥制作（4 学时）

（一）目的和要求

（1）掌握塑料全冠制作的方法和步骤。

（2）掌握塑料全冠的试戴和粘固方法。

（二）实训内容

（1）用间接法制作塑料全冠。

（2）试戴和粘固塑料全冠。

（三）实训器材

成品塑料牙、基托蜡、蜡刀、酒精灯、火柴、台式电动机、轮形砂石、型盒、橡皮碗、石膏调刀、石膏、沸水、热凝造牙粉、热凝单体、调杯、分离剂、毛笔、煮锅、电炉、仿头模、装有上前牙离体牙的石膏模型、长柄砂石、咬合纸、玻璃板、粘固剂调拌刀、磷酸锌粘固剂、干棉球、75％酒精棉球、

Note

气枪。

（四）方法和步骤

1. 修整模型 将模型周围多余石膏去除,然后用蜡刀将预备牙的颈线修整清晰。

2. 制作蜡型

（1）选择牙面 参照选好的牙色及对侧同名牙大小、形态和颜色,选择一合适的成品牙面。然后用轮形砂石磨改成品牙面的舌面和盖嵴部,使之与对侧同名牙大小和形态一致。

（2）固定牙面 取一块基托蜡,在酒精灯上烤软后,密贴于制备牙上,尤其是邻面和颈缘一定要密合。若不密合,可先用热蜡刀将蜡烫软,使之密贴,再用热蜡刀烫软唇面的蜡,将磨好的牙面按正确位置固定。

（3）雕刻外形 用蜡刀雕刻唇面颈缘、邻面及舌面形态。雕刻舌面时,要用对𬌗模型检查咬合关系,使之在正中𬌗和前伸𬌗时都无早接触。

3. 装盒 用模型修整机修整模型,仅保留蜡型和近远中邻牙及根部。可先将调拌好的石膏装满下半型盒,再将蜡型唇面向下,切缘稍高于颈部斜插入石膏中。用蜡刀修整蜡型周围石膏,让整个舌面和切缘暴露。当石膏凝固时,可先用毛笔在下半型盒的石膏表面涂上肥皂水,安放上半型盒,再将调好的石膏徐徐倒入上半型盒,振动型盒以便排出空气。装满后加盖。

4. 去蜡 石膏凝固后,将型盒放入沸水中 5~10 min,蜡变软后,从沸水中取出,并打开型盒,用沸水冲净型盒中的蜡(此时牙面应在型盒中保持不动),然后用毛笔在上下型盒的石膏表面涂上藻酸钠分离剂。注意不要涂在牙上。

5. 充填塑料

（1）调拌塑料 按 3∶1 的粉液比,先取适量的热凝造牙粉放入调杯中,再加入单体,用调刀调拌均匀后加盖(图 5-19-1)。

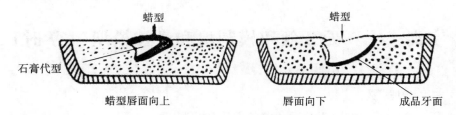

图 5-19-1 塑料全冠的蜡型装盒

（2）充填 取少量面团期的塑料填入塑料牙面与石膏牙之间及舌面。

（3）加压 将一张湿玻璃纸,放于上下型盒之间,再把上下型盒合在一起,慢慢加压至上下型盒边缘贴合,然后打开型盒,去掉玻璃纸,用蜡刀去除多余塑料。如果充填不足,可再填加塑料,然后合上型盒,用扳手上紧固定螺丝。

6. 热处理 将型盒放入装有冷水的煮锅内,慢慢加热达沸点,维持 15 min 后取下,自然冷却。

7. 开盒 完全冷却后,取下固定螺丝,并打开型盒,取出塑料全冠,去净石膏。

8. 磨光 用柱状石磨除塑料全冠上的飞边和小凸起,然后用布轮蘸湿磨光砂将塑料全冠表面磨光。

9. 试戴

（1）操作前准备 将仿头模调整为上颌𬌗平面与水平面成 45°角。

（2）就位 将制作好的塑料全冠用 75% 酒精棉球消毒并吹干,在仿头模的制备牙上试戴。若不能就位,可先将复写纸放在制备牙和塑料全冠之间进行试戴,再取下,找出印迹点,小心磨除至塑料全冠完全就位。

Note

（3）调整咬合及邻接关系　若邻接过紧,可用复写纸放于邻面,找出阻碍点,用长柄砂石磨除冠邻面少许。若咬合有高点,可用咬合纸找出早接触点后磨除。若邻接过松或无邻接关系,需重新制作。

（4）修整　先用裂钻和柱形砂石修整塑料全冠边缘,使其与制备牙肩台完全吻合且无悬突,使其形态和大小与邻牙相称。修整合适后,取下塑料全冠,磨光表面后粘固。

10. 粘固　用75％的酒精消毒全冠和预备牙后,吹干,将调拌好的粘固剂放入冠内,加压就位于预备牙上,待粘固剂凝固后去除多余的粘固剂、磨光。

（五）注意事项

（1）充填塑料时要防止牙面移位。

（2）塑料全冠强度较小,粘固时切勿用力过大致使其破裂。

（3）调整咬合及邻接关系时防止调磨过多,导致低殆及牙间隙。

（六）思考题

（1）如何用直接法完成塑料全冠?

（2）试戴和粘固塑料全冠应注意什么?

（七）实训报告与评定

（1）书写实训报告。

（2）评定学生完成后的塑料全冠外形。

（董　伟）

实训二十　无牙颌印模制取和灌注模型（4 学时）

（一）目的和要求

（1）掌握二次印模法制取无牙颌印模的方法和步骤。

（2）初步掌握无牙颌石膏模型的灌注方法。

（3）了解无牙颌模型修整的方法和要求。

（二）实训内容

在仿无牙颌头模上制取上下无牙颌的二次印模并灌注石膏工作模型。

（三）实训器材

仿无牙颌头模、无牙颌教学模型、无牙颌印模托盘、印模膏、藻酸盐印模材料、硬质模型石膏、基托蜡片、水、纱布、火柴、酒精灯、橡皮碗、调拌刀、振荡器、石膏模型修整机等。

（四）方法与步骤

1. 调整体位　将椅位调整到合适的位置。取上颌印模时,调整仿头模上颌牙槽嵴与地平面平行,术者位于仿头模右后方;取下颌印模时,调整仿头模下颌牙槽嵴平面与地平面接近平行,术者位于仿头模右前方。同时调整仿头模位置稍高于术者的肘部。

2. 选择无牙颌印模托盘　观察无牙颌颌弓的长度、宽度和牙槽嵴的高度,选择合适大小的成品无牙颌印模托盘（图 5-20-1）。要求托盘唇颊舌侧边缘短于前庭沟底及口底 2～3 mm,让开唇颊舌系带,后缘至磨牙后垫、翼上颌切迹和腭小凹,托盘与牙槽嵴之间有 2～3 mm

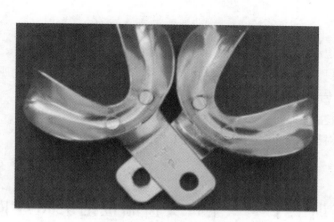

图 5-20-1　无牙颌印模托盘

间隙。

3. 制取印模膏初印模　在水盆内倒入约 70 ℃热水,将印模膏置于其中充分软化后,取适量置于托盘内,适当压出牙槽嵴形态,然后将其尽快在仿无牙颌头模上就位。就位后术者一手固定托盘,另一手按压托盘边缘处的印模膏,使其与前庭沟和口底反折处贴合,厚度一致,将多余的印模膏压向托盘边缘外侧。稳定托盘待印模膏完全硬固后取出,检查初印模的组织面和边缘是否清晰完整。如不完整,可在酒精灯上将局部烤软,蘸水后重新就位,再进行局部修整。如有缺损,可烤软后添加适量软化的印模膏重新就位后进行局部修整。

4. 形成印模膏个别托盘　将完成的印模膏初印模用水冲凉后,用刮刀将初印模的组织面刮去一层,并使表面形成粗糙面。其中主承托区刮除厚度约为 0.5 mm,缓冲区刮除厚度为 1 mm 以上,系带切迹处应适当多刮除。经过刮除的初印模就可以作为制取终印模的个别托盘。

5. 制取终印模　橡皮碗内倒入适量藻酸盐印模粉与水,用调拌刀调拌均匀后盛入个别托盘内,使其均匀分布在组织面和边缘,然后迅速将托盘在仿头模上轻轻按压就位。待硬固后可使空气进入上颌后缘,或从唇侧边缘滴水,然后沿前牙牙体长轴方向轻轻脱位取出。检查组织面与边缘,确认印模是否清晰,边缘是否完整,有无气泡、脱模、缺损等问题。

6. 灌注硬石膏工作模型　取得的终印模应立即灌模。在盛有适量水的橡皮碗中缓缓加入石膏粉,水与石膏粉的比例约为 1∶2,用调拌刀搅拌均匀,并将橡皮碗振动数次以排出空气,也可以在振荡器上灌注模型并排出空气。灌注时一手持印模置于振荡器上,另一手持调刀将取适量调拌好的糊状石膏,从组织面的腭侧或舌侧较高的部位流向四周,不断添加直至充满整个印模。然后将剩余的糊状石膏在干净的台面或玻璃板上堆成圆台形,将印模翻转置于其上,托盘底部与玻璃板平行,模型底座不小于 1.0 mm,修整周边多余石膏,石膏包住印模边缘一定范围,形成宽度为 3～5 mm 的保护边。待石膏发热硬固后,将印模连同石膏模型置于热水中,印模膏软化后将模型与印模小心分离。

7. 石膏模型修整　在石膏模型机上修平模型底部和侧面,底部与牙槽嵴平面平行,厚度不应小于 10 mm,唇颊侧及后缘保留宽度为 2～3 mm 的石膏边缘,边缘及口底高于印模边缘 2～3 mm,模型侧面与底面垂直。

（五）注意事项

（1）成品无牙颌印模托盘的选择、印模膏的温度与藻酸盐印模材料的调制均会影响印模的准确性。

（2）终印模必须完全就位,但避免压力过大影响厚度。

（3）在临床实践过程中,制取印模一定要注意肌功能边缘整塑。

Note

（六）思考题

（1）为什么要边缘整塑？

（2）良好的全口义齿终印模应该达到哪些要求？

（七）实训报告与评定

（1）书写实训报告。

（2）评定学生对全口义齿取模并灌注的工作模型。

实训二十一　全口义齿颌位记录(6 学时)

（一）目的和要求

（1）掌握确定全口义齿颌位关系的方法。

（2）初步掌握无牙颌𬌗托的制作方法和要求。

（3）熟悉后堤区制作方法。

（4）了解面弓转移上𬌗架的操作方法。

（二）实训内容

（1）在上颌工作模型上制作后堤区。

（2）在工作模型上制作𬌗托。

（3）在仿头模上确定颌位关系记录。

（4）利用面弓转移将工作模型上𬌗架。

（三）实训器材

无牙颌石膏工作模型、基托蜡片、蜡刀、酒精灯、橡皮碗、调刀、石膏、𬌗平面板、垂直距离测量尺、面弓、半可调𬌗架等。

（四）方法与步骤

1. 后堤区制作　从腭小凹后约 2 mm 到两侧翼上颌切迹,用铅笔连线,作为后堤区的后界。然后用蜡刀沿后缘线切削模型,深度分别为腭中缝两侧区约 2 mm,翼上颌切迹区约 1 mm,腭中缝区约1 mm。然后向切牙乳头方向切削,逐渐移行变浅,要求腭中缝处约 2 mm,两侧上颌切迹处宽约 1 mm,在两处之间的区域宽 4~5 mm(图 5-21-1)。

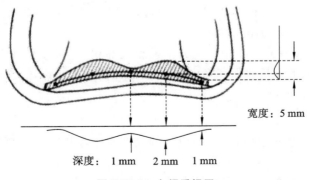

图 5-21-1　上颌后堤区

2. 在工作模型上制作殆托 殆托由暂基托和蜡堤组成。本实训采用基托蜡片制作暂基托。

（1）取一片完整的基托蜡片切成 2/3 和 1/3 两片，将基托蜡片在酒精灯上烘软后相对折叠，放在模型上轻轻按压，使蜡片与模型完全贴合，用蜡刀将模型边缘外多余蜡片部分切除，并用蜡匙烫光边缘。

（2）再取半片蜡片，在酒精灯上烤软后，卷成长条状，沿牙槽嵴顶线弯曲成马蹄形，压排在上颌蜡基托上，形成前牙区宽 5 mm，后牙区宽 10 mm 的蜡堤。用热蜡刀将蜡堤与蜡基托连接处熔化固定。将殆托与模型翻转按压在玻璃板上确定蜡堤高度，前部高度为 20～22 mm，后部略低，为 16～18 mm。将殆托冲凉后，用蜡刀修整唇颊面形态，蜡堤唇侧与蜡基托唇侧边缘齐平并稍唇倾，与蜡堤平面（殆平面）的角度小于 90°。

（3）再取 1/3 片蜡片，在酒精灯上均匀烤软并卷成长条状，置于下颌蜡基托上形成下颌蜡堤，用热蜡刀固定。殆托前部高度为 18～19 mm，后部与磨牙后垫 1/2 处平齐。

3. 确定颌位关系记录 将上颌殆托戴入仿头模的无牙颌上，用殆平面板贴住蜡堤，检查蜡堤平面角度，通过调整蜡堤的高度，使蜡堤平面位于上唇下 2 mm，前部与瞳孔连线平行，后部与鼻翼耳屏线平行。然后将上颌殆托从仿头模上取下，用蜡刀在两侧后牙区蜡堤表面各切两条不平行的 V 字形沟，深度为 1 mm。然后在蜡堤表面涂一薄层凡士林。

使仿头模处于闭口状态，确定适当的垂直距离。用垂直距离测量尺测量并记录鼻底至颏底的距离。再将上下颌殆托同时戴入仿头模，模拟正中关系咬合，用垂直距离测量尺检查垂直距离，通过调整下颌蜡堤高度，使上下颌殆托咬合至适当的垂直距离。

取下后，将下颌蜡堤后部高度去除 2 mm，再将烤软的两层蜡片置于此处，然后重新戴入仿头模，做正中关系咬合至上颌殆托前部蜡堤接触，保持咬合状态至下颌蜡堤后部软蜡硬固。

最后，在仿头模上确定面部中线，用蜡刀刻画在上下颌蜡堤唇面；根据仿头模两侧口角位置，在上颌蜡堤唇面刻画口角线。取下殆托，检查上下颌殆托咬合接触是否均匀稳定，殆托与模型是否贴合无变形。

4. 验证颌位关系 将上下颌殆托重新戴入仿头模。再做正中关系咬合，检查颌位关系是否正确。咬合时下颌应无前伸或偏斜；上下颌蜡堤接触应稳定均匀，无偏斜和翘动；垂直距离、殆平面、中线等准确。

5. 上殆架

1）检查殆架 本实验采用 Hanau Ⅲ 型殆架。

（1）锁紧正中锁，髁轴在髁导中央，上颌体不得前后左右移动。

（2）切导针应在切导盘中央。当切导盘转动时，切导针不应受影响，针的上刻线应与上颌体平齐。

（3）扭紧殆架环固定螺丝后，上下殆架环与上下颌体应密贴，无松动。

（4）打开正中锁后可做侧向和前伸运动。

（5）髁导斜度固定在 25°，侧向髁导斜度固定在 15°。

2）工作模型上殆架

（1）确定髁突位置做出标记。

（2）插殆叉，把烧热的殆叉插入上颌蜡堤内，殆叉中线对准上颌殆托中线，两翼离蜡堤殆平面 3 mm 左右，且要平行殆平面。

（3）调节面弓将已插入殆叉的殆托戴入仿头模，将仿头模做正中咬合，殆叉柄套入面弓体内，调节面弓两侧髁梁使其刻度左右对称，弓体前部与殆平面平行，中线一致。

（4）固定连接上颌殆托在面弓上。

（5）转移上颌位置：借助面弓，转移上颌位置，髁梁套于殆架两侧髁轴的末端，蜡堤的中线

Note

171

对准殆架上的切导针,蜡堤平面与切导针上标志线"切沟"平行;然后将上颌模型放入蜡殆托内,使其密合,用石膏固定上颌模型于殆架的上颌体殆架环上,待石膏硬固后取上面弓殆叉。

（6）按正中殆位记录将下颌模型用石膏固定于殆架的下颌体殆架环上。

（五）注意事项

（1）在仿头模上无法如临床患者口内确定上颌前部蜡堤高度（殆平面）及咬合垂直距离,可根据仿头模的情况事先规定统一的数据要求。

（2）模型上殆架前必须浸湿,固定的位置要正确,中线不能偏斜;两侧殆平面应在同一水平面上,前后左右位置应以殆架环为中心。

（3）石膏只包埋模型的底部和侧面,不能进入工作区,以免影响以后的操作。

（六）思考题

（1）确定正中关系的方法有哪些?

（2）确定垂直颌位关系有哪些方法? 试述不同方法的优缺点。

（七）实训报告与评定

（1）书写实训报告。

（2）评定学生确定无牙颌颌位关系与模型上殆架的操作与结果。

实训二十二　全口义齿排牙与平衡殆调整(10 学时)

（一）目的和要求

（1）掌握全口义齿人工牙排牙的基本原则和方法。

（2）掌握全口义齿平衡殆理论,了解调整义齿平衡殆的方法。

（二）实训内容

（1）排列全口义齿人工牙。

（2）建立并调整平衡殆。

（三）实训器材

无牙颌石膏工作模型、解剖式成品树脂人工牙一副、基托蜡片、蜡刀、酒精灯、蜡匙、红色铅笔、玻璃板、技工马达、机头、磨头、半可调殆架、咬合纸等。

（四）方法与步骤

1. 排牙前准备　在排牙前先用红色铅笔将以下参考标志线的延长线画在石膏工作模型基底的边缘和外侧面,以便在以后排牙时参考(图 5-22-1)。

（1）中线(I)和口角线(C)的延长线。

（2）通过切牙乳突中点的横向连线(Ip)。

（3）后部牙槽嵴顶连线(R)的延长线。

（4）磨牙后垫前缘垂直于牙槽嵴顶连线(Rp)的延长线。

（5）磨牙后垫高度 1/2 中点的水平延长线(1/2Rp)。

（6）在上下颌模型基底侧面分别画出和牙槽嵴顶距离相等的连线。

调整殆架前伸髁导斜度为 25°,侧方髁导斜度为 15°,调整切导盘斜度为 10°。

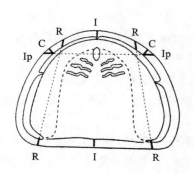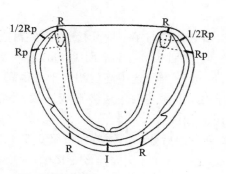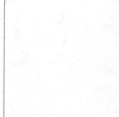

图 5-22-1　标记在模型上的标志线

2. 排牙顺序

一般顺序为排上颌前牙、排下颌前牙、排上颌后牙、排下颌后牙。

3. 排牙方法

（1）排列上颌前牙　先用蜡刀将上颌中线左侧相当于左上中切牙唇侧部分蜡堤去除,然后将周围的蜡烫软,将左上中切牙排在此处,调整其位置合适后将人工牙固定在蜡堤上。按同样方法逐个排列右上中切牙、左上侧切牙、右上侧切牙、左上尖牙、右上尖牙。具体要求如下。

①中切牙　近中接触点与中线一致,切缘平齐蜡堤𬌗平面,颈部微向舌侧和远中倾斜,唇面与蜡堤唇面一致。

②侧切牙　近中与中切牙接触,切缘高于蜡堤𬌗平面 0.5～1 mm,颈部向舌侧和远中倾斜程度大于中切牙,唇面稍向远中旋转,与𬌗堤唇面一致。

③尖牙　近中与侧切牙接触,牙尖与蜡堤𬌗平面平齐,颈部微突并稍向远中倾斜,近远中倾斜程度界于中切牙与侧切牙之间,唇面向远中旋转,与𬌗堤唇面一致。两侧尖牙连线应与标记在模型上的 Ip 线一致。

（2）排列下颌前牙　排好上颌前牙后,按同样方法依次排列左下中切牙、右下中切牙、左下侧切牙、右下侧切牙、左下尖牙、右下尖牙。具体要求如下。

①中切牙　近中接触点与中线一致,切缘高出蜡堤𬌗平面约 1 mm,唇面颈部微向舌侧倾斜,近远中向直立,与上中切牙覆盖约 2 mm。

②侧切牙　近中与下中切牙接触,切缘高出蜡堤𬌗平面约 1 mm,唇舌向直立,颈部微向远中倾斜,与上中切牙和上侧切牙覆盖 1～2 mm。

③尖牙　近中与下侧切牙接触,切缘高出蜡堤𬌗平面约 1 mm,颈部向远中和唇侧倾斜,与上侧切牙和上尖牙覆盖 1～2 mm。

下前牙排好后,打开𬌗架两侧髁导盘的正中锁,使下颌前伸至上下牙前牙切端相对位置时,切导针和切导盘接触,上下前牙切端同时接触。如果切导针与切导盘接触,而前牙不接触,应抬高下前牙。如果切导针和切导盘不接触,而上下前牙切端接触,应降低下前牙。

（3）排列上颌后牙　蜡刀在下颌蜡堤后部𬌗平面上,从下颌尖牙近中接触点至模型磨牙后垫 R 刻一条直线,上颌后牙舌尖应对准该线。后牙排牙应先排列一侧上颌后牙,再排列同侧下颌后牙,对侧相同。顺序可按照 4、5、6、7 依次排列。

①第一前磨牙近中与上尖牙远中邻面接触,颊尖与𬌗平面接触,舌尖高于𬌗平面 0.5～1 mm,舌尖对应牙槽嵴顶连线,颈部微向颊侧倾斜。

②第二前磨牙近中与第一前磨牙接触,牙长轴垂直,颊、舌尖均与𬌗平面接触,舌尖对应牙槽嵴顶连线。

③第一磨牙近中与第二前磨牙接触,舌尖对应牙槽嵴顶连线,颈部微向近中和腭侧倾斜,近中舌尖与𬌗平面接触,近中颊尖和远中舌尖高于𬌗平面 0.5～1 mm,远中颊尖高于𬌗平面

Note

1.0～1.5 mm。

④第二磨牙近中与第一磨牙接触,舌尖对应牙槽嵴顶连线,颈部向近中和腭侧倾斜程度大于第一磨牙,近中舌尖高于𬌗平面1 mm,近中颊尖高于𬌗平面1.5～2 mm,远中颊尖高于𬌗平面2.0～2.5 mm。𬌗面远中高度相当于或稍高于下颌磨牙后垫高度的1/2处。

尖牙牙尖与上颌各后牙颊尖形成连续、平滑的纵𬌗曲线,下颌各后牙的舌尖同样形成连续、平滑的纵𬌗曲线。

（4）排列下颌后牙　下颌后牙按照6、5、4、7的顺序排列。下颌第一磨牙和上颌第一磨牙成中性关系,上下后牙牙尖完全嵌合接触,形成正常的颊舌侧覆𬌗覆盖关系。排列第一前磨牙时,如果排牙间隙小,可适当磨除第一前磨牙的远中面;如果间隙大,可调整相邻人工牙接触的紧密程度,或倾斜尖牙。

4. 咬合检查与调改

（1）人工牙排列检查　中线、前部𬌗平面是否正确;人工牙的切端或牙尖与𬌗平面的关系,牙长轴与𬌗平面的角度关系是否正确;后牙牙尖连线是否形成正确、连续的纵横𬌗曲线;后牙的功能尖是否排列在牙槽嵴顶处;𬌗平面是否平分颌间距离;覆𬌗覆盖是否正确。

（2）平衡𬌗检查与调整。

①正中𬌗　前牙有浅覆𬌗、浅覆盖、正中𬌗时上下前牙不接触三种现象。两侧上下后牙尖窝交错,最大面积接触。无明显早接触或低𬌗。

②侧方𬌗　使𬌗架做侧方运动,工作侧所有上下后牙颊舌尖及前牙切端均应接触,平衡侧所有上后牙舌尖和下后牙颊尖均应接触。

③前伸𬌗　使𬌗架做前伸运动,前牙相对时,所有上下前牙切端应接触,同时所有上下后牙的相对牙尖也应接触。

如果有𬌗干扰或不接触,可以通过调节纵𬌗曲线、横𬌗曲线来解决。必要时,可以进行人工牙列的选磨,原则上先调正中𬌗,再调侧𬌗及前伸𬌗平衡,保护功能尖及斜面。

（五）注意事项

（1）注意中线不可偏移,定位平面角度左右基本相同,两侧牙弓尽量对称一致。

（2）注意各个牙尖在𬌗平面上的位置。

（3）注意覆𬌗覆盖关系。

（六）思考题

（1）人工牙为什么要尽量排在牙槽嵴顶上?

（2）怎样通过调节纵𬌗曲线、横𬌗曲线来调整平衡𬌗?

（七）实训报告与评定

（1）书写实训报告。

（2）评定学生全口义齿排牙情况。

实训二十三　全口义齿蜡型完成(4学时)

（一）目的和要求

（1）熟悉全口义齿蜡型制作的方法和要求。

（2）了解全口义齿装盒、去蜡、装胶、热处理及磨光的过程。

（二）实训内容

（1）制作全口义齿蜡型。

（2）全口义齿装盒、去蜡、装胶、热处理及磨光。

（三）实训器材

已排牙无牙颌模型、酒精灯、喷灯、蜡刀、蜡匙、蜡片、白石膏、分离剂、橡皮碗、调刀、型盒、毛笔、牙托粉、牙托水等。

（四）方法与步骤

1. 蜡型制作方法

（1）用热蜡匙熨烫模型四周的蜡基托使之与模型密合，基托边缘一般厚度为 2～2.5 mm，呈圆状。骨突区可适当加厚，以利于缓冲。也可去除四周蜡基托，将烘软的蜡条放在模型上用手指挤压成形，使基托的大小、厚薄符合要求，磨光面初具外形。将液体石蜡加在牙龈区，待冷却。

（2）用雕刻刀修整义齿龈缘，基托向牙冠颈部近颈缘线 0.5 mm 处形成逐渐变薄的斜坡，牙颈线的高低部位，根据年龄及牙冠生理特点来决定。

（3）用雕刻刀与牙冠表面成 45°角雕刻牙龈形态，使根部略突、牙龈乳头区略凹、唇颊面的牙龈区自然起伏。

（4）唇颊基托相当于牙根的部位可形成微微隆起、隐约可见的牙根外形。

（5）基托有一定厚度，但颊侧基托在牙龈缘与基托边缘之间应做成凹面以利于义齿固位。

（6）用蜡刀去净牙冠表面及𬌗面的余蜡，并用小火将蜡型表面烘光滑。喷灯距离蜡型表面不能太近，以免将人工牙烧焦、变色。

（7）用蜡刀雕刻牙颈曲线及牙间隙，修整基托边缘，最后用喷灯轻轻喷光。

（8）蜡型完成后将模型上到𬌗架上，检查咬合关系，若有问题应重新调整，若无改变则可以装盒。

2. 装盒 将完成蜡型的模型放入肥皂水中浸透，在修整机上磨除过厚过大部分。在上下型盒内面涂布分离剂，然后将模型置于中央，调整好位置、角度确保没有倒凹，人工牙尖与上半型盒盖之间有 5 mm 以上的间隙。然后调拌糊状石膏倒入下半型盒 1/2 高度，迅速将模型按预先设计压入型盒，挤出多余石膏，使模型周围石膏与基托边缘和型盒上缘平齐，在石膏未硬时，用手指或小毛笔将石膏表面抹平，切勿形成倒凹。

待石膏凝固 30 min 后，用毛笔蘸分离剂涂布在石膏表面。分离剂干燥后，合上上半型盒，检查型盒是否对接密合。再次调拌石膏，不要太稠。然后从一侧边缘缓慢倒入型盒内，同时轻轻振荡型盒，使石膏逐渐注满，并排出气泡。最后盖上型盒盖并压紧，去除挤出型盒的石膏。

3. 冲蜡 待石膏凝固后，将型盒浸入沸水中约 5 min，使蜡软化。然后取出型盒，轻轻将上下型盒分离，用沸水冲净残留蜡。注意部分义齿脱落切勿冲失。修整尖锐的石膏边缘，仔细检查义齿有无移位。

4. 装胶

（1）型盒冷却后，涂抹分离剂，注意不要反复涂抹，不要涂抹在人工牙的表面。

（2）用瓷碗调拌适量热凝塑料，注意加盖防止单体挥发。

（3）呈面团期时，填塞于型盒内，先取一部分条状按压在人工牙的盖嵴部和周围，再将剩余分离剂充填在下半型盒的基托范围内，上下型盒隔以湿玻璃纸，将上下型盒对合后压紧。打开型盒，去除玻璃纸和多余的树脂，如有不足，再在相应部位添加树脂。最后将上下型盒重新对合，放在压榨器上缓慢加压 1 min，移至型盒夹上固定夹紧。

5. 热处理 将型盒夹浸泡在煮盒锅的水中，从室温逐渐加热至 65 ℃保持 90 min，再继续

Note

6. 开盒,磨光 轻轻撬开型盒,敲打边缘使石膏脱出型盒。剪去多余石膏,取出义齿,注意不要用力过猛,不要从舌侧正中修剪,以免基托折断。然后去除义齿表面石膏,用粗磨头去除多余塑料,包括组织面倒凹过大的部分。用细磨头去除牙间隙残留石膏和树脂小瘤等。用纱布卷粗磨基托的磨光面和边缘,在抛光机上抛光义齿基托磨光面和人工牙。

（五）注意事项

（1）制作蜡型过程中,注意不要移动已经排好的人工牙。

（2）装盒时要迅速包埋好石膏,去除倒凹,以防影响开盒使义齿变形。

（3）分离剂不要涂抹到人工牙与基托结合的部分。

（4）磨光时注意先磨平,再磨光,由粗到细。拿稳修复体,避免掉落损坏。

（六）思考题

（1）基托蜡型的雕刻应注意哪些方面?

（2）装盒方法有哪些?

（3）热凝塑料的凝固过程有哪几期?应注意哪些问题?

（七）实训报告与评定

（1）书写实训报告。

（2）评定学生对全口义齿从蜡型制作到磨光全过程的基本操作方法掌握情况。

实训二十四　可摘局部义齿模型设计、填倒凹(2 学时)

（一）目的和要求

（1）掌握工作模型观测、确定义齿就位道的方法。

（2）掌握可摘局部义齿的设计要求。

（3）熟悉工作模型填倒凹和缓冲区处理的方法。

（二）实训内容

（1）根据实习用牙列缺损模型观测结果进行可摘局部义齿设计。

（2）工作模型填倒凹与缓冲处理。

（三）实训器材

模型观测仪、下颌教学用牙列缺损模型、红蓝铅笔、基托蜡片、蜡刀、酒精灯等。

（四）方法与步骤

1. 检查模型 模型要求基牙完整,缺牙区及义齿连接部分的相应部位应无气泡,有良好的咬合关系。如有石膏"小瘤",应予修除。将上下模型对合在一起,在其唇、颊侧画上咬合标记线。

2. 测绘导线

（1）用模型观测仪在基牙、余牙和牙槽嵴上画出观测线。

（2）观测仪由分析杆、支架和观测台组成。

（3）使用方法:模型观测前准备,先调整垂直臂,然后固定分析杆。确定义齿就位道,通过移动观测台,改变模型和基牙的倾斜方向和角度,观测软硬组织倒凹改变的情况,直至模型上

Note

每个与缺隙相邻的主要基牙颊侧均获得有利的固位倒凹,倒凹的深度和位置适宜,基牙轴面易于获得导平面,尽量消除基牙缺隙侧邻面过大倒凹,尽量避免出现软硬组织倒凹而干扰义齿支架就位和基托的伸展。描记观测线,确定倒凹深度。记录模型位置,可以采用三点等高定位法、就位方向线定位法。三点等高定位法介绍如下。

①确定就位道:将研究模型上的三个等高定位点标记在工作模型上的相同位置,将工作模型固定在观测平台上,调整分析杆末端高度,同时改变观测台倾斜角度,直至分析杆在一定高度时与三个研究模型的相同。用分析杆观测工作模型,可根据导平面方向、倒凹位置等适当调整模型倾斜角度,确定义齿最终就位道。

②画观测线:用铅笔在模型上描记出牙和牙槽嵴的观测线和倒凹边界线。

③确定固位卡臂尖位置。

④记录模型位置。

⑤确定等高定位点。

3. 填补倒凹 根据工作模型观测结果,确定需要填倒凹的部位。

(1)缺失牙近远中邻牙的硬组织倒凹。

(2)基托范围内,妨碍就位的硬软组织倒凹。

(3)基牙及义齿范围内余留牙的楔状缺损。

(4)模型缺损、气泡及拔牙创口未愈合而形成的明显凹陷。

(5)注意基牙颊侧的倒凹填补。应在固位体下面填补倒凹而形成固位体下缘所在位置,以防止固位体过分进入倒凹,造成义齿就位困难。

方法:将模型浸泡在水中,彻底吸水,然后用干毛巾轻轻吸干表面的浮水。调拌有色石膏(不要太稀),按设计要求填去不利的倒凹。待石膏初凝后,将不需要沾上的石膏洗净,修去过多的填补料,并补上不足之处。

4. 缓冲处理 包括模型缓冲和基托缓冲。模型缓冲:硬区、骨突和龈乳头等需要缓冲的区域应薄薄地刷上一层有色石膏。

5. 设计标志线 根据测绘的导线,在石膏工作模型上设计并画出各类标志线,要求准确、清晰,为义齿支架、蜡型制备提供依据。

(1)黑色线表示导线。

(2)蓝色线表示各类金属支架。

(3)红色线表示基托边缘线。

6. 完成义齿设计图

根据工作模型观测结果,根据义齿的最终设计图,将义齿支架的各部分精确地画在工作模型上。

(五)注意事项

(1)模型一定要用水浸透,石膏不宜调得过稠。

(2)填倒凹不宜过多,尤其不能超过邻唇与邻颊轴线之间形成的夹角。

(六)思考题

(1)为什么要在工作模型上填倒凹?

(2)确定义齿就位道需要考虑哪些因素?

(七)实训报告与评定

(1)书写实训报告。

(2)评定学生根据牙列缺损模型设计的可摘局部义齿。

实训二十五　可摘局部义齿弯制𬌗支托、卡环(8学时)

（一）目的和要求

（1）掌握𬌗支托及钢卡环的弯制方法。

（2）熟悉弯制卡环的各种器械和使用方法。

（二）实训内容

在工作模型上按设计标志线弯制𬌗支托和卡环。

（三）实训器材

牙列缺损工作模型、尖钳、日月钳、平头钳、切断钳、蜡匙、蜡刀、酒精灯、基托蜡片、20号不锈钢丝、模型分离剂、铅笔等。

（四）方法与步骤

1. 画卡环线

根据设计图及观测线,用铅笔将基牙的卡环准确位置画在工作模型上。卡臂起始于基牙的缺隙侧邻面绕过邻颊（邻舌）轴角弯向颊（舌）面。舌侧卡臂位于观测线𬌗方的非倒凹区内;颊侧卡臂起始部分位于非倒凹区,在卡臂长度1/2处越过观测线进入倒凹区,卡臂尖止于倒凹区内"＋"标记处。

2. 𬌗支托的弯制

（1）目测缺隙大小,用大弯钳将扁钢丝弯曲成与缺隙相适应的弧形。

（2）放到模型上比试,呈水平横过缺隙,离牙嵴顶1～1.5 mm,并用平钳进行调整,使对准支托凹。

（3）用铅笔在扁钢丝上位于支托凹边缘嵴处做记号,用大弯钳圆喙的最突点放在铅笔记号上,将钢丝向下弯曲成𬌗支托。

（4）放到模型上比试,调整,使𬌗支托与支托凹贴合,切除多余钢丝,将𬌗支托磨成圆三角形,末端逐渐变薄,并使其与支托凹进一步贴合。

（5）用蜡将𬌗支托固定于模型上。

3. 三臂卡环的弯制

（1）弯制卡环固位臂　先观察模型,对基牙的大小、形状有一个大概的了解。以右手握弯丝钳,夹紧钢丝的一端,左手执钢丝,中指、无名指和小指夹住钢丝,食指作为支点顶在钳缘上,拇指压住钢丝,两手同时旋转向外用力,迫使钢丝在外力作用下形成弧形。一般从近中颊外展隙或远中颊外展隙开始弯制卡环固位臂,至近远中邻面轴角外形高点线处形成卡环臂,然后将其放在模型上比试、调整,使弧形和卡环线一致,钢丝与基牙贴合。

（2）弯制卡环体和连接体的下降部分　卡环臂弯成后,放在模型上比试,在确定转弯处用铅笔做记号。颊、舌两臂转弯形成卡环体和连接体的下降部分时,有正反手之别。

①正手转弯以右手握弯丝钳,圆喙放在卡环弧形的外侧,夹紧卡环靠近记号处,用中指和无名指夹住钢丝,食指和中指用力将钢丝向下压,使其做约120°弯曲,然后将钳子反转,夹住转弯处,使钢丝稍向内弯曲。

②反手转弯卡环比试合适,在转弯处做记号。将卡环倒转过来,弯丝钳的圆喙放在弧形的外侧,夹紧靠近转弯的记号处,用左手的食指固定卡环臂,用大拇指和中指夹住钢丝,主要以大

拇指用力,将钢丝向下、向外推,使做约120°的转弯。然后,夹住转弯处,将钢丝稍向外弯曲,形成卡环体及连接体的下降部分。

转弯的要点概括起来为"三定一控制"。定位,确定卡环在基牙上的位置;定点,确定在何处转弯,用铅笔准确做记号,钳夹位置略在记号下,使转弯恰在记号处;定向,时刻记住卡环各部位在基牙上的位置、行走方向,转弯时固定卡环,务使转动;控制,转弯时控制好用力的大小。

(3)弯制连接体的水平段和上升段 目测殆龈距离,在适当部位将钢丝微向上弯曲,使与殆支托的连接体平行,形成水平段。放在模型上比试,于适当的部位做记号,用弯丝钳夹紧钢丝向上做约90°弯曲,形成连接体的上升段,并搭在殆支托的连接体上(图5-25-1)。

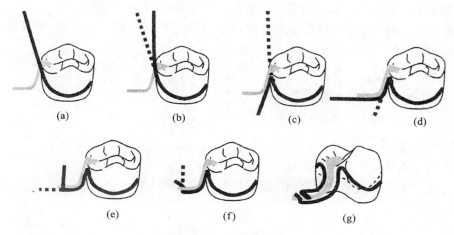

(a)　　　(b)　　　(c)　　　(d)

(e)　　　(f)　　　(g)

图5-25-1　卡环臂弯制

4. 间隙卡环的弯制(图5-25-2)

(1)弯制卡环臂剪取一段10 cm左右的20号钢丝,按同法将钢丝弯成大小合适的弧形,与颊面贴合。在卡环臂临近基牙殆缘的部分用尖钳将钢丝向外稍做弯曲,使卡环臂进入颊外展隙。在钢丝位于隙卡沟(间隙卡环沟)颊侧边缘处,用铅笔做记号,用尖钳夹住记号的稍下方,使尖钳的锐缘在卡臂舌侧,然后左手拇指压钢丝向尖钳的锐缘侧,形成约90°向舌侧弯曲,使卡臂与模型上的隙卡沟完全贴合。

(2)弯制连接体在卡臂位于隙卡沟舌侧边缘处做记号,将尖钳的钝缘在下夹住钢丝记号的卡臂一侧,压钢丝向下形成大于90°的角度,形成间隙卡环小连接体下降部分。倒转卡环,将卡环舌侧的转弯处抵在模型上隙卡沟下方的舌侧龈乳头处,在隙卡沟下方1 mm处用有色铅笔划线,翻过卡环,在记号处向舌侧弯曲,调整钢丝方向,使连接体与组织面保持约0.5 mm的距离,逐渐向前延伸直至进入前牙缺隙。为了加强塑料基托的强度,间隙卡环的连接体通常做得较长,并且走向应与基托的易折线垂直,以起到加强丝的作用。

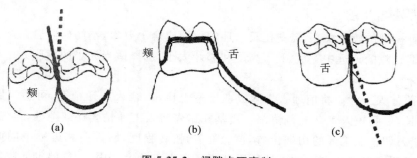

颊　　　舌　　　舌

颊

(a)　　　(b)　　　(c)

图5-25-2　间隙卡环弯制

5.卡臂磨光与固定

用桃形或柱状的磨石将弯制好的卡环卡臂尖磨圆钝,并用砂纸片和橡皮轮磨光。将完成后的卡环放在模型上,使卡臂与卡环线贴合,将熔化的基托蜡滴在小连接体与模型牙槽嵴处,将卡环粘牢固定。

（五）注意事项

（1）弯制时不得损伤或磨损模型。

（2）卡臂与卡体各部分应与基牙密贴。

①卡环体部及间隙卡环的越𬌗部分应在非倒凹区,且不妨碍咬合。

②卡臂尖和卡臂的1/2长度应位于基牙的倒凹区,不得压迫牙龈缘。

（3）应尽量选用对卡环丝损伤小的器械,减少钳夹伤痕。争取一次弯成,避免反复多次弯曲,以减少材料的内应力和疲劳。

（六）思考题

（1）弯制𬌗支托和卡环的要点是什么？

（2）简述卡环各部位与基牙的位置关系。

（七）实训报告与评定

（1）书写实训报告。

（2）评定学生可摘局部义齿弯制𬌗支托和卡环的掌握情况。

实训二十六 可摘局部义齿排牙、蜡型(4学时)

（一）目的和要求

（1）熟悉可摘局部义齿排牙和蜡型制作的基本方法。

（2）掌握排牙的原则和要求。

（二）实训内容

（1）在制作好支托和卡环的模型上排列义齿人工牙。

（2）制作义齿基托蜡型。

（三）实训器材

牙列缺损石膏工作模型、树脂人工牙、酒精灯、酒精喷灯、蜡刀、三角蜡刀、基托蜡片、技工马达、磨头、咬合纸等。

（四）方法与步骤

（1）检查模型的咬合关系,𬌗支托及卡环的位置应合乎要求,不妨碍咬合。

（2）根据缺隙的近远中宽度、𬌗龈高度和邻牙大小,选择适当大小的树脂人工牙。

（3）排牙。

①排列前牙人工牙 将前牙人工牙放在模型上比试,若人工牙稍宽,可适当磨改其邻面。若人工牙稍长,可磨短人工牙的盖嵴部。用基托蜡先将人工牙粘固在缺隙处,再将基托蜡烤软后,用排牙蜡刀调整人工牙的切端位置,覆𬌗覆盖,扭转程度,唇舌向和近远中向倾斜角度,使其与邻牙及对侧同名牙协调一致。然后用基托蜡将人工牙完全固定,待蜡彻底凝固后,用咬合纸检查咬合,用磨头调磨咬合高点。

②排列后牙人工牙　将人工牙放入缺隙内比试。由于殆支托及卡环连接体的存在,为了使人工牙能够在缺隙内就位,首先要根据殆支托及卡环连接体的阻挡部位磨改人工牙的近、远中邻面和盖嵴部,以适合缺隙,人工牙与卡环的卡体、殆支托和连接体嵌合,再根据与对颌模型的咬合关系,调整人工牙的殆面高度,用基托蜡将人工牙固定,然后用咬合纸检查人工牙咬合接触并调殆,达到正中殆广泛多点接触,前伸及侧方无殆干扰。

（4）制作基托蜡型。

①用蜡匙将熔化的基托蜡填在基托范围内天然牙邻间隙内、人工牙与模型的结合处、人工牙的牙根部位及标出的组织倒凹内,并使填上的蜡与周围的模型表面移行。

②根据基托伸展范围将厚度为 2～3 mm 的蜡片放在酒精灯上烤软后铺在模型上画出的基托部位,用手指挤压使之与模型贴实。用热蜡匙将基托的边缘和牙颈缘封牢。

③参照邻牙颈曲线的形态位置,用蜡刀雕刻颈曲线,颈曲线应是一条完整的曲线。参照邻牙龈缘的形态位置,用蜡刀在人工牙唇颊侧与牙面成 45°角,形成牙龈缘。后牙舌侧在殆缘下 2 mm 处切除多余的蜡片,并使蜡基托与人工牙移行。前牙舌侧应比照对侧同名牙雕出龈缘。

④用蜡刀雕刻蜡基托磨光面的外形。参考对侧同名牙的唇颊侧牙槽骨形态,在人工牙唇颊侧的牙根部位雕出外形,两根之间呈凹面,唇颊侧蜡基托磨光面也形成凹面。

⑤去除人工牙和石膏牙上的残蜡,检查咬合关系,在蜡型制作过程中人工牙应无变位,蜡基托应不妨碍咬合。满足了这些要求后,先用蜡刀精修,使基托外形平整,再用酒精灯喷光表面。

（五）注意事项

（1）排牙和制作基托蜡型均不得使支架移位。

（2）卡环臂、殆支托均应暴露,各连接体部分均应包埋在基托内。暴露的支架、人工牙及蜡型范围以外区域应清洁,无残蜡。

（六）思考题

（1）可摘局部义齿排列前后牙的原则是什么?

（2）可摘局部义齿基托伸展的原则有哪些?

（七）实训报告与评定

（1）书写实训报告。

（2）评定学生对可摘局部义齿排牙和制作蜡型掌握情况。

实训二十七　可摘局部义齿装盒、去蜡(4 学时)

（一）目的和要求

（1）熟悉整装法和分装法;掌握混装法的方法和步骤。

（2）掌握可摘局部义齿的去蜡法。

（二）实训内容

（1）将完成蜡型的可摘局部义齿工作模型修整装盒。

（2）去蜡。

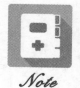

（三）实训器材

型盒、橡皮碗、石膏拌刀、毛笔、弹簧夹、肥皂、石膏、模型修整器、压榨器、热水等。

（四）方法与步骤

1. 装盒（混装法）

（1）装盒前检查义齿模型，发现问题及时改正。

（2）根据义齿蜡型大小及数量，选择合适的型盒，并检查型盒是否配套及密合。

（3）决定蜡型在型盒内的位置，要照顾周围距离，把重要的部位如支架和人工牙放在合适的位置上。

（4）决定蜡型前后、颊舌方向的倾斜度，以避开倒凹，暴露基托，利于支架和前牙的包埋固定。

（5）为了使开盒易于分离，装盒前在型盒内壁涂薄层凡士林作为分离剂。

（6）将工作模型置于肥皂水中浸泡 10 min，在模型修整器上修整大小和厚度，然后冲洗干净后放入下半型盒，确保模型边缘低于型盒边缘，人工牙等结构距上半型盒顶 5 mm 以上。

（7）调拌白石膏倒入下半型盒 1/2 高度，将模型压入型盒中央，用石膏包住模型唇颊舌面和余留𬌗面，以及卡臂和𬌗支托，暴露整个义齿蜡型。包埋石膏表面平整无倒凹，与下半型盒边缘平齐。

（8）当包埋石膏硬固时，可先在石膏表面涂藻酸盐分离剂，对合好上半型盒，再调拌白石膏，先用毛笔蘸石膏涂布在人工牙颈部等区域以确保无气泡，随后从型盒一侧边缘缓慢灌入石膏并轻轻振动型盒，使石膏流至各处，排除气泡，装满上半型盒后盖上型盒盖，除去型盒外面多余的石膏。

2. 去蜡

（1）装盒半小时石膏硬固后，将型盒放在冲蜡器内加热或浸泡在 80 ℃ 以上的热水中约 5 min，使蜡型软化。注意烫蜡的水温不要太高，时间不要太长，以免将熔蜡渗入石膏中；也不可温度过低，在蜡型未软化时而勉强开盒，易导致包埋的石膏折断。

（2）用蜡刀轻轻撬开型盒，去除软化的基托蜡，将上下型盒放在冲蜡器上，用开水冲净石膏表面的余蜡。若有松动脱落的支架、人工牙及折断石膏等要收集，妥善放置以防遗失，冲蜡后复位固定。

（3）削去石膏表面的飞边。将型盒倾斜放置，控去表面水分并晾干。

（五）注意事项

（1）修整模型时，不要损坏模型、支架、人工牙和蜡型。

（2）装盒时石膏稀稠度要适宜，过稠不易操作，气泡多。

（3）包埋固定后的石膏不宜高耸陡峭，容易折断。

（4）动作要迅速、准确，在石膏初凝前基本结束。

（5）装盒时注意不要破坏蜡型表面的光滑完整，如有划痕可在装上半盒前进行喷光修复。

（六）思考题

装盒时应注意什么？

（七）实训报告与评定

（1）书写实训报告。

（2）评定学生可摘局部义齿装盒、冲蜡的操作与结果。

实训二十八　可摘局部义齿充填塑料、热处理(4 学时)

（一）目的和要求

初步掌握调配与充填塑料及热处理的基本原则和方法,加深对有关理论的理解。

（二）实训内容

（1）涂分离剂、充填塑料。

（2）热处理。

（三）实训器材

牙托粉、造牙粉、单体、分离剂、调拌刀、眼科剪、毛笔、小瓷杯、玻璃纸、压榨器、热水等。

（四）方法与步骤

1. 充填塑料

（1）涂分离剂　模型表面无余水后均匀涂布一层石膏分离剂,尽量不要涂在人工牙及金属支架上,用毛笔按一个方向顺序进行。

（2）调配塑料　取适量热凝牙托水倒入调胶瓷碗中,再取 1/2 量牙托粉(体积比),轻轻洒入单体中,同时轻轻振动瓷碗,使粉液充分浸润混合,在瓷碗上盖好玻璃板待用。

（3）洗净双手,待调和好的树脂至面团期时,将其从调胶碗中取出,用手揉捏均匀。取少量树脂团,用手压入模型与小连接体之间的空隙内,再将较多的树脂团捏成片状,压在下半型盒内模型上的义齿基托处。

（4）在下半型盒放一层玻璃纸,然后盖上上半型盒并用力压紧。打开型盒检查牙冠是否完整、支架是否移位、石膏有无损坏、胶体是否填够。检查装胶量,如果填胶不足,应在相应部位再填胶,同时去除多余的胶体(基托边缘以外的部分)。塑料填够的依据:各处边缘有多余塑料,塑料致密,颜色较深,玻璃纸的褶皱不明显。

（5）去除玻璃纸,在胶体和人工牙盖嵴面上涂布少量单体,对好上下型盒,用压榨器缓慢压紧型盒(压力为 30～40 kg/cm²),然后移至型盒夹上固定夹紧。

2. 热处理

将型盒用弹簧夹夹紧固定,放入水中缓慢加热。在加热过程中,水温达 65 ℃后保持 90 min,再继续升温至 100 ℃,保持 30 min 后逐渐自然冷却至室温。

（五）注意事项

（1）石膏分离剂不要涂抹到人工牙盖嵴部。分离剂涂布完整,厚薄均匀。

（2）严格掌握树脂调拌中的水与牙托粉的比例和塑胶的面团期。

（3）装胶操作手法应迅速轻柔,避免树脂长时间暴露在空气中。

（4）不能有石膏碎块、玻璃纸、分离剂等污物混入塑料内。

（5）不要反复添加塑胶。

（6）型盒加压前检查支托、卡环、人工牙有无变位。

（六）思考题

可摘局部义齿装盒与全口义齿装盒有何区别?

（七）实训报告与评定

（1）书写实训报告。

Note

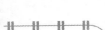

（2）评定学生充填塑料、热处理的掌握情况。

实训二十九　可摘局部义齿开盒、磨光（4学时）

（一）目的和要求

（1）初步掌握义齿上𬌗架调𬌗的方法。

（2）熟悉义齿磨光的基本操作方法和步骤。

（二）实训内容

（1）开盒。

（2）磨光。

（三）实训器材

石膏剪、工作刀、磨光马达、裂钻、砂石、纸砂片、布轮、绒锥、毛刷、半调𬌗架、抛光膏等。

（四）方法与步骤

1. 开盒　松开型盒夹，用锤子轻击下半型盒底面中央的小圆盖，使包埋石膏与下半型盒分离。取下型盒盖，将下半型盒的小圆盖垫在石膏表面，再用锤子轻击使上半型盒与石膏分离。

用锤子轻敲石膏侧面，使上下层石膏分离，再用石膏剪小心地从侧面去除模型和义齿周围的石膏，将义齿与工作模型完整取出。然后用剪刀剪除义齿上多余的塑料飞边。操作过程中应避免破坏工作模型，勿使义齿与模型分离。

2. 模型上𬌗架调𬌗　去净工作模型底面的包埋石膏，利用𬌗架架环上的对位标记，将工作模型重新对合到𬌗架，用塑料胶条将其固定。

3. 咬合检查

上下颌模型对合，检查上下余留牙及义齿人工牙的咬合接触情况。取咬合纸置于上下颌模型之间，在𬌗架上分别模拟正中咬合和前伸、侧方运动。

4. 调𬌗

根据人工牙上咬合印记进行调𬌗，使余留牙与义齿人工牙在正中𬌗同时、均匀接触，去除正中𬌗、前伸𬌗和侧方𬌗的早接触和𬌗干扰。

5. 义齿磨光

磨光后应达到基托大小、厚薄合适，边缘圆钝，磨光面平整光亮，组织面无石膏、塑料小瘤及尖锐的突出部分。人工牙冠形态好，牙间隙整齐，细致光滑。卡环臂要游离，末端圆钝。人工牙冠和支架不得磨损或变形，基托无折裂、缺损。

（1）调𬌗完成后将义齿连同模型从𬌗架上取下，用石膏剪将石膏模型一点点地破坏，逐渐从义齿上去除干净。

（2）义齿与模型分离后，先用菠萝钻或磨头磨除基托上的飞边，用球钻磨除基托磨光面和组织面上的树脂小瘤或未除净的石膏等。

（3）用纱布卷粗磨基托的磨光面和边缘，将基托表面磨平整。

（4）在抛光机上用棕毛刷和湿布轮蘸取细石英砂糊抛义齿基托磨光面和人工牙，直至表面光滑，避免过度抛光使人工牙磨损和改变形态。在抛光机上用干布轮蘸取抛光膏对义齿表面进行上光。

（五）注意事项

（1）开盒时不应因敲击而损伤义齿。剪石膏时，应先剪除义齿周围装盒包埋的石膏，后剪去模型石膏，注意剪刀产生分裂力量的方向，防止剪断基托。

（2）调磨时，保护好卡环，在良好的粗磨的基础上方可细磨。避免破坏人工牙的𬌗面形态。

（六）思考题

（1）怎样去除开盒后义齿上的石膏？

（2）义齿人工牙的咬合为什么会变高？

（七）实训报告与评定

（1）书写实训报告。

（2）评定学生可摘局部义齿开盒、调𬌗、磨光的操作与结果。

（蒋　懿）

第六章　口腔正畸学实训教程

口腔正畸学是口腔医学的一个分支学科，与其他口腔专业学科有着密切的关系。近几年来，其无论是在医疗、教学方面，还是在科研或学科内容方面，都有飞速的发展。本教程中的口腔正畸学实训教程安排 7 次实训课，共计 16 学时。主要目的是使学生初步了解和掌握口腔正畸学的基本知识和基本操作技能，以及对错𬌗畸形的初步诊断能力和对简单错𬌗畸形的矫治方法。为适应现代口腔正畸学的发展，帮助学生掌握新知识，本教程进行了内容和形式上的更新。

实训一　错𬌗畸形的分类（2 学时）

（一）目的和要求

掌握错𬌗畸形的分类法，熟悉错𬌗畸形的临床诊断，并了解其矫治设计，为科学研究奠定基础。

（二）实训内容

（1）多媒体演示 Angle 错𬌗畸形分类法（安氏分类法）及其模型（示教）。

（2）利用多媒体、图谱、模型示教和讲解毛燮均错𬌗畸形分类法（毛氏分类法）。

（3）准备常见的各类错𬌗畸形的石膏模型并进行编号，在教师指导下，进行安氏分类法和毛氏分类法的诊断练习。

（三）实训器材

《口腔正畸学》教材、安氏分类石膏模型、毛氏分类图谱、红蓝铅笔、钢笔、多媒体设备。

（四）方法与步骤

利用多媒体及模型示教讲解安氏分类法和毛氏分类法及其评价，结合毛氏分类图谱。

1. 安氏分类法概述　Angle 在 1899 年提出该分类法，他认为上颌骨固定于头颅上，位置必然恒定，上颌第一恒磨牙生长在上颌骨上，稳定而不易错位，故称上颌第一恒磨牙为"𬌗的锁钥"。根据这种理论，他将错𬌗畸形分为三类。

（1）第一类错𬌗——中性错𬌗。

上、下颌骨及牙弓的近、远中关系正常，当正中𬌗位时，上颌第一恒磨牙的近中颊尖咬合于下颌第一恒磨牙的近中颊沟内，对于全口牙无一错位者，则称为正常𬌗，有错位者，称为第一类错𬌗。

第一类错𬌗可表现为牙列拥挤、上牙弓前突、双牙弓前突、前牙反𬌗、前牙深𬌗、后牙颊、舌向错位等。

（2）第二类错𬌗——远中错𬌗。

上、下颌骨及牙弓的近、远中关系不调，下牙弓及下颌处于远中位置，磨牙为远中关系。若下颌后退 1/4 个磨牙或半个前磨牙的距离，即上、下颌第一恒磨牙的近中颊尖相对时，称为轻度远中错𬌗关系或开始远中错𬌗。若下颌或下牙弓更加位于远中关系，导致上颌第一恒磨牙的近中颊尖咬合于下颌第一恒磨牙与下颌第二前磨牙之间,则称为完全远中错𬌗关系。根据第二类错𬌗畸形的发生机制,又可以分为骨性Ⅱ类错𬌗和牙性Ⅱ类错𬌗。

①第二类,第一分类:在远中错𬌗关系之外,还有上颌前牙唇向倾斜。

②第二类,第一分类,亚类:一侧磨牙为远中错𬌗关系,而另一侧为中性𬌗关系,且上颌前牙唇向倾斜。

③第二类,第二分类:在远中错𬌗关系之外,还有上颌前牙舌向倾斜。

④第二类,第二分类,亚类:一侧磨牙为远中错𬌗关系,而另一侧为中性𬌗关系,且上颌前牙舌向倾斜。

第二类第一分类可表现为前牙深覆盖、深覆𬌗、上唇发育不足和开唇露齿等。伴随第二类第二分类的症状可能有内倾型深覆𬌗。

(3)第三类错𬌗——近中错𬌗。

上、下颌骨及牙弓的近、远中关系不调,下颌及下牙弓处于近中位置,磨牙为近中关系。如果下颌前移1/4个磨牙或半个前磨牙的距离,即上颌第一恒磨牙的近中颊尖与下颌第一恒磨牙的远中颊尖相对时,称为轻度近中错𬌗或开始近中错𬌗。若下颌或下牙弓更加位于近中错𬌗关系,导致上颌第一恒磨牙的近中颊尖咬合于下颌第一、第二恒磨牙之间,则称为完全的近中错𬌗关系。根据第三类错𬌗畸形的发生机制,又可以分为骨性Ⅲ类和牙性Ⅲ类错𬌗。

第三类,亚类:一侧磨牙为近中错𬌗关系,而另一侧为中性𬌗关系。

第三类错𬌗可表现为前牙对𬌗、反𬌗或开𬌗。

2. 安氏分类法的不足 安氏分类法具有一定的科学基础,简明易懂,对临床诊断和治疗设计具有重要的指导意义,因此,其被广泛接受和应用。但是,此分类法仍存在着以下不足之处。

(1)此分类法的前提是认为上颌第一恒磨牙位置是恒定不变的,而研究表明,上颌第一恒磨牙的位置绝非恒定。很多人认为是下颌牙弓或颌骨位置异常形成的错𬌗,实际上是上颌或上牙弓所致。

(2)此分类方法并没有包括牙、颌、面在长、宽、高三维方向上形成错𬌗畸形的综合机制。错𬌗畸形不仅是长度的问题。

(3)对现代人来说,牙量和骨量的不调是错𬌗畸形发生的重要机制之一。但此分类法未将此重要机制反映出来。

(五)思考题

(1)什么是理想正常𬌗?

(2)什么是错𬌗畸形?

(六)实训报告与评定

评定学生在模型上识别安氏分类法,并能正确记录。

实训二　正畸患者的临床检查及病历书写(2学时)

(一)目的和要求

(1)初步掌握口腔正畸患者的一般检查方法。

(2)了解特殊检查方法,学习正畸专科病历的书写。

（二）实训内容

（1）示教错𬌗畸形患者的一般检查方法和步骤。

（2）依据检查项目，让学生相互检查。

（3）示教颜面及口腔照相技术。

（4）示教全口牙位曲面体层 X 线片和头颅侧面定位片的拍摄。

（5）学习阅读正畸患者用的各种 X 线片。

（6）学习和掌握正畸专科病历的书写。

（三）实训器材

《口腔正畸学》教材、器械盘、口镜、探针、镊子、消毒棉球、直尺、游标卡尺、正畸专科病历、各种正畸患者的 X 线片等。

（四）方法与步骤

1. 一般情况

（1）姓名、性别、年龄、民族、籍贯、职业、出生日期、出生地、住址、电话、门诊号、寄存模型号、就诊日期等。

（2）主诉：患者就诊的主要目的和要求，简明扼要。

（3）现病史：与主诉有关的疾病发生情况，如萌牙、替牙及龋齿情况，有无早萌、迟萌、乳牙滞留、早失等，有无吮指、咬唇、咬指甲、口呼吸、吐舌等口腔不良习惯。

（4）既往史：包括过去健康情况，幼年是否患有佝偻病、结核病、肾病等慢性疾病而影响牙颌发育的情况，以及治疗情况和生活习惯等。同时询问哺乳方式、颌面部外伤、拔牙史、是否有正畸治疗史。

（5）家族史：询问患者直系家属的牙𬌗情况，有无类似的畸形，以判定是否存在遗传因素；询问其母亲妊娠时年龄、营养等情况，了解有无遗传因素或先天因素存在。

2. 全身情况

（1）精神状态：有无面色异常、精神不振、痴呆等。

（2）生长发育情况：身高、体重、胖瘦、营养状况等。

（3）全身性疾病：是否有癫痫、风湿病、糖尿病及内分泌疾病等。口腔附近器官有无疾病，如鼻炎、扁桃体肥大等。

3. 牙、𬌗、牙弓情况

（1）𬌗的发育阶段：乳牙𬌗、替牙𬌗或恒牙𬌗。

（2）磨牙咬合关系：主要记载覆盖关系（深覆盖、反𬌗、锁𬌗等）。

（3）牙和牙弓。

①个别牙错位：唇颊向、舌腭向、近中、远中、高位、低位、扭转、易位、斜轴等。

②牙的发育异常：牙的萌出、数目、形态、结构及乳恒牙替换有无异常。

③牙弓形态和排列情况：有无牙弓狭窄、腭盖高拱、牙列拥挤、牙间隙等。

④上、下牙弓关系异常。

a. 近、远中关系异常：近中错𬌗、远中错𬌗、双牙弓前突等。

b. 垂直关系异常：深覆𬌗、开𬌗等。

c. 水平关系异常：后牙对𬌗、后牙反𬌗、后牙正锁𬌗、后牙反锁𬌗、后牙深覆𬌗等。

4. 颌面部软硬组织

（1）上下颌形态、大小、位置：有无上颌前突或发育不足、下颌前突或后缩。牙槽、基骨丰满度及腭盖的高度。

（2）唇舌系带情况：舌体大小形态有无异常。舌系带是否过短，唇系带位置是否过低。

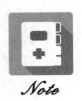
Note

（3）牙周、口腔黏膜情况：牙龈的色、形、质有无改变，口腔卫生状况、口腔黏膜有无病变。

（4）咀嚼、发声、呼吸及吞咽有无异常。

（5）有无龋齿、唇腭裂等。

5. 面部检查

（1）面部发育是否正常，左、右是否对称，颏部是否偏斜、肌肉发育是否对称。

（2）侧面轮廓协调情况。

（3）面部上、中、下是否协调，有无面下 1/3 高度不足或过高。

（4）唇的形态及功能情况：是否短缩、肥厚、翻卷、开唇露齿等。

（5）颞下颌关节情况：开口度、开口型是否正常，关节区有无压痛、弹响，关节活动是否协调、有无绞锁现象。

（6）面部有无外伤瘢痕。

6. 特殊检查

1）记存模型　用于错𬌗畸形矫治前后对比牙𬌗情况、进行牙弓测量、牙排列实验等。记存模型要准确、清晰，应包括牙齿、牙槽、移行皱襞、唇颊系带和腭盖等。也就是说要全部齿槽座已全面显示发育状态。矫治前取记存模型是为了诊断和矫治设计，在矫治一个阶段后更改设计时，应再取一副模型，矫治完成后完成记存模型，目的在于观察以后有无复发倾向。

2）照相分析　根据实际条件选择合适的正畸专用相机，以 35 mm 单镜头反光式相机为宜，使用环形门闪光灯最为理想。并选取合适的口唇拉钩、反光板等。

（1）面相：包括正面相、正面笑相、侧位相。

①正面相：显示面部高度、左右面部发育是否对称、面形及其他面部畸形。拍摄时，要求患者端坐，保持自然头位，平视正前方，上、下颌位于牙尖交错位，上、下唇自然闭合。

②正面笑相：显示患者微笑时牙龈暴露情况。拍摄时，要求患者保持自然头位，平视正前方，处于自然微笑状态。

③侧位相：头部成 90°侧位，以显示侧面突度、深度以及下颌的斜度、颏部的突度等。

（2）口内相：包括正位相、侧位相和𬌗面相。

①正位相：为了观察前牙的咬合关系，应水平位置投照。

②侧位相：为了观察牙列侧方的咬合关系，特别是第一恒磨牙的咬合关系，应让患者紧咬合，用口角拉钩牵拉口唇，使第一恒磨牙暴露，以尖牙为投照中心。

③𬌗面相：为了全面观察牙弓，应在最大开口位进行，助手用口唇拉钩将口唇尽可能拉开，并借助反光板，以求取得较为真实的拍摄画面。

3）X 线头影测量　X 线头影测量分析见本章实训三。

4）一般 X 线检查　包括牙片、咬合片、颞下颌关节开闭口位片、全口牙位曲面体层 X 线片、手腕骨 X 线片、CBCT 等。

7. 诊断和矫治计划　将上述检查所得到的结果填写正畸专科病历，并按照安氏分类法和毛氏分类法进行分类。根据病史和检查所获得的资料，经过综合分析判断，对错𬌗畸形的类型、发病因素和机制提出客观结论。矫治计划的具体内容应向患者交代清楚，对患者有疑虑的问题，如患者不愿拔牙、矫治目标期望过高等，应充分沟通，达成共识，并记录在案，最好要求患者签字同意治疗计划。

8. 复诊记录

（1）记录患者对矫治的主观反应，如有无牙疼、软组织损伤、矫治器固位情况等。

（2）记录患者执行医嘱的情况。

（3）记录客观检查包括牙体和牙周有无不良反应、牙齿移动情况、咬合关系、面形改善情况、口腔卫生状况等。

（4）复诊时所做的处理及对患者的医嘱。

（五）注意事项

病历书写的条理性、完整性及专业性。

（六）思考题

（1）病历书写中一般情况包括哪些？

（2）复诊病历需记录哪些内容？

（七）实训报告与评定

（1）学生按病历内容要求互相检查。

（2）评定学生书写的正畸专科病历。

实训三　X线头影测量(2学时)

（一）目的和要求

熟悉常用标志点的定位，测量平面及测量项目的组成和意义。

（二）实训内容

（1）示教头影图描绘、常用标志点定位、常用平面及常用测量项目。

（2）学生完成头影图描绘、标志点确定，测量常用的角、线距等项目。

（三）实训器材

《口腔正畸学》教材、头颅侧位片、X线片观片灯、硫酸描图纸、2H硬质铅笔、橡皮、三角尺、量角器等。

（四）方法与步骤

1. 描图示教

（1）将硫酸描图纸固定在X线头颅侧位片上，一并置于观片灯上。

（2）用2H硬质铅笔细笔尖（小于0.2 mm）描出以下测量点。

鼻根点（N）：正中矢状平面上鼻额缝的最前点。

蝶鞍点（S）：蝶鞍影像的中心。

耳点（P）：外耳道的最上点。

颅底点（Ba）：正中矢状面上枕骨大孔前缘的中点。

Bolton点（Bo）：枕骨髁突后切迹的最凹点。

眶点（O）：眶下缘最低点，通常取两侧眶点影像的中点。

前鼻棘点（ANS）：前鼻棘之尖。

后鼻棘点（PNS）：硬腭后部骨棘之尖。

翼上颌裂点（Ptm）：翼上颌裂轮廓的最下点。

上齿槽座点（A）：前鼻棘与上齿槽缘点间上齿槽突前部外形最凹点。

上齿槽缘点（SPr）：上中切牙间齿槽突的最前下点。

上中切牙点（UI）：上中切牙切端最前点。

髁顶点（Co）：髁突的最上点。

关节点（Ar）：下颌升支后缘与颅底外缘X线影像的交点。

下颌角点（Go）：位于下颌下缘与升支后缘交界处。常通过下颌平面和下颌支平面交角的

Note

角平分线与下颌角的交点来确定。

下齿槽座点(B):下齿槽缘点与颏前点间骨部的最凹点。

下齿槽缘点(Id):下齿槽突的最前上点。

下切牙点(Li):下中切牙切端最前点。

颏前点(Po):颏部的最前点。

颏下点(Me):颏部的最下点。

颏顶点(Gn):颏前点与颏下点的中点。

(3)描绘常用测量平面如下。

眼耳平面(FH):由耳点和眶点的连线构成。

前颅底平面(SN):由蝶鞍点与鼻根点的连线构成,常作为面部结构与颅底关系的定位平面。

Bolton 平面:由 Bolton 点与鼻根点连线构成的平面。

腭平面(ANS-PNS):由前鼻棘与后鼻棘的连线构成。

下颌平面(MP):在 Downs 分析法中,将下颌下缘最低部的切线定为下颌平面。在 Steiner 分析中,下颌角点(Go)与下颌颏顶点(Gn)的连线构成下颌平面。

面平面(N-P):由鼻根点与耳点的连线构成。

Y 轴角(Yaxis):蝶鞍点(S)和颏顶点(Gn)的连线与眼耳平面的前下交角为 Y 轴角。

(4)常用硬组织测量项目:SNA 角、SNB 角、ANB 角、NP-FH(面角)、NA-PA(颌凸角)、FMA(下颌平面角)、Y 轴角、1-SN 角、上下中切牙角(1-1)、下中切牙殆下颌平面角(1-MP)、上中切牙倾角(1-NA)、上中切牙突距(1-NA 距)、下中切角倾角(1-NB)、下中切牙突距(1-NB 距)。

2. 操作 学生按示教内容完成绘图、定点、测量等工作。

3. 评定 教师对学生描图结果进行评定,检查常用标志点、平面的确定是否正确,测量值是否准确。在教师的指导下,学生分组对测量值展开讨论。

(五)注意事项

X 线头影测量是研究颅面发育的重要手段,通过测量分析,可了解畸形的发生机制,确定矫治设计方案,并在矫治过程中进行对比研究分析。

(六)思考题

列举 X 线头影测量常用的标志点和平面。

(七)实训报告与评定

(1)评定学生 X 线头影测量描绘的标志点,常用的平面及常用项目等的正确性。

(2)评定学生描述测量结果的意义的正确性。

实训四　记存模型的制作(2 学时)

(一)目的和要求

掌握记存模型的制作过程、制作方法及特殊要求。

(二)实训内容

(1)示教取印模、灌注模型和记存模型的修整。

（2）学生相互取模并独立完成记存模型制作。

（三）实训器材

检查器械、托盘、橡皮碗、石膏调刀、模型修整机、成品橡皮托、记存模型垂直板、印模材料、模型石膏、水、排笔、记号铅笔等。

（五）方法与步骤

1. 寄存模型的要求　牙、牙槽嵴、移行皱襞、唇颊系带和腭盖等解剖特征要准确、清晰，以便作为法律记录。模型修整后无论什么位置均能反映口腔的殆接触情况等。

2. 印模前准备

（1）调整椅位：调整治疗椅位置，使患者舒适地坐在椅位上。患者殆平面与地面平行，高度以患者的口角与术者肘部平齐。

（2）清洁口腔：患者以清水漱口。若口腔牙结石较多应先行洁治术。

（3）选择托盘：根据患者牙弓大小与形态，选择使用全口有孔平底托盘，托盘大小应适当，要包括牙弓内的全部牙齿，形状要尽量与牙弓协调一致，托盘与牙弓内外侧间应有 3～4 mm 间隙，托盘边缘要有一定的高度，以便能获得基骨的准确形态。

3. 制取印模　取上颌印模时术者应站在患者的右后方，取下颌印模时术者应站在患者的右前方。一般可先取下颌印模，患者适应后再取上颌印模。按比例取适量印模材料和水，置于橡皮碗中调拌均匀，然后装入托盘并引入口中，对准牙列，托盘柄对准中线时轻轻均匀加压，使托盘就位。在印模材料未凝固前做肌功能修整。印模材料凝固后从口中取出印模，用流水轻轻冲去唾液和碎屑后，立即灌注模型。

4. 模型灌制　灌注模型初始，在盛有适量水的橡皮碗中，缓缓加入石膏，比例为 1∶2，用石膏调拌刀调拌均匀，使石膏缓慢地沿印模较高处向低处（牙齿位置）流注，边灌注边振荡，避免产生气泡，石膏自底部逐渐充满牙齿，继续灌注石膏直至填满全部牙齿到前庭转折处，整个印模灌满后，将多余石膏堆于玻璃板上，将印模翻转置于堆积石膏上，轻轻加压使托盘底与玻璃板平行，修整周围多余石膏。待石膏凝固（约半小时后），分离出模型。注意模型边缘灌制情况。模型边缘一定要灌制完整，使之能反映基骨、黏膜转折的全貌；模型应有足够的厚度，以保证记存模型底座的高度。

5. 模型的修整

1）模型修整机修整法

（1）先修整下颌模型底面，使之与平面平行，模型座的厚度约为尖牙到前庭沟底总高度的 1/2。

（2）修整下颌模型座后壁，使之距离最后一个牙远中约 1/2 牙冠宽度，并垂直于底面和牙弓正中线。

（3）将上、下颌模型在正中咬合状态下对好，以下颌模型为标准，修整上颌模型，使上颌模型的后壁与下颌模型后壁在同一平面上。

（4）修整上颌模型底面，使之与下颌模型底面平行。

（5）使上、下颌模型的侧壁与前磨牙及磨牙颊尖平行，周边宽度为 1/2 磨牙颊舌径宽度。

（6）将下颌模型底座的前壁修磨成与牙弓前部一致的弧形。

（7）上颌模型底座前部呈尖形，前尖在两中切牙之间，后尖在尖牙唇面中部。周边宽度可视前牙唇向倾斜度而定，如上前牙唇向倾斜者，周边相应较宽些，以免磨坏前牙唇面。

（8）将上、下颌模型侧壁和后壁的夹角磨除，使其形成一与原夹角平分线垂直的壁。

2）橡皮托底座成形法

（1）选择大小合适的橡皮托。将模型进行初部修整，使模型的前庭沟与橡皮托的边缘平

Note

齐,模型基座宽度适宜。

（2）先使上颌模型基底座成形。将石膏调拌好后放入橡皮托内,再将完全浸湿的模型放入托中。要求模型中线对准橡皮托中线,两侧对称,去除多余石膏,抹平模型边缘,使之与橡皮托上缘成一平面。

（3）待上颌基底石膏凝固后,将上、下颌模型在正中咬合位置用蜡固定。

（4）将调拌好的石膏放入下颌橡皮托中,放置下颌模型,要求上、下颌模型底面平行,橡皮托与后壁处于同一平面,上、下颌橡皮托中线一致。借助直角形座可较容易达到要求标准。

（5）抹平下颌模型边缘。待石膏凝固后,去除橡皮托取出模型,修整边缘。

（6）有条件者,可将石膏牙模型在煮沸的肥皂水里浸泡 10 min。晾干后表面涂蜡,使之既耐磨又光洁。

6. 记录 在记存模型的后壁用铅笔记录患者的姓名、年龄、取模日期、模型编号。

（五）注意事项

（1）记存模型取模清晰,伸展足够,可以反映口腔的𬌗接触关系,包括牙、牙槽、移行皱襞、唇颊系带和腭盖等解剖结构。

（2）灌注模型时注意石膏不要产生气泡,边振动边灌注。

（六）思考题

记存模型的制作要求是什么?

（七）实训报告与评定

（1）评定学生互相取模。

（2）评定学生完成记存模型的制作。

实训五 活动矫治器固位装置和功能附件的制作(4 学时)

（一）目的和要求

（1）掌握活动矫治器固位装置的弯制方法,并熟悉其结构、功能与使用。

（2）掌握活动矫治器功能附件的结构和制作方法。

（二）实训内容

（1）示教单臂卡环、邻间钩、改良箭头卡环的制作过程,同时讲解各装置的功能和应用。

（2）指导学生完成单臂卡环、邻间钩、箭头卡环的制作。

（3）示教双曲舌簧、分裂簧和双曲唇弓的制作。

（4）指导学生完成双曲舌簧、分裂簧和双曲唇弓的制作。

（三）实训器材

梯形钳、尖头钳、三齿钳、卡断钳、日月钳、雕刻刀、红蓝铅笔、酒精灯、石膏模型,直径为 0.5 mm、0.7 mm、0.8 mm、0.9 mm 的不锈钢丝,砂石针、台式牙钻、蜡刀、雕刻刀、常用蜡片、打火机或火柴等。

（四）方法与步骤

1. 示教单臂卡环（图 6-5-1）**的制作** 常用于乳磨牙、恒磨牙、前磨牙,也可用于尖牙。

（1）模型准备 用雕刻刀在石膏模型基牙上,修整颊侧颈缘线,再将基牙邻间隙接触点稍下方的石膏刮除 0.5 mm,以增强单臂卡环的固位。

(2) 卡环臂的形成　截取一段直径为 0.9 mm 的不锈钢丝,长度为 5 cm 左右,先用尖头钳将钢丝弯成一与基牙颊面颈缘线形态一致的圆滑弧形,再在石膏模型上比试调整,使弧形大小适度,并与基牙密贴,最后将进入邻间隙的卡环末端调磨圆钝。

(3) 连接体的形成　卡环臂形成后,先将钢丝沿基牙颊外展隙转至𬌗外展隙,使钢丝与模型密贴,再转至舌外展隙,但不能进入舌侧倒凹区,最后用三齿钳使钢丝与舌侧黏膜均匀离开 0.5 mm 的间隙,末端弯制成曲,以增强卡环与树脂基托的连接强度。

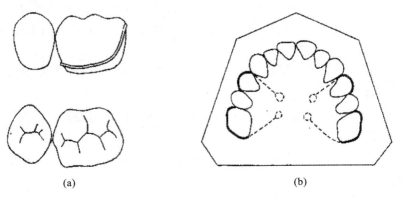

(a)　　　　　　　　　　(b)

图 6-5-1　单臂卡环

2. 示教邻间钩(图 6-5-2)的制作　常用于第一、二前磨牙之间或前磨牙与磨牙之间的固位装置,又称颊钩;有时也可用于前牙之间,称唇钩。

(1) 模型准备　在要安放邻间钩的两邻牙之间龈乳头处,即接触点稍下方的石膏用雕刻刀刮除 1.0 mm,目的是增强其固位能力。

(2) 唇(颊)钩的形成　截取一段直径为 0.7 mm 或 0.8 mm 的不锈钢丝,长度为 4 cm 左右,用尖头钳夹住钢丝末端,弯成近似于直角的钩,插入接触点稍下方近龈端,钩住邻接点,钩的长度为 1~2 mm,末端调磨圆钝或焊锡球。

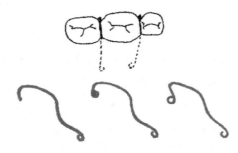

图 6-5-2　邻间钩

(3) 连接体的形成　唇(颊)钩形成以后,用尖头钳将钢丝沿两牙的(唇)颊外展隙转至𬌗外展隙,注意此段钢丝应与石膏模型贴合,然后由𬌗外展隙转至舌外展隙,但不能进入舌侧倒凹区。钢丝伸向前形成连接体,连接体部分应离开黏膜 0.5 mm,末端弯制成钩曲状,以增强其与树脂基托的连接强度。

3. 示教箭头卡环的制作　箭头卡环又称为亚当斯(Adams)卡环,常用于磨牙上,也可用于前磨牙、尖牙及切牙上。

(1) 模型准备　用雕刻刀在放置改良箭头卡环的基牙颊面近远中邻间隙、接触点稍下方的龈乳头处,轻轻刮除深约 0.5 mm 的石膏,以加强改良箭头卡环的固位能力。

(2) 卡环桥部的形成:截取一段直径为 0.8 mm 的不锈钢丝(乳牙钢丝直径可稍小至 0.6

mm），长度在 8 cm 左右，将钢丝置于基牙颊面比试，使钢丝中点与基牙颊面中点相一致，在钢丝上略短于颊面近远中宽度的位置，用红蓝铅笔做出标记，然后用梯形钳在标记处将钢丝两端向同一方向弯折，使内角略小于 90°，形成卡环桥部，使之与基牙面平行，并且位于基牙颊面、中 1/3 交界处，形成距基牙颊面约 1.0 mm 的间隙。

（3）箭头的形成：卡环桥部形成之后，用红蓝铅笔在钢丝上距离两内角顶端 2～3 mm 的位置做出标记，先用尖头钳夹住该标记向相反方向弯折 180°，形成两箭头，再用尖头钳夹住箭头平面，向基牙颊侧近远中邻间隙弯折，使箭头分别与基牙长轴和卡环桥部成 45°角。应注意：两箭头要与基牙颊面近远中轴角处的牙面贴合紧密，以利固位。

（4）连接体的形成：两箭头形成后，先用尖头钳将钢丝两游离端沿基牙近远中转至殆外展隙，此段钢丝应与石膏模型贴合，再将钢丝沿殆外展隙转至舌外展隙，但勿进入舌侧倒凹区。钢丝伸向前形成连接体，连接体部分应离开黏膜 0.5 mm，末端弯制成钩曲状，以增强其与树脂基托的连接强度。

4. 实践一 指导学生根据示教方法，在石膏模型上完成上述各固位装置的制作。

5. 示教双曲舌簧（图 6-5-3）的制作 双曲舌簧用于矫治舌向或腭向错位的牙。取一段 0.5 mm 不锈钢丝，先将一端磨圆钝，用梯形钳弯成第一个曲，该曲与错位牙颈缘外形应一致，宽度约窄于舌侧颈部近远中宽度 1.0 mm，再用梯形钳弯第二个曲，曲要保持圆钝，不能成锐角，然后用平头钳夹住这两个曲形成的平面，将钢丝向下弯成与平面约成 90°角的连接体，平面应与被矫治牙的长轴垂直，双曲舌簧的连接全包埋于树脂基托内。

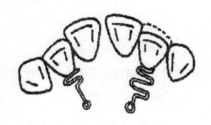

图 6-5-3 双曲舌簧

6. 示教分裂簧的制作 分裂簧可用于扩大牙弓。取一段 0.9 mm 不锈钢丝弯制成菱形，由口、体、底三个部分组成，斜边形的两个锐角相当于分裂簧的口部和底部，而钝角则相当于分裂簧的体部，各个角均应圆钝，以防止加力时折断。菱形口部张开 1～2 mm，口部对准腭中缝，体部左右宽 6～8 mm，长 10～20 mm。分裂簧距组织面 3～4 mm，便于加力时调整，连接体转弯处正对尖牙和第一前磨牙的接触点，最后形成与腭部曲线一致的连接体。

7. 示教双曲唇弓（图 6-5-4）的制作 双曲唇弓可用以保持、内收切牙等。由唇弓的水平部分及两个垂直弯曲及连接体组成，取一段 0.7～0.9 mm 不锈钢丝，弯制双曲唇弓的中部使其与切牙接触呈弧形，弓丝位于前牙切缘 1/3 与中 1/3 交界处，在两侧尖牙近中 1/3 处，将钢丝向牙龈方向弯成两个 U 形曲，曲的宽度是尖牙宽度的 2/3，高度应距前庭底 2～3 mm 并离开组织面约 1.0 mm，钢丝末端经尖牙与第一前磨牙的颊外展隙、殆外展隙到腭部形成连接体，埋于树脂基托内。

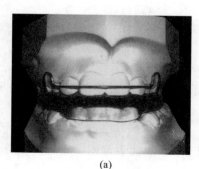

(a)

(b)

图 6-5-4 双曲唇弓

8. 实践二 指导学生完成双曲舌簧、分裂簧和双曲唇弓的制作。

（五）注意事项

选择合适器械进行活动矫治器固位装置和功能附件的制作。

（六）思考题

（1）活动矫治器的基本组成是什么？

（2）单臂卡环、邻间钩、箭头卡环属于活动矫治器结构中的哪个部分？

（七）实训报告与评定

1. 评定学生弯制的单臂卡环、邻间钩和箭头卡环。

2. 评定学生弯制的双曲舌簧、分裂簧和双曲唇弓。

实训六　活动𬌗垫式矫治器的制作（2 学时）

（一）目的和要求

掌握上颌双侧后牙𬌗垫式矫治器的结构及制作方法，并且了解其主要功能。

（二）实训内容

（1）由教师示教上颌双侧后牙𬌗垫式矫治器的制作步骤，并且讲解其主要功能。

（2）指导学生独立完成上颌双侧后牙𬌗垫式矫治器的制作。

（三）实训器材

细丝钳、梯形钳、蜡刀、石膏调刀、橡皮碗、酒精灯、调杯、前牙反𬌗石膏模型，直径为 0.5（0.6）mm、0.9 mm 的不锈钢丝，红蓝铅笔、毛笔、分离剂、模型石膏、简单𬌗架、自凝牙托粉、自凝牙托水、红蜡片、火柴或打火机、台式牙钻、砂石针、磨头等。

（四）方法与步骤

1. 示教上颌双侧后牙𬌗垫式矫治器的制作

（1）确定咬合关系，固定上、下颌石膏模型。

①首先将前牙反𬌗石膏模型用水浸透。

②再将简单𬌗架平放在台面上，调整固定各部位螺丝。

③将已浸过水的石膏模型按照上、下颌咬合关系对好，调和石膏，将模型固定于简单𬌗架上。

④重新调整、固定固位螺丝，升高咬合，其高度以脱离前牙锁结关系为标准，使上、下前牙间保留 1～2 mm 的间隙。

（2）弯制各固位装置及功能附件。

①固位装置的弯制：可设计在上颌双侧第一磨牙的单臂卡环或箭头卡环。方法见实训五。

②双曲舌簧的制作：方法见实训五。

③弯制双曲唇弓：方法见实训五。

（3）用蜡将已弯制好的单臂卡环、邻间钩固定于颊侧，双曲舌簧固定于被矫治牙的舌侧靠近舌隆突处。

（4）用红蓝铅笔在石膏模型上标出树脂基托的伸展范围，并且在双侧后牙𬌗面及基托范围内均匀涂抹一层分离剂。

Note

（5）𬌗垫与树脂基托的涂塑：常规调和光固化树脂。待树脂处于稀糊期时，开始涂塑树脂基托部分，将单臂卡环、邻间钩及双曲舌簧的连接体均包埋于树脂基托内并将树脂基托涂抹光滑。待树脂达面团期时，取适量树脂置于上颌双侧后牙𬌗面上轻轻加压，涂塑形成𬌗垫雏形，其厚度以解除前牙锁结后再升高 1～2 mm 为宜。根据需要将树脂涂抹成光滑的平面式𬌗垫或与对颌牙形成尖窝关系的解剖式𬌗垫。

（6）打磨、抛光：待树脂完全硬固后，取下上颌双侧后牙𬌗垫式矫治器按照程序打磨、抛光，制作完成。

（7）试戴：将制作好的上颌双侧后牙𬌗垫式矫治器在石膏模型上试戴，并仔细检查固位及贴合情况。

2. 完成制作　学生根据示教，独立完成上颌双侧后牙𬌗垫式矫治器的制作，并熟悉其临床应用及功能。

（五）注意事项

（1）𬌗垫力求平坦，与对颌牙不应有锁结交错的尖突，以免影响下牙弓的调位。

（2）𬌗垫的磨光面必须用裂钻雕刻沟槽，增加机械便利，以便于咀嚼时食物流通。

（六）思考题

简述活动𬌗垫式矫治器的组成及其适应证。

（七）实训报告与评定

评定学生制作的活动𬌗垫式矫治器。

实训七　直丝弓矫治器托槽的粘接技术（2 学时）

（一）目的和要求

掌握直丝弓矫治器托槽在牙面上的正确位置及粘接方法。

（二）实训内容

（1）简单介绍正畸专用粘固剂的特性。

（2）强调托槽在牙面上位置正确的重要性。

（3）在石膏模型上示教直丝弓矫治器托槽的粘接。

（4）直丝弓矫治器托槽的粘接方法。

（三）实训器材

釉质粘固剂、石膏模型、50％磷酸溶液、定位器、持托槽镊子、调纸、调刀等。

（四）方法与步骤

1. 粘固剂　自用于直接粘接托槽的粘固剂问世后，省去了以往固定矫治器需使用带环的弊端。目前临床上使用的粘固剂种类很多，但按其固化不同分为两类，一类是自然常温固化剂，另一类是光敏固化剂。两类粘固剂的主要成分均为环氧丙烯酸酯。其共性如下。

（1）常温下能快速固化。

（2）具有足够的粘合强度。

（3）对口腔软硬组织无损害。

2. 托槽的粘接

（1）清洁牙面：在准备粘接托槽的牙面上清除牙石及软垢后，用杯状橡皮轮用细浮石粉清洗牙面，用清水冲洗干净。以75％的酒精棉球反复擦洗需粘接托槽的牙面，吹干。

（2）牙面的酸处理：以浸有50％磷酸溶液的棉纸片或薄棉花絮片，贴敷在已清洗干燥的牙面上60～90 s后，用清水反复冲洗牙面，吹干（此时可见酸蚀过的牙面呈白垩状），准备粘接托槽。

（3）托槽的定位：先在模型上确定临床牙冠中心，画出与牙长轴垂直的水平线。两线交点处即为托槽中心点。

（4）托槽的粘接：调制适量的粘固剂置托槽的粘接面后，一个个分别粘接在牙面的准确位置上后，稍加压，去除多余的粘固剂，待干（一般3～5 min后可完全固化）。

3. 正畸附件的去除

（1）带环的去除：用去带环钳的一端置于带环的龈端，另一端置于带环的端，稍加压即可去除带环，去除多余的粘固剂。

（2）托槽的去除：用去托槽专用钳或霍氏钳分别压住托槽的近远中稍加压，即可去除托槽。用细砂轮去净剩余的粘固剂，此时要十分注意勿损害牙釉质。

（五）注意事项

牙齿的临床牙冠中心高度存在种族差异。

（六）思考题

直丝弓矫治器托槽的关键部件及粘接技术原理是什么？

（七）实训报告与评定

评定学生直丝弓矫治器托槽的粘接技术。

（魏　敏）

第七章　口腔预防医学实训教程

口腔预防医学实训教程有助于学生在相对枯燥乏味的理论课学习中巩固理论知识,让理论知识生动起来。本教程要求学生了解实验课程的目的、要求、安排和注意事项等,重点学习和掌握各实验的方法和步骤,熟悉临床与社区预防口腔保健的方法和基本原则,能以预防医学的理论分析社区口腔健康状况,并能初步运用预防口腔保健措施为人们的口腔健康服务。

本教程的学时数为 14 学时,按照 7 个实验单元来阐述。学校可根据学期计划安排,对个别单元和内容进行适当增减。

实训一　口腔健康调查(一)(临床检查方法和标准一致性检验方法)(2 学时)

（一）目的和要求

（1）掌握口腔健康调查的临床检查方法。

（2）掌握调查标准一致性的检验方法。

（3）熟悉口腔健康调查的实施步骤。

（4）了解口腔健康调查的方案设计。

（二）实训内容

（1）复习口腔健康调查的基本理论知识。

①常用的几种调查方法。

普查:在特定的时间范围内,一般为 1~2 天或 1~2 周,对特定人群中的每一个成员进行调查或检查。

抽样调查:抽样调查是一种非全面调查,它是从全部的调查研究对象中,随机抽选一部分单位进行调查,并据此对全部调查研究对象做出估计和推断的一种调查方法。

预调查:口腔调查的前期准备性调查,用于确定样本量、可行性分析等。

捷径调查:WHO 推荐的另一种调查方法。其目的是在较短时间内了解某群体口腔健康状况,并估计在该群体中开展口腔保健工作所需的人力和物力。由于这种方法经济实用,节省时间和人力,故称为捷径调查。

②调查方案的设计。

a. 样本含量的确定。

b. 抽样调查的原则。

c. 调查表格的设计。

d. 方法和标准的选择。

③调查的质量控制。

（2）学习口腔健康调查的临床检查标准和方法。

（3）学习标准一致性检验方法。

（三）实训器材

CPIPN牙周探针、一次性平面口镜、一次性口腔检查盘、口腔健康调查表（附1）、铅笔、橡皮和垫板。

（四）方法与步骤

（1）由带教老师以授课方式完成理论复习。

（2）带教老师示教：口腔健康调查表各项目含义及填写要点，并注意老师的检查方法及与记录员的相互配合。

（3）将同学分成三人一组，进行相互练习（受检者、检查者和记录员，依次轮流互相交替），检查项目为龋病（恒牙龋均DMF和乳牙龋均dmf）和牙周疾病（CPI指数）。

①龋病检查：按一定顺序（一般为顺时针方向）检查口腔4个象限（右上—左上—左下—右下）。探诊要注意牙体色、形、质的改变：牙齿的窝沟点隙或光滑面有无明显的龋洞，有无明显的釉质下破坏，有无明确可探及的软化洞底，若有，即可诊断为龋。对于白垩色的斑点，牙冠上变色或粗糙的斑点，用CPI探针探测未感觉组织软化，釉质表面点隙裂沟染色但无肉眼可见的釉质下潜行破坏，CPI探针也没有探到洞底或沟壁软化，中到重度氟牙症所造成的釉质上硬的、色暗的凹状缺损，牙釉质表面的磨损，没有发生龋损的楔状缺损，均不能诊断为龋。每颗牙的5个面（前牙4个面）都要仔细检查。混合牙列的检查要注意区分乳牙和恒牙及填写表格时记录符号的不同。

②牙周检查：按CPI指数所要求的六个区段进行，即右上后牙区段—上前牙区段—左上后牙区段—左下后牙区段—下前牙区段—右下后牙区段。

探诊：CPI的探诊是探查有无牙周袋并判定其深度和发现牙结石及有无牙龈出血状况。探诊力量应控制在25 g以下，也可简单描述为将CPI探针插入指甲沟内，轻压显示指盖发白且不造成疼痛和不舒服的感觉为度。探诊的方法是将CPI探针插入龈沟底或袋底沿沟底做上牙向上、下牙向下探诊，同时观察有无牙龈出血情况。

牙周计分：在一个区段内第一次探诊就发现牙周袋深度在5.5 mm以上（计4分），则该区段不需要做第二次探诊；指数牙探诊后最深牙周袋深度在3.5 mm以上，5.5 mm以下者计为3分；如果没有牙周袋，只发现有牙结石及牙龈出血，则计为2分；若只有牙龈出血，则计为1分。总之，每个区段按最重情况计分，如同一区段内指数牙分别计为4分、2分，则该区段计为4分。

（4）选15～20名年龄在10～15岁的中小学生或实习同学作为受检者，以带教老师为标准检查者，其他同学为检查者，依次以自己的标准做龋病检查和诊断。先将检查结果代入Kappa值计算公式统计，Kappa值在0.4以上为可靠，可靠度不合格（Kappa值在0.4及以下）的同学重新学习龋病检查标准，再做检查，直到合格为止。

标准检查者

		龋	非龋	合计
检查者	龋	a	b	p^1
	非龋	c	d	q^1
		p^2	q^2	

Note

K（Kappa）值计算公式：$K = \dfrac{2(ad - bc)}{p^1 q^2 + p^2 q^1}$

注：a、d 为检查者 A 与标准检查者检查结果一致的牙数；b、c 为二者检查结果不一致的牙数；p^1、p^2、q^1、q^2 为各项的合计。

（5）带教老师做单元小结，有针对性地对同学中出现的问题进行分析和讲解。

（五）注意事项

（1）牙齿萌出过程中的假性牙周袋及 30 岁以下的人因牙龈增生导致假性牙周袋均不参与牙周计分。

（2）探查力量不应过大，以免造成受检者不适。

（六）思考题

（1）讨论样本量对调查结果的影响。

（2）样本量如何确定？

（3）讨论口腔健康调查的质量控制。

（七）实训报告与评定

（1）K（Kappa）值的计算结果。

（2）口腔健康调查表完成情况。

（3）评定学生对标准一致性检验方法的掌握程度（同学自我检查并分析原因）。

（4）评定学生填写口腔健康调查表的熟练程度。

（5）老师检查评语。

实训二　口腔健康调查（二）（社区口腔健康调查）（2 学时）

（一）目的和要求

（1）掌握口腔健康调查表的设计思路和使用方法。

（2）熟悉口腔健康调查的组织程序。

（3）了解不同人群龋病、牙周疾病的患病状况及分布规律。

（二）实训内容

社区口腔健康调查。

（三）实训器材

CPIPN 牙周探针、一次性平面口镜、一次性口腔检查盘、儿童口腔健康调查表（附 2、附 3）、铅笔、橡皮和垫板。

（四）方法和步骤

（1）带教老师选择并联系好社区和受检对象，最好是在小学检查 6～12 岁儿童（乳恒牙混合牙列）。

（2）根据所选学校具体情况选择普查或分层抽样调查，如随机抽取每个年级 1～2 个班的学生。还可以是指示年龄组的抽样调查，例如调查 6 岁、12 岁年龄组。

（3）两人一组，相互交替作为检查者和记录者。

（4）班长或指定专人负责现场的组织工作。

（5）每组同学检查完一个受检者后，要认真核对检查表上每个检查项目是否填写完全，记录符号是否准确无误。

（6）口腔检查中遇到无法判断和解决的问题时，及时请老师指导和帮助。

（五）注意事项

（1）巩固学习实训教程和复习实验内容，检查对象如果是少年儿童，其耐受力较差，应保持足够的耐心，检查动作应轻柔，避免出现创伤，争取受检者的配合。

（2）如果受检者完全不能配合检查，应放弃检查。

（3）检查所产生的垃圾应全部回收，并统一按照医疗垃圾处理。

（六）思考题

（1）在口腔健康调查的现场常见的突发情况及应对措施有哪些？

（2）讨论分工有序在现场组织工作中的作用。

（七）实训报告与评定

（1）评定学生进行口腔健康调查时的现场组织安排能力。

①现场安排：桌椅器械摆放；无菌观念；人力分配。

②现场组织：受检者引导及安排；检查顺序及秩序。

（2）评定学生对口腔健康调查临床检查方法的掌握程度（60％）。

实训三　口腔健康调查资料的统计与分析（2 学时）

（一）目的和要求

（1）复习医学统计的基本概念和常用指标。

（2）熟悉口腔健康调查资料的数据归纳与整理、汇总和结果分析。

（3）了解口腔健康调查资料的统计与分析。

（4）了解计算机统计知识（SAS、SPSS 或 STATA）。

（5）课后完成简单的口腔健康调查报告。

（二）实训内容

1. 回顾医学统计的基本概念和常用指标

（1）同质与变异：统计学研究的是有变异的事物，统计学的任务就是在同质分组的基础上，对个体变异进行研究，透过偶然现象，反映同质事物的本质特征和规律。

（2）总体与样本：根据研究目的确定的同质观察单位的全体称为总体。从总体中随机抽取的一部分称为样本。

（3）抽样误差：因抽样产生的样本与样本，样本与总体相应统计指标之间的差异，称为抽样误差。抽样误差是不可避免的，抽样误差的大小主要取决于观察单位间变异程度的大小和样本含量的多少。

（4）概率：描述随机事件发生的可能性大小的一个数值，常用 P 表示。随机事件的概率介于 0 与 1 之间。概率越接近 1，表明某事件发生的可能性越大；概率越接近 0，表明某事件发生的可能性越小。习惯上将 $P \leqslant 0.05$ 称为小概率事件。

2. 医学统计常用指标

（1）平均数与标准差：平均数是反映一组观察值的平均水平和集中趋势，一般分为算术均数、几何均数、中位数三种。标准差是描述一组观察值的变异程度。

（2）标准误：标准误是样本统计量的标准差，用来表示抽样误差的大小。

（3）相对数：率是用来说明某种现象发生的频率，如患龋率。构成比是用来说明某事物内部各构成部分所占的比重，如龋、失、补的牙数各占龋齿总数的百分比。

（4）显著性检验：显著性检验就是事先对总体（随机变量）的参数或总体分布形式做出一个假设，然后利用样本信息来判断这个假设（备择假设）是否合理，即判断总体的真实情况与原假设是否有显著性差异。或者说，显著性检验要判断样本与我们对总体所做的假设之间的差异是纯属机会变异，还是由我们所做的假设与总体真实情况之间不一致所引起的。

（5）参数与统计量：统计学中把总体的指标统称为参数，也叫参变量，是一个变量。统计量是统计理论中用来对数据进行分析、检验的变量。

3. 口腔健康调查资料的数据归纳与整理

（1）合理分组：在同质的原则下，用明确的指标将全部调查资料按照设计好的整理表进行归纳与整理。

（2）整理方法：有手工整理和计算机录入两种方法。手工整理可以使用过录卡或整理表用分卡法或划卡法进行。计算机直接录入方便快捷。

4. 口腔健康调查资料的统计与分析　将上次实习资料统计的结果和老师准备好的另一份资料或上一届同学的实习资料进行统计与分析，要求计算：计量资料的显著性检验；计数资料的显著性检验。

5. 拟写口腔健康调查报告　调查报告是整个调查工作的总结，它能全面概括调查工作的过程，充分反映调查的结果及其价值，体现调查者的科学态度。调查报告应由以下几个部分组成。

（1）调查目的：简洁明确地说明调查目的和所采取的方法。

（2）取材及方法。

①取材：应说明调查的地区、范围和对象以及取材的随机性、典型性、针对性。

②收集资料的性质：调查资料的类型，特殊疾病的情况都在报告中做详细的说明。

③收集资料的方法：是用调查表或口头询问还是临床检查，以及所使用的检查器械和现场调查的安排，例如所采用的光源等，报告中需做扼要介绍。

④抽样方法：必须说明所采用的是何种抽样方法、样本含量、样本占总体的比例以及样本对所研究总体的代表程度。

⑤总结表：在表后应简要说明统计的方法或指出参考资料，有助于分析和判断结果的正确与否及其价值。

⑥调查结果的可靠性：应说明参加调查的人数、业务水平、接受培训的情况，在调查前对检查者使用标准一致性的检查情况，检查者之间的校准试验以及调查中的重复试验结果，都应在报告中说明其误差程度的大小，以便对资料做出恰当的评价。

（3）结果：这是整个调查报告的主体部分，其质量的高低，主要由这部分内容的科学性和准确性来决定。要求指标明确，数据准确，内容充实，并通过统计表、曲线图等，结合文字分别描述。

（4）讨论。

①说明调查结果与调查目的的符合程度，是否有悖常识及其原因。

②重点分析和比较有意义的结果，以说明本调查的价值和意义。

③对临床实践有何指导意义。

（5）结论：要求简明扼要、文字简洁，观点明确，重点突出本调查对临床实践的指导意义。

（6）摘要：摘要又称概要、内容提要。摘要是以提供文献内容梗概为目的，不加评论和补充解释,简明、确切地记述文献重要内容的短文。其基本要素包括研究目的、方法、结果和结论。

（三）实训器械

计算器、过录卡、整理表和统计表、统计资料、统计学教材。

（四）方法和步骤

(1) 学生以组为单位将第一、二单元实习后的调查资料进行录入统计,要求计算以下指标。

①乳牙患龋率、恒牙患龋率、乳牙龋均、恒牙龋均、龋面均和龋失补构成比。

②CPI指数、牙结石检出平均区段数。

(2) 老师检查学生的统计结果是否正确和合理,然后进行小结。

(3) 老师讲解口腔健康调查报告的文章结构和写作要点。

(4) 学生以小组为单位将健康调查和统计分析的结果写成调查报告。

(5) 交流各组调查报告,讨论调查报告的长处与不足。

（五）注意事项

对数据的处理应持严肃、认真和实事求是的科学态度,对数理统计公式只要求了解其意义、用途和应用条件,不必深究其数学推导。

（六）思考题

尝试讨论比较计算机统计数据与人工统计数据。

（七）实验报告与评定

(1) 完成资料的归纳和整理。

(2) 按要求统计数据结果。

(3) 评定学生对调查资料的汇总和统计结果的分析能力。

(4) 课后择期评定学生对口腔健康调查报告的掌握程度。

实训四　口腔健康教育调查报告(2 学时)

（一）目的和要求

(1) 复习口腔健康教育与促进理论课的内容。

(2) 熟悉口腔健康教育的监测与评价的方法。

(3) 了解社区不同人群对口腔健康的认识差异。

（二）实训内容

(1) 调查问卷的设计。

(2) 社区不同人群的问卷调查。

(3) 统计分析调查问卷的结果。

(4) 开展社区口腔健康咨询活动。

（三）实训器材

口腔检查一次性器械盘,小礼品,宣传用品(宣传板、挂图、宣传小册子、模型等)。

（四）方法与步骤

（1）主要为问卷调查，根据不同的发放方式分类，问卷调查可分为通信调查、电话调查、当面调查和留置调查四种。

①在遵循流行病学抽样方法的前提下，问卷调查应遵循以下设计原则。

a. 问题的选择要有目的性。

b. 问题要公正客观，不能有暗示性、主观性。

c. 预先确定统计分析的性质与方法。

d. 布局合理，结构完整，排列有序，浅显易懂，题量控制在 10～15 min 答完为宜。

②调查项目、内容：由于人群中口腔健康知识、信念、态度与行为直接受到文化教育、经济收入、生活水平、生活习惯及传统观念的影响，因此应针对不同人群设计相应的调查项目和内容。

③调查方法：在目标人群相对集中的地方，问卷调查应尽可能采取集中自填为主、当场发卷、立即回答、当场收卷的方式，不准讨论，在学校采取监考式答卷。在人群分散和文化程度低的地方，可采取调查者与被调查者一对一的方式，在调查者得到被调查者确切回答后再帮助选填，但应尽可能地减少诱导性误差。建议选择小学进行家长问卷调查。

④质量控制：调查内容过多，使得参与者没有耐心完成全部调查问卷。这是调查最常见的误区。或者是为了获得奖品才参与调查，即使完成了调查，也隐含一定的调查风险，例如，被调查者没有充分理解调查问题的含义，或者没有认真选择问题选项，最终会降低调查结果的可信度。在被调查者不明题意时，可重读两遍，必要时可做与题意一致的解释，但不能诱导或暗示答案。在进行问卷调查前，不要向被调查者宣传口腔卫生保健知识。

（2）问卷调查活动结束后，在现场或返回驻地后应检查调查问卷的回答填写情况，发现漏卷（如漏题，选填不明确等）应及时补上，避免废卷，以便下一步进行统计分析。

（3）统计分析调查问卷，并将结果写成调查报告。

（4）老师带领同学到社区公共场所开展口腔健康咨询活动。

（五）注意事项

（1）在口腔健康教育与促进活动中要有科学严谨的态度、喜闻乐见的形式和通俗易懂的方法。尊重对方，以朋友的方式而不是以教育者的面目与之交流看法和讨论问题。

（2）让所有被调查者在安静环境下完成调查问卷。

（3）调查者应以"局外人"身份对调查问卷答案保密并全程不干预。

（六）思考题

如何让被调查者积极、认真参与问卷调查并且准确地填写问卷？

（七）实训报告与评定

（1）评定学生开展社会问卷调查的能力。

（2）评定学生分析结果拟写调查报告的掌握程度。

实训五　口腔健康教育与促进（2 学时）

（一）目的和要求

熟悉口腔健康教育与促进的任务。

（二）实训内容

（1）查找资料并编写口腔卫生科普文章和宣传材料。

（2）以积极阳光的心态讲演口腔健康预防知识。

（三）实训器材

多媒体设备、口腔模型、宣传页、扬声器等。

（四）方法与步骤

口腔健康教育与促进包括保证和维护口腔健康所必需的条例、制度与法律等，也包括专业人员建议有关职能部门把口腔预防保健措施纳入发展计划、财政预算和组织培训的促进工作。

（1）口腔健康教育的任务如下。

①提高社会人群口腔预防保健的知识水平，破除不卫生、不文明的旧观念，建立口腔健康行为，不断提高生活质量，促进全民口腔健康。

②深化口腔健康教育内容，扩大教育面。增加卫生、医疗人员的口腔预防知识，强化口腔健康教育意识，提高口腔健康教育的能力。

③引起社会各界对口腔健康问题的关注，为寻求口腔预防保健资源做准备。

④争取各级行政领导的支持，以便合理分配有限的资源。制定方针、政策，推动防治方案顺利进行。

⑤传递最新的科学信息，积极参加新的口腔保健措施的应用与推广。

（2）学生可试着编写一份口腔卫生科普文章或宣传彩页并进行评比。

（3）以社区不同人群为对象上一堂口腔保健常识课或开展一次口腔健康知识讲座。

（五）注意事项

要用通俗易懂的语言讲解，尽量少用或不用专业术语进行编写和宣传。

（六）思考题

如何让一次口腔健康教育宣讲的社会效益最大化？

（七）实训报告与评定

（1）评定学生的口腔健康咨询和科普宣传能力。

（2）评定学生科普文章的写作水平。

实训六　龋病预防（窝沟封闭与氟防龋措施）（2 学时）

（一）目的和要求

（1）掌握窝沟封闭的操作方法、步骤及注意事项，加深对窝沟封闭理论知识的理解。

（2）熟悉全身及局部用氟的方法。

（3）了解 0.2% 氟化钠漱口水的配制方法。

（二）实训内容

（1）老师示教窝沟封闭的操作要领。

（2）学生对离体前磨牙或磨牙进行窝沟封闭。

（3）学生对窝沟封闭失败病例的原因进行讨论分析，老师最后总结。

（4）以小组为单位配制 0.2% 氟化钠漱口水。

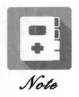

（三）实训器材

窝沟封闭剂、光固化灯和治疗盘(口镜、探针、镊子和棉卷)、氟化钠、95%酒精、香精、糖精、色素、盐酸、氢氧化钠、烷基磺酸钠和扭力天平等、离体牙模型、仿头模。

（四）方法与步骤

1. 窝沟封闭操作方法 示教窝沟封闭的操作方法和步骤。

（1）清洁牙面:酸蚀与封闭前首先应对牙面,特别是窝沟做彻底清洁,方法是在低速手机上装好锥形小毛刷或橡皮杯,蘸上适量清洁剂刷洗牙面(也可采用干刷)。清洁剂可以用浮石粉或不含氟牙膏,但不能使用含有油质的清洁剂或过细磨料。彻底冲洗牙面后应冲洗漱口,去除清洁剂,再用尖锐探针清除窝沟中残余的清洁剂。

（2）酸蚀:清洁牙面后即用棉纱球隔湿,将牙面吹干后用细毛刷、小棉球或小海绵块蘸适量酸蚀剂放在将要封闭的牙面上。酸蚀剂可为磷酸溶液或含磷酸的凝胶,酸蚀面积应为接受封闭的范围,一般为牙尖斜面的 2/3,恒牙酸蚀 20～30 s,乳牙酸蚀 60 s。

（3）冲洗和干燥:用蒸馏水彻底冲洗酸蚀后的牙面,通常用水枪或注射器加压冲洗牙面 10～15 s,边冲洗边用排唾器吸干,去除牙釉质表面的酸蚀剂和反应产物。如用含磷酸的凝胶酸蚀,冲洗时间应加倍。冲洗后立即更换干棉卷隔湿,随后用无油无水的压缩空气吹干牙面约 15 s。

（4）涂布封闭剂:用细刷笔、小海绵或制造厂家的专用供应器,将光固化封闭剂涂布在酸蚀牙面上。涂布过程中注意使封闭剂渗入窝沟,使窝沟内的空气排出,并放置适量的封闭材料以覆盖全部酸蚀面,在不影响咬合的情况下尽可能有一定的厚度。

（5）固化:涂布光固化封闭剂后,立即用可见光源照射。固定灯距离牙面 1 mm,照射时间要根据采用的产品类型与可见光源性能决定,一般为 20～40 s。照射的部位范围要大于封闭剂涂布的部位。

（6）检查:窝沟封闭成功的标准是所有窝沟(包括上颌牙的腭沟和下颌牙的颊沟)均进行了封闭;封闭材料固化完全且牢固附着在窝沟表面;封闭剂厚薄适中、无气泡。所以,封闭剂固化后,术者应用探针进行全面检查,了解固化程度,粘接情况,有无气泡存在,寻找遗漏或未封闭的窝沟,观察有无过多封闭材料、是否需要去除,如发现问题及时处理。

2. 窝沟封闭实践 学生练习窝沟封闭的临床操作。

3. 氟化物防龋知识 氟化物防龋措施主要有全身用氟和局部用氟两大类。全身用氟主要指饮水氟化。局部用氟治疗主要指以下方面。

（1）氟化泡沫(凝胶):氟化泡沫是目前国际上使用较多的一种含氟类防龋产品,使用一次性托盘将氟化泡沫固定在患者口腔 3 min,半小时内不进食任何食物即可。这是一种安全、可靠的预防龋齿的方法。

（2）含氟漱口水。

4. 老师讲解漱口水的配制方法和仪器使用方法

（1）0.2%氟化钠漱口水配方:

氟化钠(分析纯)	0.2 g
95%酒精	2 mL
10%烷基磺酸钠	2 mL
10%糖精	2 mL
香精	适量
色素	适量
蒸馏水	加至 100 mL

Note

（2）用 pH 试纸测定溶液的 pH，pH 应为中性，必要时可用盐酸或氢氧化钠调节至中性。

（五）注意事项

遵守实验室有关安全操作的规定。

（六）思考题

（1）氟化物防龋的作用机制是什么？

（2）是否所有地区都适宜开展涂氟防龋？

（七）实训报告与评定

（1）评定学生窝沟封闭的操作方法和步骤。

（2）评定学生用氟化钠配制漱口水的方法。

实训七　刷牙与控制牙菌斑（2 学时）

（一）目的和要求

（1）掌握牙周疾病初级预防的原则与方法。

（2）掌握有效清除牙菌斑的刷牙方法。

（3）熟悉控制牙菌斑的其他方法。

（二）实训内容

（1）复习牙周疾病预防的理论知识。

（2）控制牙菌斑的方法（演示与讨论）。

①机械方法。

a. 刷牙（巴斯刷牙法）。

b. 牙线。

c. 牙签。

d. 冲牙器。

②化学及其他方法。

a. 全身和局部用药。

b. 口腔药物漱口。

c. 牙周袋药物冲洗。

d. 保健牙刷的标准与牙周健康的关系。

e. 洁牙剂的种类与成分（含氟牙膏和药物牙膏）。

f. 向社区人群宣讲有效的刷牙方法。

（三）实训器材

刷牙模型，各种牙刷、牙膏、牙线、冲牙器和牙签，菌斑显示剂等。

（四）方法与步骤

（1）老师示教使用菌斑显示剂的方法并展示刷牙前口腔牙菌斑量。

（2）老师示教正确的刷牙方法（巴斯刷牙法）。学生在每一步操作后参与讨论。

①手持刷柄，将刷头置于牙颈部，刷毛与牙长轴成 45°角，刷毛指向牙根方向（上颌牙向上，下颌牙向下），轻微加压，使刷毛部分进入龈沟，部分置于龈缘上。

Note

②以 2～3 颗牙为一组,以短距离(约 2 mm)水平振动牙刷 4～6 次。然后将牙刷向牙冠方向转动,拂刷唇舌(腭)面。注意动作要轻柔。

③将牙刷移至下一组 2～3 颗牙的位置重新放置,注意放置时要有 1～2 颗牙的位置重叠。

④刷上前牙舌(腭)面时将刷头竖放在牙面上,使前部刷毛接触龈缘或进入龈沟,做上下提拉振动,自上而下拂刷,不做来回拂刷。刷下前牙舌面时,自下而上拂刷。

⑤刷颊舌(腭)面采用拂刷方法,在②和③步骤间进行,保持刷牙动作连贯,要依顺序刷到上、下颌牙弓唇舌(腭)面的每个部位,不要有遗漏。

⑥刷咬合面手持刷柄,刷毛指向咬合面,稍用力做前后来回刷,注意上下左右区段都必须刷到。

(3)老师再次使用菌斑显示剂展示刷牙后牙菌斑清除效果并进行对比。学生也可分为若干小组学习正确的刷牙方法,了解和体会刷牙的重点部位和清除牙菌斑的效果。

(4)深入社区中,宣讲刷牙的重要性,并演示正确的刷牙方法。有条件的社区人群可以在刷牙前后使用菌斑显示剂以检查刷牙效果。

(五)注意事项

解决好刷牙漱口后的污物处理问题。根据不同地区区分使用含氟牙膏,在低氟区使用含氟牙膏,在高氟区就不能用含氟牙膏了。儿童刷牙时牙膏只要黄豆粒大小的量即可,不宜过量,防止儿童误吞。

(六)思考题

(1)牙周疾病初级预防的原则和方法是什么?

(2)清除和控制牙菌斑的方法是什么?

(七)实训报告与评定

(1)评定学生对有效刷牙方法的掌握程度。

(2)评定学生示范和指导社区人群刷牙的能力。

(刘君武)

附1：

第三次全国口腔健康调查表（35～44 岁、65～74 岁）

姓名_____ ID 号(1)□□□□□ □□ □ □□□(12)

户口类型 城＝1 乡＝2 □(13) 性别 男＝1 女＝2 □(14) 职业(15)□□(16) 民族(17)□□(18)

受教育年限(19)□□(20) 出生日期(21)□□□□□□□(28)

检查日期(29)□□□□□□□(36) 检查者编号□(37)

口腔黏膜

状况

	部位
0 无异常	0 唇红缘
1 恶性肿瘤（口腔癌）	1 口角
2 白斑	2 唇
3 扁平苔藓　　　　　(38)□□(41)	3 唇沟
4 溃疡（阿弗他、疱疹、创伤性）(39)□□(42)	4 颊黏膜
5 急性坏死性龈炎　　(40)□□(43)	5 口底
6 念珠菌病	6 舌
7 脓肿	7 硬腭/软腭
8 其他（详细说明）	8 牙槽嵴/牙龈
9 不做记录	9 不做记录

牙列状况

		55	54	53	52	51	61	62	63	64	65				
	18	17	16	15	14	13	12	11	21	22	23	24	25	26	27	28
冠龋 (44)	□	□	□	□	□	□	□	□	□	□	□	□	□	□	□	□ (59)
根龋 (60)	□	□	□	□	□	□	□	□	□	□	□	□	□			(75)
		85	84	83	82	81	71	72	73	74	75				
	48	47	46	45	44	43	42	41	31	32	33	34	35	36	37	38
冠龋 (76)	□	□	□	□	□	□	□	□	□	□	□	□	□	□	□	□ (91)
根龋 (92)	□	□	□	□	□	□	□	□	□	□	□	□	□			(107)

冠根龋符号

乳牙	恒牙冠		恒牙根	
A	0	无龋	0	无龋
B	1	有龋	1	有龋
C	2	已充填有龋	2	已充填有龋
D	3	已充填无龋	3	已充填无龋
E	4	因龋缺失	6	残根
X	5	因其他原因失牙	7	种植牙
F	6	窝沟封闭	8	牙龈无萎缩，牙根未暴露
G	7	桥基牙，特殊冠或贴面，种植牙	9	不做记录（缺失牙，或无法检查的牙根）
X	8	未萌牙		
N	9	不做记录		

续表

牙周状况

		18	17	16	15	14	13	12	11	21	22	23	24	25	26	27	28	
牙龈出血	(108)	□	□	□	□	□	□	□	□	□	□	□	□	□	□	□	□	(123)
牙结石	(124)	□	□	□	□	□	□	□	□	□	□	□	□	□	□	□	□	(139)
牙周袋	(140)	□	□	□	□	□	□	□	□	□	□	□	□	□	□	□	□	(155)
附着丧失	(156)	□	□	□	□	□	□	□	□	□	□	□	□	□	□	□	□	(171)

		48	47	46	45	44	43	42	41	31	32	33	34	35	36	37	38	
牙龈出血	(172)	□	□	□	□	□	□	□	□	□	□	□	□	□	□	□	□	(187)
牙结石	(188)	□	□	□	□	□	□	□	□	□	□	□	□	□	□	□	□	(203)
牙周袋	(204)	□	□	□	□	□	□	□	□	□	□	□	□	□	□	□	□	(219)
附着丧失	(220)	□	□	□	□	□	□	□	□	□	□	□	□	□	□	□	□	(235)

牙龈出血
- 0　无
- 1　有
- 9　不做记录
- X　缺失牙

牙周袋
- 0　无
- 1　牙周袋 4~5 mm(龈缘在第一个黑区内)
- 2　牙周袋 6 mm 及以上(龈缘超过第一个黑区的上限)
- 9　不记录
- X　缺失牙

牙结石
- 0　无
- 1　有
- 9　不做记录
- X　缺失牙

牙周附着丧失
- 0　0~3 mm
- 1　4~5 mm(釉牙骨质界在第一个黑区内)
- 2　6~8 mm(釉牙骨质界在两个黑区之间)
- 3　9~11 mm(釉牙骨质界在第二个黑区内)
- 4　≥12 mm(釉牙骨质界超过第二个黑区的上限)
- 9　不做记录
- X　缺失牙

义齿修复状况

- 0　无义齿
- 1　单桥(一个固定桥)
- 2　多桥(多个固定桥)
- 3　局部义齿
- 4　桥和局部义齿
- 5　全口义齿
- 9　不做记录

上颌下颌
(237)□ □(238)

需要立即处理和安排治疗的情况说明：

无＝0
有＝1　□ (239)

表格类型：

原始表＝1
复查表＝2　□ (240)

Note

附2：

儿童口腔健康调查口腔检查记录表（12 岁组）

受检者编号：□□□□□□□　　姓名：_____

户口类型：□（1 城市，2 农村）

性别：□（1＝男，2＝女）　　民族：_____　　出生日期：_____

检查者编号：□□　　检查日期：_____

		55	54	53	52	51	61	62	63	64	65		
		16	15	14	13	12	11	21	22	23	24	25	26
龋齿		□	□	□	□	□	□	□	□	□	□	□	□	龋齿
龋齿		□	□	□	□	□	□	□	□	□	□	□	□	龋齿
		46	45	44	43	42	41	31	32	33	34	35	36
		85	84	83	82	81	71	72	73	74	75		

龋齿的检查指标

乳牙	恒牙	
A	0	无龋
B	1	有龋
C	2	已充填有龋
D	3	已充填无龋
E	4	因龋缺失
—	5	因其他原因失牙
F	6	窝沟封闭
G	7	非龋全冠
—	8	未萌牙
W	T	牙外伤
N	9	不做记录

牙周状况

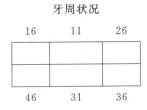

16	11	26
46	31	36

牙龈出血的检查指标

0	无
1	有
9	不做记录
X	缺失牙

Note

附3：

儿童口腔健康调查口腔检查记录表(3 岁组,6 岁组)

姓名：_____

受检者编号：□□□□□□□

户口类型：□(1 城市,2 农村)

性别：□(1＝男,2＝女)　　民族：_____　　出生日期：_____

检查者编号：□□　　检查日期：_____

	55	54	53	52	51	61	62	63	64	65	
	16	15	14	13	12	11	21	22	23	24	25	26	
龋齿	□	□	□	□	□	□	□	□	□	□	□	□	龋齿
龋齿	□	□	□	□	□	□	□	□	□	□	□	□	龋齿
	46	45	44	43	42	41	31	32	33	34	35	36	
	85	84	83	82	81	71	72	73	74	75	

龋齿的检查指标

乳牙	恒牙	
A	0	无龋
B	1	有龋
C	2	已充填有龋
D	3	已充填无龋
E	4	因龋缺失
—	5	因其他原因失牙
F	6	窝沟封闭
G	7	非龋全冠
—	8	未萌牙
W	T	牙外伤
N	9	不做记录

(刘君武)

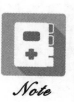

第八章　口腔材料学实验教程

口腔材料学是口腔医学的重要组成部分,也是口腔医学专业的基础课程。口腔材料学不仅涉及口腔医学的内容,还涉及材料科学、物理学、化学、冶金学和工艺学等内容,是介于口腔医学与材料科学之间的边缘学科。它是研究口腔材料及其与口腔组织结构和生理功能之间的相互关系,达到利用这些材料及制品以替代和修复因各种原因造成的口腔软硬组织缺损的生理外形,并重建已丧失的生理功能的目的的一门学科。

口腔材料学实验不仅是对讲课内容的巩固、补充和扩大,还能培养学生的实际操作能力、分析和解决问题的能力。通过实验,学生可掌握常用口腔材料的名称、组成、性能特点及临床应用,并获得掌握新材料、新技术和新方法的能力;熟悉口腔材料试样的制备和测试的基本操作技术,分析对修复体质量的影响因素。本教程总学时为 14 学时,各院校根据自己的实际情况选择性开展。

实验一　口腔材料见习(2 学时)

(一) 目的和要求

(1) 熟悉各类口腔材料的名称及临床分类。

(2) 了解常用口腔材料的主要性能特点。

(3) 建立对口腔材料的直观印象,便于理解课堂讲授内容。

(二) 实验内容

(1) 讲解口腔材料的分类。

(2) 讲解各临床科室口腔材料的使用方法。

(3) 示教常用口腔材料的使用方法。

(4) 学生辨认各类口腔材料。

(三) 实验器材

1. 各类口腔材料

(1) 口腔修复材料:藻酸盐印模材料、硅橡胶印模材料、牙科用蜡、石膏、成品树脂牙、义齿基托树脂、烤瓷粉、铸造合金、焊接合金、切削和研磨材料、包埋材料、分离剂、咬合纸、咬合板、义齿稳定剂。

(2) 口腔内科材料:根管充填材料、水门汀、银汞合金、复合树脂。

(3) 口腔正畸材料:牙釉质粘固剂、各类托槽、正畸钢丝、结扎丝、成品镍钛丝。

(4) 口腔颌面外科材料:羟基磷灰石、种植钉等。

(5) 口腔预防保健材料:窝沟封闭剂、含氟凝胶、含氟漱口水。

2. 实验器械　石膏调拌刀、橡皮碗、橡皮阴模、量筒(50 mL)、调拌刀、调拌杯等。

Note

（四）方法和步骤

（1）老师讲解常用口腔材料样品的名称、组成、性能与用途。

①藻酸盐印模材料：临床上使用的藻酸盐印模材料有粉剂和糊剂两种剂型，但常用的是糊剂，商品名为"弹性打样膏"，它由糊剂部分和胶结剂部分组成。糊剂参考配方如下：藻酸钠350 g、无水碳酸钠 100 g、滑石粉 62.5 g、硼砂 2 g、甘油 10 mL、酚酞适量、香精、防腐剂适量、水 3000～5000 mL。胶结剂部分为硫酸钙、石膏（即石膏粉）。石膏有生石膏和熟石膏两种。藻酸盐印模材料若调拌稠度合适则具有较好的流动性和弹性，可使印模顺利从口腔内取出，而不致变形。藻酸盐印模材料的凝固时间按 ADA 标准规定，20～22 ℃时为 2～5 min。水胶体印模材料的一大缺点是体积不够稳定，可影响印模的稳定性和准确性，临床上用于口腔内制取印模。

②普通石膏：也称熟石膏、煅石膏、烧石膏，是口腔临床常用的模型材料。熟石膏主要成分为 β-半水硫酸钙（半水石膏），即含 1/2 结晶水的硫酸钙，占 80%～85%；未脱水的二水合硫酸钙（生石膏），即含 2 分子结晶水的硫酸钙，占 5%～8%；过度脱水的无水硫酸钙（无水石膏），即不含结晶水的硫酸钙，占 5%～8%；碳酸盐、硫化物、二氧化硅、其他金属盐等矿物质，约占 4%。影响凝固速度的因素有石膏的质量、水粉调和的比例、搅拌时间和速度、水温、加速剂与缓凝剂。使用时水粉比例为（40～50）mL∶100 g，先将适量水放入橡皮碗中，再加入石膏粉，或以观察石膏粉浸入水中后表面没有过多的水为准。临床上广泛用于修复工艺技术中的多项工作，如固定咬合记录上𬌗架、塑料义齿装盒等。

（2）示教几种常用口腔材料的使用方法。

（3）学生仔细辨认各类口腔材料，分组完成相关材料的调制。

（五）注意事项

（1）注意材料的保存环境，强调材料使用时注意事项。

（2）易燃材料，注意远离烟火。

（3）部分材料有刺激性气味且有毒性，使用时注意做好防护工作。

（六）思考题

（1）简述口腔材料的临床科室分类。

（2）试述常用印模材料及模型材料的名称及使用。

（七）实验报告与评定

（1）记录常用材料的临床科室分类。

（2）评定学生对常用材料使用方法的掌握程度。

（3）书写实验报告。

实验二　藻酸盐印模材料的应用（2 学时）

（一）目的和要求

（1）掌握藻酸盐印模材料的调拌方法。

（2）掌握藻酸盐印模材料的凝固原理及凝固反应产生的变化。

（3）熟悉藻酸盐印模材料制取印模的方法、步骤。

（4）熟悉藻酸盐印模材料的流动性和材料到达所需部位的精确度和微细形态之间的

关系。

（5）了解影响材料流动性的因素。

（二）实验内容

（1）藻酸钠和藻酸钾弹性印模材料的调拌及凝固反应的对比观察。

（2）藻酸盐印模材料的流动性试验。

（3）示教藻酸钠印模材料和藻酸钾印模粉的调和、印模的制取方法。

（4）学生分组按老师操作方法制取上、下颌印模。

（三）实验器材

1. 实验材料 藻酸钠印模材料（糊剂和粉剂）、藻酸钾印模粉。

2. 实验器械 口腔检查器械、托盘、橡皮碗、石膏调拌刀、可变调压器、玻璃调和板、容器（0.5 mL）、玻璃板、游标卡尺、塑料胶片、量筒或天平。

（四）实验方法和步骤

1. 藻酸钠和藻酸钾弹性印模材料的调拌及两种材料凝固反应的对比观察

称取或量取藻酸钾印模粉 15 g、水 30 mL、藻酸钠糊剂 25 g、胶结剂 15 g 备用，或按产品说明书中提供的比例称取。在确保调拌工具清洁的前提下，学生两人一组，相互分工，按上面要求称取，其中一位同学将所称取的藻酸钠糊剂和胶结剂置于干净橡皮碗内，用不锈钢调拌刀进行调和，同时另一位同学用另一干净橡皮碗调和所称取的藻酸钾印模粉和水，均匀调和 1 min。藻酸盐印模材料调拌有讲究，一般先将糊剂或水置于橡皮碗中，再加入粉，以调拌刀平压材料于碗周并快速转动调拌均匀。注意要向一个方向匀速调拌均匀，避免带入气泡，调和时间一般为 1 min。调和时间不足、反应不彻底，会使印模强度下降；调和时间过长，会破坏凝胶结构而降低强度。由于印模材料吸收水分会导致材料的凝结，故在使用后注意密封，隔绝空气中的水分。将印模材料储存于干燥、阴凉的环境中。观察对比两种印模材料的凝固时间，以及凝固反应在流动性、强度和颜色等方面的动态变化，并记录结果。

2. 藻酸盐印模材料的流动性试验 将上述材料的两种组分按产品规定调和比例取样，分别在橡皮碗内按产品要求调和 60 s，用 0.5 mL 的容器快速量取，并把 0.5 mL 调和均匀的印模材料定量转移到洁净的玻璃板中心；在调和结束后 60 s，另取一洁净的玻璃板，轻盖在调和的印模材料上，再垂直轻压 1.5 kg 负荷，5 s 后卸去负荷，用游标卡尺在几个不同的部位测量凝固试片两直径的平均数（D）；再以算术均数作为该试样流动性的测量值（D，精确到 0.02 mm）。

按上法重复操作三次，实验结果以算术均数（X）表示，取四位有效数字，并得出标准差（S）。

3. 取印模（示教）

1）取模前的准备

（1）托盘的选择：选择一副大小合适、有孔或卷边的平底托盘，托盘有孔或有倒凹（图 8-2-1），有利于印模与托盘结合，可防止印模与托盘分离。上颌托盘后缘应盖过上颌结节和腭振动线；下颌托盘后缘应盖过磨牙后垫区。托盘的大小、形状和深浅应尽量与牙弓相协调，托盘应与牙弓内、外侧留有 3～4 mm 的间隙，形成印模后，材料有均匀一致、适当的厚度，但托盘不能妨碍口腔组织的功能活动，在唇、颊、舌系带处应有相应的切迹，有利于肌功能修整。如果成品托盘与口腔情况不太合适，可以用技工钳修改，长度不够可用印模膏或蜡添加边缘长度。

（2）调整体位：请一位同学坐在牙科椅上，操作者位于牙科椅的右侧。取上颌印模时，头稍前倾，使上颌的平面与地面平行；取下颌印模时，头稍后仰，使下颌的平面与地面平行。

2）取上颌印模

（1）取适量藻酸钠印模糊剂于橡皮碗内，按糊剂与胶结剂（2：1）～（1：1）的体积比例调和，在 30 s 时间内调拌均匀，将调和均匀的印模材料置于上颌托盘内。操作者于受检者右后

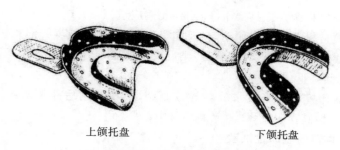

上颌托盘　　　　　　　下颌托盘

图 8-2-1　有孔有牙颌托盘

方,用左手手指或口镜,将受检者左侧口角拉开,托盘从左侧口角斜行旋转进入口腔,对正上颌牙列,轻轻施压就位,使托盘后部先就位,过多的材料从前部挤出。也可将托盘由前向后轻微加压就位,使多余材料从后部排出。材料未凝固以前,在固定托盘的前提下,做肌功能修整,印模材料凝固后即可取出。

（2）取适量的藻酸钾印模粉和水（粉水比例为 2∶1）于橡皮碗内,调拌 30～45 s 待均匀后,置于上颌托盘内取模（图 8-2-2）。

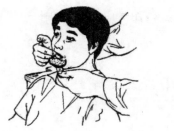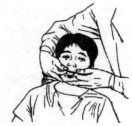

图 8-2-2　取上颌印模

3）取下颌印模　分别调拌藻酸钠印模材料或藻酸钾印模材料,置于下颌托盘内制取下颌印模。取下颌印模时,操作者位于受检者右前方,用左手手指或口镜拉开右侧口角,托盘从右侧口角旋转进入口腔,然后使托盘与下颌牙列对正,轻压使其就位。取下颌印模做肌功能修整时,应嘱受检者向上卷舌并微伸舌尖向前上方、左右摆动,且勿过度抬高舌尖,以保证舌侧口底肌修整呈生理功能状态,印模边缘准确（图 8-2-3）。

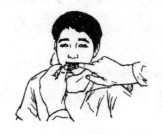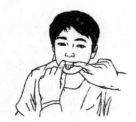

图 8-2-3　取下颌印模

4. 学生分组操作　学生 2 人一组,按老师示教方法和步骤制取印模,用藻酸钠（钾）印模材料相互取上、下颌印模,并记录印模调和时间、印模放入口腔后变成凝胶的时间。也可将取好的印模放置到下课后,观察其失水变化。

（五）注意事项

1. 藻酸钠和藻酸钾弹性印模材料的调拌

（1）称取或量取藻酸盐印模材料应按说明书要求的比例进行。

（2）藻酸盐印模材料调拌工具要干净，调拌比例应适当。

（3）藻酸盐印模材料调拌要快而均匀，要向一个方向调拌，减少气泡。

（4）调拌时间要适当：若调拌时间不足，则反应不彻底，会使印模强度下降；若调拌时间过长，会破坏凝胶结构而降低强度。

（5）由于藻酸盐印模材料吸收水分会导致凝结，故在使用后注意密封，隔绝空气中的水分。将藻酸盐印模材料储存于干燥、阴凉的环境中。

2. 藻酸盐印模材料的流动性试验

（1）放置负荷时避免施加外力，并尽量使试片两平面平行。

（2）流动性应有一定的范围，并有其专用的测定装置。

（3）不同材料的流动性的表征指标和测试方法都有所不同。

3. 藻酸盐印模材料的制取方法

（1）取模过程中应保持托盘位置稳定至藻酸盐印模材料凝固，否则印模易变形。

（2）取模时应避免气泡产生，以保证印模的完整无缺。

（3）印模自口腔内取出时，一般先取后部，再沿前牙长轴方向取下印模。印模取出时，不得与托盘分离。

（4）取下印模后，应对照口腔情况进行检查，印模应完整、清晰、边缘伸展适度。

（5）立即灌注模型，以免印模失水变形。

（六）思考题

（1）分析藻酸盐印模材料调和比例对印模质量的影响。

（2）描述藻酸盐印模材料的调拌方法。

（七）实验报告与评定

（1）记录藻酸盐印模材料制取印模的凝固时间。

（2）评定学生对印模制取方法的掌握情况。

（3）书写实验报告。

实验三　熟石膏的应用（2 学时）

（一）目的和要求

（1）熟悉熟石膏在固化过程中所产生的一些物理化学变化。

（2）掌握熟石膏固化过程中物理、化学变化与熟石膏性能的关系。

（3）掌握熟石膏的临床应用及调拌方法。

（4）观察比较不同调和比例对熟石膏凝固时间的影响。

（二）实验内容

（1）熟石膏的调和及固化实验。

（2）不同调和比例对熟石膏凝固时间的影响。

（三）实验器材

1. 实验材料　熟石膏、自来水、凡士林。

2. 实验器械　石膏调拌刀、橡皮碗、温度计、天平、铝箔纸、计时器、玻璃调和板、有孔大塑料圈、水砂纸、玻璃板、塑料胶片、量筒等。

（四）方法与步骤

1. 熟石膏的调和及固化实验

1) 熟石膏的调和比例及调拌方法　一般情况下,熟石膏的粉水比例为 2:1,即石膏粉 100 g 需加水 40～50 mL,把水和石膏粉按顺序放入橡皮碗中。首先用量筒量取 50 mL 自来水倒入洁净橡皮碗内,并测量记录水温;然后用天平称取 100 g 石膏粉加入橡皮碗中,用石膏调拌刀常规均匀调拌,60 r/min,调拌时间大约为 1 min,使之调和均匀。石膏粉和水按比例调和后,发生凝固放热反应,所以石膏凝固时温度明显升高。材料从开始调和起 15 min 左右达到初凝,1 h 左右基本凝固,由糊状变成硬质固体,24 h 完全凝固,强度很高。

2) 熟石膏的固化实验

（1）固化放热的测定:普通石膏按混水率 0.5,即粉水比例为 2:1 取量,把水和普通石膏粉顺序放入橡皮碗中,用石膏调拌刀常速调和 1 min,使之均匀后进行固化放热测定。将有孔大塑料圈放在表面覆有一层铝箔纸或塑料薄膜的玻璃板上,把包上一层铝箔纸的温度计头部经侧面的小孔插至有孔大塑料圈中央,温度计头部位于有孔大塑料圈中心部位,温度计的另一端用木垫块垫成水平状。然后迅速把调和均匀的已成糊状的石膏模型材料充满有孔大塑料圈,同时把玻璃板稍加振动,以尽量除去气泡,表面用石膏调拌刀压平,再覆盖一层塑料胶片。当温度明显上升时,应每 1 min 记录一次温度,当温度明显上升时应每隔 30 s 内记录一次温度,测定各期及最高放热温度和其出现的时间,直至温度下降趋势明显为止。

（2）固化形态的观察:①观察流动性:流动性一般表现为流动性好→流动性减小→流动性消失。②观察凝固状态:其一般表现为流态→有压痕凝固态→无压痕凝固态。③从调拌结束至完全固化,应每隔 30 s 记录一次相关变化。

（3）固化时间的测定:在观察固化形态的过程中,注意观察材料的凝固时间,从水粉调和开始至材料表面用石膏调拌刀施加 3 N 的力时不出现压痕的时间为凝固时间(每隔 30 s 压一次)。测量并记录初凝、终凝时间,初凝时间为从水粉调和开始至流动消失,有压痕固态的时间;终凝时间为流动消失、无压痕固态出现的时间。

注意:固化形态的观察、固化时间的测定及固化放热的测定三项内容应同步进行。

2. 不同调和比例对熟石膏凝固时间的影响　根据实验要求,可将熟石膏与水的调和比例按表 8-3-1 要求分成四组进行比较观察,并按前述时间测定方法,测定、记录,分析不同调和比例对熟石膏凝固时间的影响。每组各重复三次,把三次凝固时间算术均数作为实验结果,保留到小数点后一位,并得出标准差。

表 8-3-1　测定不同调和比例对熟石膏凝固时间的影响

组号	粉/g	水/mL	调和时间/s	调和速度
1	30	13.5	60	常速
2	30	15.0	60	常速
3	30	16.5	60	常速
4	30	15.0	90	快 1/3

（五）注意事项

（1）在调和过程中,若发现粉水比例不合适,不应再加入水或粉,否则会形成不均匀的块状物,导致凝固时间不同步,石膏强度降低。也不能为延长凝固时间而加大水的比例,造成石膏强度下降。

（2）调拌时,应顺一个方向均匀调拌,以免带入过多空气,形成气泡。调和时间控制在 40～60 s 为宜。调拌的速度不宜过快,以免带入气泡或形成过多的结晶中心,导致石膏膨胀、强度下降。

（3）石膏在凝固过程中体积膨胀，体积膨胀的大小与粉水比例有关。当粉多水少时，体积膨胀较大，粉少水多时体积膨胀较小。

（4）为确保实验的准确性，要求三组实验所用水温一致、石膏粉为同一批号的材料。

（5）调拌工具要洁净。

（6）为节约实验材料和时间，可将两次实验合在一起进行。

（7）注意保护温度计，避免其与材料直接粘接或折断。

（8）固化放热的测定最好使用精度适当的热电偶和 X-T 记录仪。

（六）思考题

（1）探讨熟石膏的凝固条件与凝固时间的关系。

（2）列表比较不同粉水比例条件下熟石膏的凝固时间。

（七）实验报告与评定

（1）记录熟石膏凝固时间的测定。

（2）评定熟石膏固化形态、固化时间及固化放热的测定。

（3）书写实验报告。

实验四　甲基丙烯酸甲酯树脂调和反应各期变化实验（2 学时）

（一）目的和要求

（1）掌握甲基丙烯酸甲酯树脂的粉液调和比例及调和方法。

（2）掌握临床充填型盒的最佳时期。

（3）熟悉甲基丙烯酸甲酯树脂调和后各期的变化情况。

（二）实验内容

（1）学生辨认甲基丙烯酸甲酯树脂。

（2）甲基丙烯酸甲酯树脂的调和方法。

（3）观察甲基丙烯酸甲酯树脂调和后各期的特点。

（4）选择临床充填型盒的最佳时期。

（三）实验器材

1. 实验材料　热凝牙托粉、热凝牙托水。

2. 实验器械　调拌刀、调拌小瓷杯、计时器、玻璃板。

（四）方法和步骤

1. 辨认甲基丙烯酸甲酯树脂　甲基丙烯酸甲酯树脂由粉剂和液剂两部分组成，粉剂的商品名叫牙托粉，液剂的商品名叫牙托水。其颜色是根据牙龈和牙的颜色来选择的。

（1）粉剂：热凝牙托粉，主要成分是甲基丙烯酸甲酯的均聚粉或共聚粉，为颗粒极细的粉末，为适应不同牙龈色泽的需要，我国将牙托粉根据其颜色分为三种，即 1 号、2 号、3 号，随着号数增大，牙托粉趋向红色。有些牙托粉产品内加有少许红色合成短纤维，以模拟牙龈的血管纹，可提高义齿的美观性。

（2）液剂：热凝牙托水主要成分是甲基丙烯酸甲酯，常温下是无色透明液体，具有特殊气味,易挥发,易燃,易溶于有机溶剂,微溶于水。牙托水属于一级易燃液体,与空气按一定比例混合时,易发生爆炸。

2. 调和甲基丙烯酸甲酯树脂 通常牙托粉与牙托水调和比例为 2∶1(重量比)或 3∶1 (体积比)。可按需要量先将定量的牙托水置于清洁的调拌小瓷杯中,再将牙托粉撒入其中,直至牙托粉刚刚被牙托水完全浸湿,然后用不锈钢调拌刀调拌均匀,用玻璃板封严调拌小瓷杯。

3. 观察甲基丙烯酸甲酯树脂调和反应各期的变化 材料调和以后,牙托水逐渐渗入牙托粉内,牙托粉逐渐被牙托水溶解,整个变化过程可人为划分为 6 个时期。

(1)湿砂期:看上去好像水少粉多,调和时阻力小,无黏性,触之如湿砂状。

(2)稀糊期:水多粉少,外观似浆糊状,有较大流动性和较小黏性,调和时无阻力。

(3)黏丝期:有黏性,易于起丝,易粘手指及器械,该期不宜再调和,要密封以防牙托水挥发,产生气泡。

(4)面团期:又称可塑期,可随意塑成任何形状,此期为充填型盒的最佳时期。该期材料黏性消失,手感呈面团样,注意观察到达面团期的时间和面团期的持续时间。

(5)橡胶期:调和物逐渐变硬而富有弹性,呈橡胶状。

(6)坚硬期:牙托水进一步挥发,形成坚硬脆性体。

(五)注意事项

(1)调和变化是一连续的过程,以上划分的 6 个时期只是为了便于掌握而人为划分的,并无严格界限。

(2)面团期是充填型盒的最佳时期,因此,掌握面团期的变化特点十分重要。

(3)在室温 20 ℃左右,按常规粉液比,开始调和至面团期的时间是 20 min 左右,整个面团期历时约 5 min,临床操作时必须掌握好以上两个时间,以便能从容地充填型盒。

(4)各期的到达时间和持续时间,也会受到调和比例、室温等因素的影响。

(六)思考题

试述加热固化型甲基丙烯酸甲酯树脂调和后各期的变化特点。

(七)实验报告与评定

(1)书写实验报告。

(2)简述甲基丙烯酸甲酯树脂粉液调和比例及调和方法。

(3)评定学生对甲基丙烯酸甲酯树脂各期到达的时间和维持时间的掌握程度。

实验五　水门汀和复合树脂调和实验(2 学时)

(一)目的和要求

(1)掌握磷酸锌水门汀的调和方法。

(2)掌握玻璃离子水门汀的调和方法。

(3)掌握复合树脂的调和方法。

(4)了解影响磷酸锌水门汀强度与黏性的因素。

(二)实验内容

(1)磷酸锌水门汀的调和。

(2)玻璃离子水门汀的调和。

（3）复合树脂的调和。

（三）实验器材

1. 实验材料 磷酸锌粘固剂、玻璃离子粘固剂、复合树脂。

2. 实验器械 黏固粉调拌刀、塑料调拌刀、纸板、玻璃板。

（四）方法和步骤

1. 磷酸锌水门汀的调和方法 取适量的粉和液分别置于冷却玻璃板上，先用清洁干燥的塑料调拌刀将粉末分成 2 份，再将其中一份分成 4 份，用塑料调拌刀先将大份粉末加于液体中，与玻璃板完全接触，旋转混合均匀，以免粘固剂内形成气泡，旋转范围可稍大以利散热，然后逐渐将其余 4 小份粉末加入液中，调拌成拉丝状，调拌应在 2 min 内完成。

2. 玻璃离子水门汀的调和方法 按产品说明书准确取粉液进行调和，做粘接时粉液比为（1.25～1.5）∶1（质量比），做充填修复时粉液比为 3∶1。将粉液放置于干燥的冷玻璃上或纸板上用塑料调拌刀进行调和。调和时，把粉分成等量的两部分或数份，待第一部分粉混合液变均匀后，加入第二部分，直到成为所需要的稠度，调和时间一般在 45 s 内。

3. 复合树脂的调和方法 如为粉、液剂型，可取适量粉、液分别置于干净清洁的玻璃板或纸板上，将粉末分为数份，用塑料调拌刀分次取粉末与液体调匀成所需的形状。如为双糊剂型，则分别取等量糊剂，混合均匀，调和应在 1 min 内完成。

（五）注意事项

1. 磷酸锌水门汀的调和方法

（1）玻璃板应清洁、干燥、无污染，温度以 18～24 ℃为宜。

（2）粉液调和均匀后，加入第二份粉末，切勿在粉液未调和均匀的情况下急于加入第二份粉末。

（3）调和过程中尽量在玻璃上散开，以尽快散热。

（4）粉液调和比例决定磷酸锌水门汀的强度和粘接性能。粉多、液少、固化快，粘接性能差。粉少、液多、固化时间长，粘接性能好，而强度差。

2. 玻璃离子水门汀的调和方法

（1）切勿用金属调拌刀进行调和，以免着色。

（2）粉液调和比例决定材料的性能。

（3）通常Ⅰ型用作粘接固位，Ⅱ型用作充填修复，Ⅲ型用作衬层垫底。

3. 复合树脂的调和方法

（1）在调和过程中，塑料调拌刀、玻璃板均不应污染丁香油或其他酚类药物，以免影响材料固化。

（2）注意粉液的调和比例。

（六）思考题

（1）玻璃离子水门汀用于粘接和用于充填时调和比例有什么不同？

（2）玻璃离子水门汀的临床应用方法是什么？

（七）实验报告与评定

（1）书写实验报告。

（2）评定磷酸锌水门汀、玻璃离子水门汀的调和方法。

（3）评定复合树脂的调和方法。

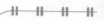

实验六　粘接材料的粘接性能实验(2 学时)

（一）目的和要求

（1）熟悉三种粘接材料的固化时间的测定。

（2）掌握口腔常用粘接材料粘接性能的测试方法。

（3）熟悉三种粘接材料的粘接性能和粘接技术。

（二）实验内容

（1）粘接材料固化时间的测定。

（2）粘接拉伸强度试样的制备。

（3）粘接拉伸强度试验。

（三）实验器材

1. 实验材料　化学固化型玻璃离子水门汀、化学固化型复合树脂、化学固化型正畸粘固剂、灯用酒精、小棉球、蒸馏水、丙酮（化学纯）、不锈钢表面处理剂（或牙面处理剂）。

2. 实验器械　塑料调拌刀、调拌纸（或塑料胶片）、玻璃板、计时器（精确到±1 s）、千分卡尺、灯用酒精棉球、酒精灯、弯头镊、气枪、手术刀、固化时间试样塑料圈（内径 8 mm、h 5 mm）、固化时间压头［质量为（400±15）g，端面直径（D）为（1±0.1）mm 的平面，高（h）5 mm］、铝箔片、不锈钢圆片［D 15 mm、厚（d）3 mm］、不锈钢小棒（D 7.0 mm，h 30 mm，距一端面 3 mm 处有一个 D 2.5 mm 的小孔）、水砂纸（400♯）、塑料洗瓶、小棉球、胶粘带（中心有 D 5.0 mm 的圆孔）、拉伸试验用的金属棒（D 2 mm、L 20 mm）、高强度线（拉伸用）、钢板（拉伸用，d 5 mm，长和宽与拉力试验机的夹具内尺寸相同，中心有一个 D 10 mm 的孔）、拉力试验机、不锈钢块（或牙）、圆柱体分裂模具（聚四氟乙烯制成，中心有 D 5.0 mm、h 3 mm 的型腔）。

（四）方法和步骤

1. 粘接材料固化时间的测定

（1）化学固化型玻璃离子水门汀固化时间的测定：按产品要求比例取量，在调拌纸（或塑料胶片上）快速调和均匀，把调和物充满置于覆有塑料胶片的玻璃板上的固化时间试样塑料圈，然后刮平表面。在调和开始后 60 s 起，小心地把固化时间压头端面垂直地放在调和物表面，并停留 5 s，不施加任何外力。此后每隔 15 s 压一次，注意在两次试验之间清洁压头，记录从调和开始到压头不能在试样表面产生压痕的时间，即为固化时间。重复以上操作，在上述所得固化时间前 30 s 开始，每隔 10 s 压一次。重复以上操作 3 次，以其算术平均值作为实验结果，并得出标准偏差，为后面粘接拉伸强度试验提供可靠的操作时间。

（2）化学固化型复合树脂和化学固化型正畸粘固剂固化时间的测定：操作方法同化学固化型玻璃离子水门汀的固化时间测定，每种材料按上述操作各重复 3 次，以其算术平均值作为实验结果，并得出标准偏差，为后面粘接拉伸强度试验提供可靠的操作时间。

2. 粘接拉伸强度试样的制备　每种材料不少于 5 个试样。用水砂纸仔细湿磨不锈钢小棒和圆片或者牙的粘接面，使之平滑且与台面平行（要求小棒和圆片垂直），用塑料小洗瓶内的蒸馏水冲洗 10 s，用无油热空气吹干，丙酮（分析纯）涂擦，然后用热空气吹干，注意牙不用丙酮处理。干净的粘接面用不锈钢表面处理剂处理 5 min 或按产品说明书对牙平面进行表面处

Note

理。重复前述冲洗和干燥过程。在干燥的圆片粘接面紧密地贴上一层中心有圆孔(D 5 mm)的胶粘带。测量粘接面的尺寸(即胶粘带圆孔直径),准确至 0.01 mm。然后按产品要求调拌均匀的材料迅速涂覆于已经过这种表面处理的小棒端面,垂直压接于有圆孔胶粘带的圆片上,试样室温静置 0.5 h 后待测试(图 8-6-1)。

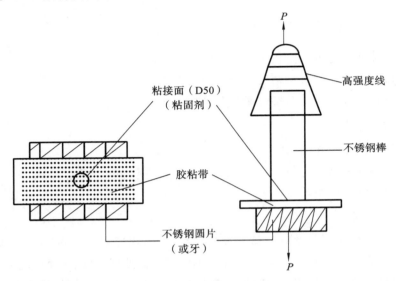

图 8-6-1 粘接拉伸强度的粘接示意图

3. 粘接拉伸强度试验 每种材料不少于 5 个试样。将制备的试样放在拉力试验机上测试其粘接拉伸强度(T_{BS})(图 8-6-1)。将试样与拉力试验机的夹具固定,拉伸方向必须与试样纵轴方向平行且重合。加载速度为(0.75±0.3) mm/min,直至断裂,记录最大负荷读数。

粘接拉伸强度的计算式为

$$T_{BS} = \frac{P}{S} = \frac{P}{\pi r^2}$$

式中:P 为最大负荷(N);S 为试样粘接面积(mm^2);r 为试样粘接半径(mm),即胶粘带圆孔半径;T_{BS} 为粘接拉伸强度(MPa)。

若 P 的单位为 kg,r 的单位为 cm,则 T_{BS} 的单位为 kg/cm^2。kg/cm^2 和 Pa(或 MPa)的换算关系为

$$1 \text{ MPa} = 10^6 \text{ Pa} = 10^6 \text{ N/m}^2 \quad (1 \text{ N} = 0.10197 \text{ kg})$$
$$= 0.10197 \times 10^6 \text{ kg}/10^4 \text{ cm}^2 = 10.197 \text{ kg/cm}^2$$
$$\approx 10 \text{ kg/cm}^2$$

每组试样不少于 5 个,取 3 位有效数字,并得出标准偏差。

(五) 注意事项

(1) 应按产品说明书的要求比例取量,特别是粉剂量要足够,否则会降低强度。

(2) 要掌握好材料的调和时间与固化时间,以便充分利用操作时间。操作过程中不应污染已处理的粘接表面,所用器械应清洁、干燥、无污染,否则将影响试样的测试结果。

(3) 试件的粘接应一次到位,只能在粘接材料完全固化后移动整个试样。

(4) 必须在粘接材料完全固化前及时用酒精棉球清除器械上的粘接材料。

(5) 试验方法可参见拉力试验机使用说明书和相关标准。标准中要求把试样放于(37±1)℃的蒸馏水中储存(23±1) h 后再测定其强度。

（六）思考题

（1）如何充分发挥粘接材料的粘接性能？

（2）当正畸粘固剂的粘接面半径增大 1 mm 时，其粘接拉伸强度有何变化？

（七）实验报告与评定

（1）书写实验报告。

（2）记录三种粘接材料固化时间。

（3）评定三种粘接材料的粘接拉伸强度。

实验七 口腔材料的硬度实验（2 学时）

（一）目的和要求

（1）掌握硬度试样的制备方法。

（2）熟悉洛氏硬度试验、努氏硬度试验的方法。

（3）了解常用硬度的概念。

（二）实验内容

（1）硬度试样的制备。

（2）几种口腔材料的洛氏硬度试验。

（3）几种口腔材料的努氏硬度试验。

（三）实验器材

1. 实验材料 自凝基托材料、聚羧酸锌水门汀、化学固化型复合树脂、银汞合金、锡焊合金、灯用酒精、凡士林分离剂。

2. 实验器械 试样金属模具（型腔 L 50 mm、b 25 mm、h 7 mm）、玻璃管（内径 6 mm、h 7 mm）、玻璃板、调拌刀、调拌纸、调拌瓷杯、雕刀、小架盘药物天平、封闭式电炉、金属浇注器、塑料胶片、铝箔纸、银汞合金调和器、银汞合金充填器、水砂纸（400♯）、游标卡尺、灯用酒精棉球、计算器、洛氏硬度计或努氏硬度计。

（四）方法和步骤

1. 硬度试样的制备 硬度试样的制备方法同实验七的试样制备。自凝基托材料用试样金属模具，其他材料都用玻璃管做模具。把锡焊合金置于金属浇注器内在封闭式电炉上加热，熔化后倒入预热的玻璃管中；可用陶瓷板代替玻璃板，并且也要预热，以避免碎裂。材料充填入模具内 1 h 后，取出试样，研磨抛光其表面。

2. 试验条件

（1）用湿的水砂纸打磨试样，表面应平整，无裂纹和分层，无气泡、孔隙等缺陷。

（2）试验相对湿度为（65±5）％，试验温度为（25±2）℃。

（3）状态调节按产品说明书规定和标准方法进行。

尤其要注意试样厚度均匀、表面光滑、平整、干燥，不得带有气泡、机械损伤、杂质、油脂、锈蚀、氧化层、硬化层及其他污物。对于硬度与湿度无关的材料，试验前试样应在试验环境中至少放置 1 h。

3. 试样尺寸

(1)自凝基托材料：L 50 mm，b 25 mm，h 7 mm(每个测量点与试样边缘距离不小于 12 mm，相邻两压痕中心之间的距离不小于 6 mm)。

(2)其他实验材料：D 6 mm，h 7 mm(测量点在圆心)。

4. 硬度试验 所用材料试样进行洛氏硬度试验或者努氏硬度试验。试验中，如试样背面有痕迹或试样出现压痕裂纹时，数据无效，另取试样试验。

(1)努氏硬度试验：在努氏硬度计上测试，每组不少于 5 个试样，以四棱锥金刚石为压头，在一定负荷作用下压入试样中心，经规定的负荷保持时间后，卸去负荷，以所用负荷除以所得压痕投影面积的商来表示努氏硬度(H_K)。更换测试点，重复上述操作。压痕较大，则硬度较低。努氏硬度(H_K)的计算公式为

$$H_K = \frac{P}{S} = \frac{P}{7.028 \times 10^{-2} L^2}$$

式中：P 为施加在压头上的负荷(N)；S 为压痕投影面积(mm^2)；L 为压痕长对角线长度(mm)。

以一组测定值的算术平均值表示努氏硬度，并计算标准偏差。

(2)洛氏硬度试验：在洛氏硬度计或布洛维硬度计上测试，每组不少于 5 个点。根据材料软硬程度选择适宜的标尺，即确定了压头种类、初试验力 P_0、主试验力 P_1、总试验力 P 和常数 K。把试样置于工作台上，使试样中心慢慢无冲击地与压头接触，施加 98.07 N 的初试验力(测量压入深度 h_0)。再于 10 s 内平稳地施加主试验力，在总试验力作用下保持15 s(压入深度 h)，然后在 3 s 内平稳地卸除主试验力，此时读取的标尺数据为洛氏硬度(或者测量压入深度 h_1)。最后降下试台取出试样，或更换测试点，重复上述操作。对于数显式硬度计可以直接读取硬度，其他硬度计可按下式计算洛氏硬度。

$$H_R = K - \frac{h_1 - h_0}{C}$$

式中：K 为常数，根据标尺分别为 100 或 130；C 为常数，其值为 0.002 mm；h_0 为仅在初试验力下的压痕深度(mm)；h_1 为卸除主试验力后，保留初试验力的压痕深度(mm)。

以每组测定值的算术平均值表示洛氏硬度，取三位有效数字，并得出标准偏差。

(五) 注意事项

(1)努氏硬度试验。

①显微镜的放大倍数要根据压痕的大小适当选择，否则将影响试验结果。

② 一般情况，放大倍数较大，测量精度就较高，但应注意，放大倍数不宜超过物镜数值孔径的 1000 倍，要使所得压痕影像对角线的长度不大于视野直径的 70%。

(2)洛氏硬度试验。

①必须保证所施作用力与试样表面垂直，试验过程中施加的试验力应平稳均匀，不得受到冲击和振动。

②在施加初试验力时，试台仅允许向上移动，直到初试验力施加好为止，不准中途退回再向上移动。

③更换压头或试台以后，应先试测几次，然后方可正式进行硬度试验，并且应舍去第一个测点的数据。

④必须按规定的测量硬度范围进行试验，以免压头因使用不当而损坏。若不能确定被测试样的硬度范围，应先采用较轻的试验力进行试验。

(3)使用过的锡焊合金试样，可以反复熔化制样。

(4)可以把试样的制备和试样的测定分成两个部分，并在不同的实验中进行。

（六）思考题

几种口腔材料的洛氏硬度的主要区别是什么？

（七）实验报告与评定

（1）书写实验报告。

（2）评定 5 种口腔材料的洛氏硬度。

（陈春英）

附　录

FULU

牙龈指数(GI)(由 Loe 和 Silness 在 1967 年修订)

0＝牙龈正常。

1＝牙龈轻度炎症,轻度颜色改变,轻度水肿,探诊不出血。

2＝牙龈中度炎症,龈色发红、水肿、光亮,探诊出血。

3＝牙龈重度炎症,明显发红、水肿、溃疡,有自发出血倾向。

将围绕每个牙的牙龈分为 4 个区域:颊侧近中、颊侧中央、颊侧远中及整个舌侧边缘龈,分别记录这 4 个区域的炎症情况。将每个牙的 4 个记分相加除以 4,即为该牙的分值。将各牙分值相加,除以受检牙数,为该受检者的分值。可用牙龈指数评价全口牙,也可用于评价一组牙。

菌斑指数(PLI)(由 Silness 和 Loe 在 1964 年提出)

0＝在近龈缘处的牙面上无菌斑。

1＝在近龈缘处的牙面上有薄的菌斑,但肉眼看不到,只有用探针尖的侧面划过牙面时才能发现。

2＝在龈缘区或牙邻面有肉眼可见的中等量菌斑。

3＝在龈沟内和(或)龈缘区及邻近牙面有大量软垢。

每个牙分为远中颊、颊面中央、近中颊和舌面 4 个区,分别记分。4 个分值的总和除以 4 即为该牙的分值,各牙的分值相加除以受检牙数即为该个体的分值。

此指数可用于所有牙的检查,也可仅用于部分牙的检查,在用此指数时,对有冠等修复体的牙也可进行检查、记分。

软垢指数(DI)(由 Greene 和 Vermillion 在 1964 年修订)

软垢指数是简化口腔卫生指数(OHI-S)的一部分。

0＝无软垢或着色。

1＝软垢覆盖牙面不超过牙面颈的 1/3,或牙面上存在外源性着色。

2＝软垢覆盖牙面 1/3 以上,但不超过牙面的 2/3。

3＝软垢覆盖牙面超过 2/3

每个牙面软垢记分总和除以受检牙面,即为该个体的软垢指数分值。在应用此指数时只检查 6 个牙面:16、11、26 和 31 的唇颊面及 36、46 的舌面,用这 6 个牙面代表全口情况。

改良的 Quigley-Hein 菌斑指数

0＝无菌斑。

1＝近龈缘处牙面上有散在斑点状菌斑。

2＝近龈缘处牙面上有薄的菌斑连续呈带状。

3＝菌斑着色带宽于 1 mm,但在牙面的覆盖区小于冠的 1/3

4＝菌斑覆盖区在冠的 1/3 以上,但小于冠的 2/3。

5＝菌斑覆盖牙面在冠的 2/3 或 2/3 以上。

根据上述标准对所有牙的颊、舌面进行菌斑的评价,所有牙面菌斑记分的总和除以受检牙面数,得出该个体的菌斑分值。

牙石指数(CI)(由 Greene 和 Vermillion 在 1964 年修订)

牙石指数(CI)是简化口腔卫生指数(OHI-S)的一部分。检查时分别检查每个牙的颊、舌侧两个牙面。其分级标准如下。

0＝无牙石。

1＝龈上牙石覆盖牙面不超过 1/3。

2＝龈上牙石覆盖牙面介于 1/3 与 2/3 之间,或在牙颈部有斑点状龈下牙石,或两者兼而有之。

3＝上牙石超过牙面的 2/3,或牙颈部的龈下牙石连续成片,或两者兼备。

出血指数(BI)

用牙周探针轻轻探入龈沟或袋内,取出探针 30 s 后,观察有无牙龈出血及其出血量。出血指数分级标准如下。

0＝牙龈健康,无炎症及出血。

1＝牙龈颜色有炎症性改变,探诊不出血。

2＝探诊后有点状出血。

3＝探诊后出血沿牙龈缘扩散。

4＝出血流满并溢出龈沟,自动出血。

（曾小芳）

参考文献

[1]　王美青.石膏牙雕刻艺术与技术[M].西安:第四军医大学出版社,2003.
[2]　王嘉德,董艳梅.口腔医学实验教程[M].3版.北京:人民卫生出版社,2009.
[3]　马莉,原双斌.口腔解剖生理学[M].3版.北京:人民卫生出版社,2017.
[4]　许复贞.牙体解剖与雕刻技术[M].北京:中国医药科技出版社,2016.
[5]　于世凤.口腔组织病理学[M].7版.北京:人民卫生出版社,2012.
[6]　宋晓陵,杨丽芳.口腔组织病理学[M].3版.北京:人民卫生出版社,2015.
[7]　顾长明,杨家瑞.口腔内科学[M].3版.北京:人民卫生出版社,2014.
[8]　樊明文.牙体牙髓病学[M].4版.北京:人民卫生出版社,2012.
[9]　杜凤芝.口腔内科学[M].北京:中国医药科技出版社,2015.
[10]　孟焕新.牙周病学[M].4版.北京:人民卫生出版社,2015.
[11]　王嘉德,董艳梅.口腔医学实验教程[M].3版.北京:人民卫生出版社,2009.
[12]　杨家瑞.口腔医学技术实验实训教程[M].北京:科学出版社,2014.
[13]　何洁.口腔医学实验实训教程[M].北京:科学出版社,2014.
[14]　郝立辉,李涛.口腔综合技能训练[M].北京:科技出版社,2017.
[15]　王嘉德,姚月玲.口腔医学实验教程[M].2版.北京:人民卫生出版社,2006.
[16]　郑根建.口腔医学实验教程[M].北京:人民卫生出版社,2016.
[17]　卞今有.口腔预防医学[M].4版.北京:人民卫生出版社,2003.
[18]　石四箴.儿童口腔医学[M].3版.北京:人民卫生出版社,2008.
[19]　赵信义.口腔材料学[M].5版.北京:人民卫生出版社,2012.
[20]　王荃,马惠萍.口腔材料学[M].3版.北京:人民卫生出版社,2015.
[21]　张志愿,俞光岩.口腔颌面外科学[M].7版.北京:人民卫生出版社,2012.
[22]　马绪臣.口腔颌面影像诊断学[M].6版.北京:人民卫生出版社,2012.
[23]　胡砚平.口腔颌面外科学[M].3版.北京:人民卫生出版社,2012.